实用妇产科疾病诊断与思路分析

辛凤芹 ◎著

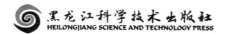

黑龙江科学技术出版社
HEILONGJIANG SCIENCE AND TECHNOLOGY PRESS

图书在版编目（CIP）数据

实用妇产科疾病诊断与思路分析 / 辛凤芹著. -- 哈
尔滨：黑龙江科学技术出版社，2022.6（2023.1重印）
ISBN 978-7-5719-1375-5

Ⅰ.①实… Ⅱ.①辛… Ⅲ.①妇产科病–诊疗 Ⅳ.
①R71

中国版本图书馆CIP数据核字(2022)第065720号

实用妇产科疾病诊断与思路分析
SHIYONG FUCHANKE JIBING ZHENDUAN YU SILU FENXI

作　　者	辛凤芹	
责任编辑	陈元长	
封面设计	刘彦杰	
出　　版	黑龙江科学技术出版社	
	地址：哈尔滨市南岗区公安街70-2号　邮编：150007	
	电话：（0451）53642106　传真：（0451）53642143	
	网址：www.lkcbs.cn	
发　　行	全国新华书店	
印　　刷	三河市元兴印务有限公司	
开　　本	787mm×1092mm　1/16	
印　　张	17.5	
字　　数	406千字	
版　　次	2022年6月第1版	
印　　次	2023年1月第2次印刷	
书　　号	ISBN 978-7-5719-1375-5	
定　　价	65.00元	

前　言

　　妇产科专门研究妇女在妊娠、分娩和产褥期的生理和病理,胎儿及新生儿的生理和病理,以及非妊娠状态下妇女生殖系统可能遇到的一切特殊变化,包括所有与妇女生殖生理有关的疾病,是人类医学的四大学科之一。时代的进步和医学科学技术日新月异的发展,为妇产科的发展注入了许多新概念、新观点和新技术,也显著提高了妇产科各类疾病的治愈率,原有的诊疗技术在理论、仪器、器械、检测、治疗和应用等方面有了新的发展。工作在临床一线的各级医务人员都面临着知识更新,以及临床应用的实际问题。为了全面反映医学科研的最新成果,传递全新的实用性知识,提高妇产科的诊疗水平,编者编写了本书。

　　首先,本书介绍了妇产科常用检查与诊断技术、妇科常见症状的鉴别与诊断;其次,从妇科常见疾病入手,介绍了女性生殖系统炎症、女性生殖系统肿瘤、妇科内分泌疾病、女性生殖系统上皮内瘤变、妊娠滋养细胞疾病、子宫内膜异位症与子宫腺肌病、盆底功能障碍性疾病与生殖器官损伤性疾病等,从疾病的病因、临床表现、诊断、治疗和预防等方面进行了阐述,并且介绍了不孕与生殖技术和临床妇科常用手术;最后,围绕妊娠期、分娩期和产褥期,分别阐述了妊娠和分娩常见的合并症和并发症。

　　本书内容既能体现目前妇产科在诊疗技术上的新理论、新技术和新进展,又体现了这些新诊疗技术在临床上实用、可用、易用或创造条件争取能用的特点。本书在编写过程中注重基础理论、基本知识、基本技能的介绍;在发病机制方面注重新、深、精,重点介绍国内外基础研究的最新进展;在临床诊断及治疗等基本技能方面突出实用性,不但介绍了新治疗理念和新技术的临床应用,同时也兼顾国内外和不同地区的实际情况,区分基本要求与有选择的内容。本书力求体现"顶层设计、精英教育、适合国情"的指导思想,具有很高的思想性、科学性、先进性、启发性、适用性,是一本兼具科学性和实用性的工具书,可供妇产科临床医生参考使用。

　　由于编写水平有限,本书不免有疏漏之处,衷心希望读者能够予以批评、指正。

编　者

目　　录

第一章 妇产科常用检查与诊断技术

第一节 生殖道细胞学检查

女性生殖道细胞包括阴道、宫颈、子宫和输卵管的上皮细胞。生殖道脱落细胞包括阴道上段、宫颈阴道部、子宫、输卵管及腹腔的上皮细胞,其中以阴道上段、宫颈阴道部的上皮细胞为主。临床上常通过生殖道脱落细胞检查来反映其生理及病理变化。生殖道上皮细胞受性激素的影响出现周期性变化,因此检查生殖道脱落细胞可反映体内性激素水平。此外,此项检查还可协助诊断生殖器不同部位的恶性肿瘤及观察其治疗效果,既简便又经济实用。但是,生殖道脱落细胞检查只能初步筛选恶性细胞,不能定位,还需要进一步检查才能确诊。

一、生殖道细胞检查的取材、制片及相关技术

(一)涂片种类及标本采集

采集标本前 24 小时内禁止性生活、阴道检查、灌洗及阴道用药,取材用具必须清洁、干燥。

1.阴道涂片

阴道涂片的主要目的是了解卵巢或胎盘功能。对已婚妇女,一般在阴道侧壁上 1/3 处用小刮板轻轻刮取浅层细胞(避免将深层细胞混入影响诊断),薄而均匀地涂于玻片上;对未婚、阴道分泌物极少的女性,可将卷紧的已消毒棉签先经生理盐水浸湿,然后伸入阴道,在其侧壁上 1/3 处轻轻卷取细胞,取出棉签,在玻片上向一个方向涂片。涂片置固定液内固定后,在显微镜下观察。值得注意的是,棉签接触阴道口可能影响检查结果。

2.宫颈刮片

宫颈刮片是筛查早期宫颈癌的重要方法。取材应在宫颈外口鳞-柱状上皮交接处,以宫颈外口为圆心,用木质铲形小刮板轻轻刮取一周,取出刮板,在玻片上向一个方向涂片,涂片经固定液固定后,在显微镜下观察。注意避免损伤组织引起出血而影响检查结果。若白带过多,应先用无菌干棉球轻轻擦净黏液,再刮取标本。该取材方法获取细胞数目较少,制片也较粗劣,故目前应用已逐渐减少。

1996 年美国食品药品监督管理局(FDA)批准了改善的制片技术——液基薄层细胞学检查,以期改善传统巴氏涂片上存在大量的红细胞、白细胞、黏液及脱落坏死组织等而造成的 50%~60%假阴性。目前有 thinprep 和 autocyteprep 两种方法,两者原理类似。该方法与常规涂片操作方法的不同在于它利用特制小刷子刷取宫颈细胞,标本取出后立即放入有细胞保存液的小瓶中,通过高精密度过滤膜过滤,将标本中的杂质分离,并使滤后的上皮细胞呈单层均匀地分布在玻片上。这种制片方法几乎保存了取材器上所有的细胞,且去除了标本中杂质的干扰,避免了细胞的过度重叠,使不正常细胞更容易被识别。利用该技术可将识别宫颈高度

病变的灵敏度和特异度提高为85％左右。此外,该技术一次取样可多次重复制片并可供做HPV-DNA 检测和自动阅片。

3.子宫颈管涂片

疑为子宫颈管癌或绝经后的妇女由于宫颈鳞-柱交接处退缩到子宫颈管内,为了解子宫颈管情况,可行此项检查。先将宫颈表面分泌物拭净,用小型刮板进入子宫颈管内,轻刮一周做涂片。此外,使用特制"细胞刷"获取子宫颈管上皮细胞的效果更好。将"细胞刷"置于子宫颈管内,在宫颈外口上方10 mm 左右,在子宫颈管内旋转360°取出,旋转"细胞刷"将附着于其上的细胞均匀地涂于玻片上,立即固定。小刷子取材效果优于棉拭子,而且其刮取的细胞被子宫颈管内的黏液保护,不会因空气干燥造成细胞变性。

4.宫腔吸片

怀疑宫腔内有恶性病变时,可采用宫腔吸片检查,较阴道涂片及诊刮阳性率高。选择直径1～5 mm 不同型号塑料管,一端连于干燥消毒的注射器,另一端用大镊子送入宫腔内达宫底部,上下、左右转动方向,轻轻抽吸注射器,将吸出物涂片、固定、染色。应注意的是,取出吸管时停止抽吸,以免将子宫颈管内容物吸入。宫腔吸片标本中可能含有输卵管、卵巢或盆腹腔上皮细胞成分。另外,还可通过宫腔灌洗获取细胞,用注射器将10 mL 无菌生理盐水注入宫腔,轻轻抽吸洗涤内膜面,然后收集洗涤液,离心后取沉渣涂片。此项检查简单、取材效果好,且与诊刮相比,患者痛苦小,易于接受,特别适合绝经后出血妇女。

5.局部印片

用清洁玻片直接贴按病灶处做印片,再固定、染色、镜检。常用于外阴及阴道的可疑病灶。

(二)染色方法

细胞学染色方法有多种,如巴氏染色法、邵氏染色法及其他改良染色法。常用的为巴氏染色法,该法既可用于检查雌激素(E)水平,也可用于查找癌细胞。

(三)辅助诊断技术

辅助诊断技术包括免疫细胞化学、原位杂交技术、影像分析、流式细胞测量及自动筛选、人工智能系统等。

二、正常生殖道脱落细胞的形态特征

(一)鳞状上皮细胞

阴道及宫颈阴道部被覆的鳞状上皮相仿,均为非角化性的分层鳞状上皮。上皮细胞分为表层、中层及底层,其生长与成熟受雌激素的影响。各层细胞比例均不相同,细胞由底层向表层逐渐成熟。鳞状细胞的成熟过程是:细胞由小逐渐变大;细胞形态由圆形变为舟形、多边形;巴氏染色胞质由蓝染变为粉染;胞核由大变小,由疏松变为致密。

1.底层细胞

底层细胞相当于组织学的深棘层,又分为内底层细胞和外底层细胞。

(1)内底层细胞:又称"生发层",只含一层基底细胞,是鳞状上皮再生的基础。其细胞学表现为:细胞小,为中性多核白细胞的4～5倍,呈圆形或椭圆形,巴氏染色胞质蓝染,核大而圆。育龄妇女的阴道细胞学涂片中无内底层细胞。

(2)外底层细胞:细胞的3～7层,圆形,比内底层细胞大,为中性多核白细胞的8～10倍,巴氏染色胞质淡蓝,核为圆形或椭圆形,核浆比例为(1∶4)～(1∶2)。卵巢功能正常时,涂片中很少出现。

2.中层细胞

中层细胞相当于组织学的浅棘层,是鳞状上皮中最厚的一层。根据其脱落的层次不同,形态各异。接近底层者的细胞呈舟状,接近表层者的细胞大小与形状接近表层细胞;巴氏染色胞质淡蓝。根据储存的糖原多寡,可有多量的嗜碱性染色或半透明胞质,核小,呈圆形或卵圆形,淡染,核浆比例低,约为1∶10。

3.表层细胞

表层细胞相当于组织学的表层。细胞大,为多边形,胞质薄,巴氏染色胞质粉染或淡蓝,核小固缩。核固缩是鳞状细胞成熟的最后阶段。表层细胞是育龄妇女宫颈涂片中最常见的细胞。

(二)柱状上皮细胞

柱状上皮细胞又分为宫颈黏膜细胞及子宫内膜细胞。

1.宫颈黏膜细胞

宫颈黏膜细胞有黏液细胞和带纤毛细胞两种,在宫颈刮片及子宫颈管吸取物涂片中均可找到。黏液细胞呈高柱状或立方状,核在底部,呈圆形或卵圆形,染色质分布均匀,胞质内有空泡,易分解而留下裸核;带纤毛细胞呈立方形或矮柱状,带有纤毛,核为圆形或卵圆形,位于细胞底部,胞质易退化融合成多核,多见于绝经后。

2.子宫内膜细胞

子宫内膜细胞较宫颈黏膜细胞小,为低柱状,为中性多核白细胞的1～3倍,核呈圆形,核大小、形状一致,多成堆出现,胞质少,呈淡灰色或淡红色,边界不清。

(三)非上皮成分

如吞噬细胞、白细胞、淋巴细胞、红细胞等。

三、生殖道脱落细胞在内分泌检查方面的应用

阴道鳞状上皮细胞的成熟程度与体内雌激素水平成正比,雌激素水平越高,阴道鳞状上皮细胞分化越成熟。因此,阴道鳞状上皮细胞各层细胞的比例可反映体内雌激素水平。临床上常用4种指数代表体内雌激素水平,即成熟指数(MI)、致密核细胞指数(KI)、嗜伊红细胞指数(EI)和角化指数(CI)。

(一)成熟指数

成熟指数是阴道细胞学卵巢功能检查最常用的一种。计算方法是在低倍显微镜下观察计算300个鳞状上皮细胞,求得各层细胞的百分率,并按底层/中层/表层顺序写出。如底层5、中层60、表层35,MI应写成5/60/35。若底层细胞百分率高,称"左移",提示不成熟细胞增多,即雌激素水平下降;若表层细胞百分率高,称"右移",表示雌激素水平升高。一般有雌激素影响的涂片,基本上无底层细胞:轻度影响者表层细胞少于20%;高度影响者表层细胞多于60%。在卵巢功能低落时则出现底层细胞:轻度低落者底层细胞少于20%;中度低落者底层细胞占20%～40%;高度低落者底层细胞多于40%。

(二)致密核细胞指数

致密核细胞指数即鳞状上皮细胞中表层致密核细胞的百分率。计算方法为从视野中数

100 个表层细胞及其中致密核细胞数目,从而计算百分率。例如,其中有 40 个致密核细胞,则 KI 为 40%。KI 越高,表示上皮越成熟。

(三)嗜伊红细胞指数

嗜伊红细胞指数即鳞状上皮细胞中表层红染细胞的百分率。通常表层红染细胞在雌激素影响下出现,所以此指数可以反映雌激素水平。指数越高,提示上皮细胞越成熟。

(四)角化指数

角化指数是指鳞状上皮细胞中的表层(最成熟的细胞层)嗜伊红性致密核细胞的百分率,用以表示雌激素的水平。

四、阴道涂片在妇科疾病诊断中的应用

(一)闭经

阴道涂片可协助了解卵巢功能状况和雌激素水平。若涂片检查有正常周期性变化,提示闭经原因在子宫及其以下部位,如子宫内膜结核、宫颈宫腔粘连等;若涂片中中层和底层细胞多,表层细胞极少或无,无周期性变化,提示病变在卵巢,如卵巢早衰;若涂片表现不同程度雌激素低落或持续雌激素轻度影响,提示垂体、垂体以上或其他全身性疾病引起的闭经。

(二)功能失调性子宫出血(简称"功血")

1.无排卵型功血

涂片表现中至高度雌激素影响,但也有较长期处于低至中度雌激素影响。雌激素水平高时右移显著,雌激素水平下降时,出现阴道流血。

2.排卵型功血

涂片表现周期性变化,MI 明显右移,中期出现高度雌激素影响,EI 可为 90% 左右。但排卵后,细胞堆积和皱褶较差或持续时间短,EI 虽有下降但仍偏高。

(三)流产

1.先兆流产

黄体功能不足引起的先兆流产表现为 EI 于早孕期增高,经治疗后 EI 下降提示好转,若 EI 再度增高,细胞开始分散,流产可能性大。若先兆流产而涂片正常,表明流产非黄体功能不足引起,用孕激素治疗无效。

2.过期流产

EI 升高,出现圆形致密核细胞,细胞分散,舟形细胞少,较大的多边形细胞增多。

(四)生殖道感染性疾病

1.细菌性阴道病

常见的病原体有球菌、阴道嗜血杆菌和放线菌等。涂片中炎性阴道细胞表现为:细胞核呈豆状,核破碎和核溶解,上皮细胞核周有空晕,胞质内有空泡。

2.衣原体性宫颈炎

涂片上可见化生细胞胞质内有球菌样物及嗜碱性包涵体,感染细胞肥大多核。

3.病毒性感染

常见的感染病毒有单纯疱疹病毒Ⅱ型(HSV-Ⅱ)和人乳头状瘤病毒(HPV)。

(1)HSV-Ⅱ感染:早期表现为感染细胞的核增大,染色质结构呈"水肿样"退变,染色质变

得很细,散布在整个细胞核中,呈淡的嗜碱性染色,均匀,有如毛玻璃状,细胞多呈集结状,有许多胞核。晚期可见嗜伊红染色的核内包涵体,周围可见一清亮晕环。

(2)HPV感染:鳞状上皮细胞被HPV感染后具有典型的细胞学改变。在涂片标本中见挖空细胞、不典型角化不全细胞及反应性外底层细胞。典型的挖空细胞表现为上皮细胞内有1~2个增大的核,核周有透亮空晕环或壁致密的透亮区,提示有HPV感染。

五、生殖道脱落细胞在妇科肿瘤诊断上的应用

(一)癌细胞特征

癌细胞特征主要表现为细胞核、细胞及细胞间关系的改变。

1.细胞核改变

核增大,核浆比例失常;核大小不等,形态不规则;核深染且深浅不一;核膜明显增厚、不规则,染色质分布不均,颗粒变粗或凝聚成团;因核分裂异常,可见双核及多核;核畸形,如分叶、出芽、核边内凹等不规则形态;核仁增大、变多,出现畸形裸核。

2.细胞改变

细胞大小不等、形态各异;胞质减少、染色较浓;若变性则内有空泡或出现畸形。

3.细胞间关系改变

癌细胞可单独或成群出现,排列紊乱。早期癌涂片背景干净、清晰,晚期癌涂片背景较脏,见成片坏死细胞、红细胞及白细胞等。

(二)宫颈/阴道细胞学诊断的报告形式

报告形式主要为分级诊断和描述性诊断两种。目前我国多数医院已采用TBS分类法诊断,但仍有一些医院沿用巴氏五级分类法。

1.巴氏五级分类法

巴氏五级分类法阴道细胞学诊断标准如下。

巴氏Ⅰ级:正常。为正常阴道细胞涂片。

巴氏Ⅱ级:炎症。细胞核普遍增大,淡染或有双核,也可见核周晕或胞质内空泡。一般属良性改变或炎症。临床分为Ⅱa及Ⅱb。Ⅱb是指个别细胞核异质明显,但又不支持恶性;其余为Ⅱa。

巴氏Ⅲ级:可疑癌。主要是核异质,表现为核大深染,核形不规则或双核。对不典型细胞,性质尚难肯定。

巴氏Ⅳ级:高度可疑癌。细胞有恶性特征,但在涂片中恶性细胞较少。

巴氏Ⅴ级:癌。具有典型的多量癌细胞。

巴氏五级分类法的缺点是:①各分级之间的区别并无严格的客观标准,且没有对异常细胞形态学的描述。主观因素较多,从而导致较高比例的假阴性和假阳性。②对癌前病变也无明确规定。可疑癌不能明确是浸润癌还是宫颈上皮内瘤变(CIN),不典型细胞全部作为良性细胞学改变也欠妥,因为也有CIN伴微小浸润癌的病例。③细胞学诊断和组织病理学诊断不能相互对应,也未包括非癌的诊断等。因此,巴氏五级分类法已逐步被新的TBS分类法取代。

2.TBS分类法及其描述性诊断

为克服巴氏五级分类法的缺陷,使妇科生殖道细胞学的诊断报告与组织病理学术语一致,

使细胞学报告与临床处理密切结合,1988年美国国家癌症研究所(NCI)在马里兰州的贝塞斯达(Bethesda)举行会议,提出了TBS分类法。该法在以下3方面进行了改良:①将标本质量作为细胞学检查结果报告的一部分。②引进了鳞状上皮内病变的概念。③提出治疗建议。

1991年和2001年,NCI又召开了第2次和第3次会议,讨论并总结了TBS在使用中出现的问题,并对诊断标准做了相应的修改。现行的TBS报告系统即2001年修订后的TBS报告系统,包括以下3个部分:①评价涂片质量,包括细胞量与鳞柱两种上皮细胞的分布。②描述有关发现,做出诊断。③描述能为诊断提供依据的细胞成分和形态特征,具体概括为:与念珠菌、滴虫、疱疹病毒和人乳头状瘤病毒(HPV)感染相关的形态学特征;与损伤、修复、激素变化相关的反应性细胞变化特征;与鳞状上皮异常相关的描述性诊断,包括非典型鳞状细胞(ASC)、低级别鳞状上皮内病变(LSIL)、高级别鳞状上皮内病变(HSIL)、鳞状细胞癌(SCC)、非典型腺上皮细胞(AGC)、非典型腺上皮细胞倾向瘤变、原位腺癌(AIS)、腺癌(ACA)。

TBS分类法有一个重要概念——意义不明确的非典型鳞状细胞(ASC-US),既不能诊断为感染、炎症、反应性改变,也不能诊断为癌前病变和恶变的鳞状上皮细胞。ASC-US包括不典型化生细胞、不典型修复细胞、与萎缩有关的非典型鳞状细胞、角化不良细胞及诊断HPV证据不足但暂无法排除者。就其规范而言,ASC-US的实验室诊断比例不应超过LSIL的2~3倍。2001年NCI第3次会议再次修订TBS标准,要求更加重视来自细胞学诊断中的ASC-US,它可作为阴道镜检查的最低指征,也可以在液基细胞学的基础上检测高危型HPV-DNA。诊断ASC-US时,应指出可能为炎症等反应或可能为癌前病变,并同时提出建议。若与炎症、刺激、宫内节育器(IUD)等反应性有关者,应于3~6个月后复查;若可能有癌前病变或癌存在,但细胞的异常程度不够诊断标准者,应行阴道镜活检。

第二节　女性内分泌激素测定

女性内分泌激素包括下丘脑、垂体、卵巢分泌的激素。这些激素在中枢神经系统的影响及各器官的相互协调作用下,发挥正常的生理功能并相互调节、相互制约。卵巢功能受垂体控制,垂体活动受下丘脑调节,而下丘脑接受大脑皮层的支配;反过来,卵巢激素又反馈调节下丘脑和垂体功能。因此,测定下丘脑-垂体-卵巢轴各激素水平,对某些疾病的诊断、疗效的观察、预后的评价及生殖生理和避孕药物作用机制的研究具有重要意义。

激素水平的测定一般抽取外周血进行,常用方法包括气相色谱层析法、分光光度法、荧光显示法、酶标记免疫法和放射免疫测定法(RIA)。近年来,无放射性同位素标记的免疫化学发光法正逐步得到广泛应用。

一、下丘脑促性腺激素释放激素

体内下丘脑促性腺激素释放激素(GnRH)由下丘脑释放,人工合成的10肽GnRH能使垂体分泌黄体生成素(LH)的作用高于促卵泡激素(FSH),故也有人称之为"促黄体素释放激素"(LHRH)。正常妇女月经周期中最显著的激素变化是在中期出现排卵前黄体生成素高峰。GnRH在外周血中的量很少,且半衰期短,故测定有困难。目前主要采用GnRH兴奋试验与氯米芬试验来了解下丘脑和垂体的功能及其生理病理状态。

(一)GnRH 兴奋试验

1.原理

LHRH 对垂体促性腺激素有兴奋作用,给受试者注射外源性 LHRH 后在不同时相抽取血测定促性腺激素含量,可以了解垂体功能。若垂体功能良好,则促性腺激素水平升高;反之,则反应性差。

2.方法

上午 8 时静脉注射 LHRH 100 μg(溶于 5.0 mL 生理盐水中),于注射前、注射后的 15、30、60 和 90 分钟分别取静脉血 2 mL,测定促性腺激素的含量。

3.结果分析

(1)正常反应:注入 LHRH 后,LH 值比基值升高 2～3 倍,高峰出现在注射后 15～30分钟。

(2)活跃反应:高峰值比基值升高 5 倍。

(3)延迟反应:高峰出现时间迟于正常反应出现的时间。

(4)无反应或低弱反应:注入 LHRH 后 LH 值没有变动,一直处于低水平或稍有上升但不足 2 倍。

4.临床意义

(1)青春期延迟时,GnRH 兴奋试验呈正常反应。

(2)垂体功能减退(希恩综合征)、垂体手术或放射治疗致垂体组织遭到破坏时,GnRH 兴奋试验呈无反应或低弱反应。

(3)下丘脑功能减退可能出现延迟反应或正常反应。

(4)卵巢功能不全时,促卵泡激素、LH 基值均大于 30 IU/L,GnRH 兴奋试验呈活跃反应。

(5)多囊卵巢综合征时,LH 与 FSH 的比值大于 3,GnRH 兴奋试验呈活跃反应。

(二)氯米芬试验

1.原理

氯米芬又称"克罗米芬",其化学结构与人工合成的己烯雌酚很相似,是一种具有弱雌激素作用的非类固醇的雌激素拮抗剂,在下丘脑可与雌、雄激素受体结合。阻断性激素对下丘脑和(或)腺垂体促性腺激素细胞的负反馈作用,引起 GnRH 的释放。氯米芬试验可以用来评估闭经患者下丘脑-垂体-卵巢轴的功能,鉴别下丘脑和垂体病变。

2.方法

月经来潮第 5 天开始每天口服氯米芬 50～100 mg,连服 5 天,服药后 LH 值可上调85%,FSH 值上调 50%。停药后 LH、FSH 值即下降。如再出现 LH 值上升达排卵期水平,诱发排卵,则为排卵型反应,排卵一般出现在停药后的第 5～9 天。如停药后 20 天不再出现 LH 值上升为无反应。在服药第 1 天、3 天、5 天测 LH、FSH 值,第 3 周或经前抽血测孕酮(P)。

3.临床意义

(1)下丘脑病变时,对 GnRH 兴奋试验有反应而对氯米芬试验无反应。

（2）青春期延迟时，可通过 GnRH 兴奋试验判断青春期延迟是否为下丘脑、垂体病变所致。

二、促性腺激素测定

（一）来源及生理作用

FSH 和 LH 是腺垂体分泌的促性腺激素，均为糖蛋白，在血中与 α_2 和 β 球蛋白结合，受下丘脑 GnRH 和性腺激素的调节。生育年龄妇女的这些激素随月经周期出现周期性变化。

FSH 作用于卵泡颗粒细胞上的受体，刺激卵泡生长、发育、成熟，并促进雌激素分泌。FSH 在卵泡早期维持较低水平，随卵泡发育至晚期，雌激素水平升高，FSH 值略下降，至排卵前 24 小时出现低值，随即迅速升高，24 小时后又下降。LH 和 FSH 共同作用，引起排卵，黄体期维持低水平，并促进雌、孕激素合成。FSH 的生理作用主要是促进卵泡成熟及分泌雌激素。LH 在卵泡早期处于低水平，以后逐渐上升，至排卵前 24 小时左右与 FSH 同时出现高峰，而且是较 FSH 更高的陡峰，24 小时后最高值骤降，黄体后期逐渐下降。排卵期出现的 LH 陡峰是预测排卵的重要指标。LH 的生理作用是促进女性排卵和黄体生成，以促使黄体分泌雌激素和孕激素。

（二）临床应用

1.协助判断闭经原因

FSH 及 LH 水平低于正常值，提示闭经原因在腺垂体或下丘脑；LH 水平明显升高，表明病变在下丘脑；LH 水平不升高，表明病变在腺垂体；FSH 及 LH 水平均高于正常，表明病变在卵巢。

2.了解排卵情况

测定 LH 峰值，可以估计排卵时间及了解排卵情况，有助于不孕症的治疗及研究避孕药物的作用机制。

3.协助诊断多囊卵巢综合征

测定 LH/FSH 比值，如 LH/FSH 比值>3 表明 LH 呈高值，FSH 处于低水平，有助于诊断多囊卵巢综合征。

4.诊断性早熟

该测定有助于区分真性和假性性早熟。真性性早熟由促性腺激素分泌增多引起，FSH 及 LH 呈周期性变化；假性性早熟，FSH 及 LH 水平较低，且无周期性变化。

三、垂体催乳素测定

（一）来源及生理作用

垂体催乳素（PRL）是腺垂体催乳激素细胞分泌的一种多肽蛋白激素，受下丘脑催乳素抑制激素（主要是多巴胺）和催乳素释放激素的双重调节。此外，可能还存在其他一些因子如促甲状腺激素释放激素（TRH）、雌激素、5-羟色胺等对其有促进作用。PRL 水平于睡眠、进食、哺乳、性交、服用某些药物、应激等情况下升高。一般以上午 10 时取血测定的结果较可靠。血中 PRL 分子结构有 4 种形态：小分子 PRL、大分子 PRL、大大分子 PRL 及异型 PRL。仅小分子 PRL 具有激素活性，占 PRL 分泌总量的 80%，临床测定的 PRL 是各种形态 PRL 的总和。因此，PRL 的测定水平与生物学作用不一定平行，如 PRL 正常者有溢乳，而高 PRL 者可无溢乳。PRL 的主要功能是促进乳房发育及泌乳，以及与卵巢类固醇激素共同作用促进分娩前乳房导管及腺体发育。PRL 还参与机体的多种功能,特别是生殖功能的调节。

(二)临床应用

(1)闭经、不孕及月经失调者,无论有无泌乳,均应测 PRL,以排除高催乳素血症。

(2)垂体肿瘤患者伴 PRL 异常增高时,应考虑有垂体催乳素瘤。

(3)PRL 水平升高还见于性早熟、原发性甲状腺功能减退、卵巢早衰、黄体功能欠佳、长期哺乳、神经刺激,以及某些药物如氯丙嗪、避孕药、大量雌激素、利血平等的影响;PRL 降低多见于垂体功能减退、单纯性催乳素分泌缺乏症。

四、雌激素测定

(一)来源及生理变化

雌激素主要由卵巢、胎盘产生,少量由肾上腺产生。雌激素可分为雌酮、雌二醇及雌三醇(E_3)。各种雌激素均可从血、尿及羊水中测得。雌激素中以雌二醇活性最强,是卵巢产生的主要激素之一,对维持女性生殖功能及第二性征有重要作用。绝经后妇女以雌酮为主,主要来自肾上腺皮质分泌的雄烯二酮,在外周转化为雌酮。雌三醇是雌酮和雌二醇的代谢产物。妊娠期间,胎盘产生大量雌三醇,测血或尿中雌三醇水平,可反映胎儿、胎盘功能状态。雌激素在肝脏灭活和代谢,经肾脏由尿液排出。

幼女及少女体内雌激素处于较低水平,随年龄增长自青春期至成年,女性雌二醇水平不断增长。在正常月经周期中,雌二醇随卵巢周期性变化而波动。卵泡期早期雌激素水平最低,以后逐渐上升,至排卵前达高峰,以后又逐渐下降,排卵后达低点,以后又开始上升,排卵后 8 天出现第 2 个高峰,但低于第 1 个峰,以后迅速降至最低水平。绝经后妇女卵巢功能衰退,雌二醇水平低于卵泡期早期,雌激素主要来自雄烯二酮的外周转化。

(二)临床应用

1.监测卵巢功能

测定血雌二醇或 24 小时尿总雌激素水平。

(1)判断闭经原因:①雌激素水平符合正常的周期变化,表明卵泡发育正常,应考虑为子宫性闭经。②雌激素水平偏低。原发或继发性卵巢功能低下、受药物影响而抑制卵巢功能,也可见于下丘脑-垂体功能失调或高催乳素血症等。

(2)诊断无排卵:雌激素无周期性变化,常见于无排卵型功能失调性子宫出血、多囊卵巢综合征、某些绝经后子宫出血。

(3)监测卵泡发育:应用药物诱导排卵时,可将血中雌二醇水平作为监测卵泡发育、成熟的指标之一,用以指导人绒毛膜促性腺激素(HCG)用药及确定取卵时间。

(4)诊断女性性早熟:临床多以 8 岁以前出现第二性征发育诊断性早熟,血雌二醇水平大于 275 pmol/L 为诊断性早熟的激素指标之一。

2.监测胎儿-胎盘单位功能

妊娠期雌三醇主要由胎儿-胎盘单位产生,测定孕妇尿雌三醇含量可反映胎儿、胎盘功能状态。正常妊娠 29 周尿雌激素迅速增加,正常足月妊娠雌三醇排出量平均为 88.7 nmol/24 h 尿;妊娠 36 周后尿中雌三醇排出量连续多次小于 37 nmol/24 h 尿,或骤减量大于 30%,提示胎盘功能减退;雌三醇排出量小于 22.2 nmol/24 h 尿,或骤减量大于 50%,提示胎盘功能显著减退。

五、孕激素测定

(一)来源及生理作用

人体孕激素由卵巢、胎盘和肾上腺皮质产生。正常月经周期中血孕酮含量在卵泡期极低，排卵后由于卵巢黄体产生大量孕酮，水平迅速上升，在中期 LH 峰后的 6～8 天达高峰，月经前 4 天逐渐下降到卵泡期水平。妊娠时血浆孕酮水平随时间增加而稳定上升，妊娠早期 6 周，主要来自卵巢黄体，妊娠中、晚期，则主要由胎盘分泌。血浆中的孕酮通过肝代谢，最后形成孕二醇，其 80% 由尿液及粪便排出。孕酮的主要作用：进一步使子宫内膜增厚、血管和腺体增生，利于胚胎着床；降低母体免疫排斥反应；防止子宫收缩，使子宫在分娩前处于静止状态。同时，孕酮还有促进乳腺腺泡导管发育，为泌乳做准备的作用。孕酮缺乏时可引起早期流产。

(二)临床应用

1.监测排卵

血孕酮水平大于 15.6 nmol/L，提示有排卵。若孕酮水平符合有排卵，而无其他原因的不孕患者，需配合 B 型超声波检查观察卵泡发育及排卵过程，以排除未破卵泡黄素化综合征（LUFS）。使用促排卵药物时，可用血孕酮水平观察促排卵效果。若出现多卵排卵产生多个黄体时，可使血孕酮水平升高。

原发性或继发性闭经、无排卵性功能失调型子宫出血、多囊卵巢综合征、口服避孕药或长期使用 GnRH 激动剂，均可使孕酮水平下降。

2.了解黄体功能

黄体期血孕酮水平低于生理值，提示黄体功能不足；月经来潮 4～5 天血孕酮仍高于生理水平，提示黄体萎缩不全。

3.了解妊娠状态

排卵后，若卵子受精，黄体继续分泌孕酮。自妊娠第 7 周开始，胎盘分泌孕酮在数量上超过卵巢黄体。妊娠期胎盘功能减退时，血中孕酮水平下降。异位妊娠，孕酮水平较低，如孕酮水平大于 78.0 nmol/L（25 ng/mL），基本可除外异位妊娠。若单次血清孕酮水平小于等于 15.6 nmol/L，提示为死胎。先兆流产时，孕酮值若有下降趋势，有发生流产的可能。妊娠期尿孕二醇排出量个体差异较大，难以估计胎盘功能，故临床已很少应用。

4.孕酮替代疗法的监测

早孕期切除黄体侧卵巢后，应用天然孕酮替代疗法时，应监测血孕酮水平。

六、雄激素测定

(一)来源及生理变化

女性体内雄激素主要有睾酮（T）及雄烯二酮，来自卵巢及肾上腺皮质。睾酮主要由卵巢和肾上腺分泌的雄烯二酮转化而来；雄烯二酮 50% 来自卵巢，50% 来自肾上腺，其生物活性介于活性很强的睾酮和活性很弱的脱氢表雄酮之间。血清中的脱氢表雄酮主要由肾上腺皮质产生。绝经后肾上腺是产生雄激素的主要部位。

(二)临床应用

1.协助诊断卵巢男性化肿瘤

短期内进行性加重的雄激素过多症状往往提示卵巢男性化肿瘤。

2.多囊卵巢综合征

患者血清雄激素可能正常,也可能升高。若治疗前雄激素水平升高,治疗后下降,可作为评价疗效的指标之一。

3.肾上腺皮质增生或肿瘤

血清雄激素异常升高。

4.两性畸形的鉴别

男性假两性畸形及真两性畸形,睾酮水平在男性正常范围内;女性假两性畸形,睾酮水平在女性正常范围内。

5.女性多毛症

血清睾酮水平正常时,多考虑为毛囊对雄激素敏感所致。

6.应用睾酮或具有雄激素作用的内分泌药物

如达那唑等,用药期间有时需做雄激素测定。

7.高催乳素血症

有雄激素过高的症状和体征,常规雄激素测定在正常范围者,应测定血催乳素。

七、人绒毛膜促性腺激素相关分子测定

(一)来源及生理变化

人绒毛膜促性腺激素是一种糖蛋白激素,由 α 和 β 亚单位组成,主要由妊娠时的胎盘滋养细胞产生,妊娠滋养细胞疾病、生殖细胞肿瘤和其他恶性肿瘤如肺、肾上腺及肝脏肿瘤等也可产生 HCG。此外,尚存在无妊娠、癌症和疾病证据的垂体来源 HCG。垂体的促性腺细胞在正常情况下可产生微量的 HCG 和 HCG-β 核心片段(<0.5 mIU/mL)。偶尔有正常月经妇女及绝经后垂体肿瘤妇女有垂体来源的 HCG 升高(>20 mIU/mL),在垂体组织中可分离到 HCG-β 核心片段。但是一般垂体来源的高 HCG 可被雌激素、孕激素抑制。

HCG 分子有很大的异质性。在血清和尿液中存在完整 HCG、游离 HCG 亚单位、HCG 降解分子和有不规则 N-及 O-寡聚糖基侧链的 HCG 分子或片段等多种 HCG 分子。通常术语"HCG"是指具有生物活性的激素,但也用于描述不同的"HCG 衍生分子",为避免混乱,现多使用术语"HCG 相关分子"。

正常妊娠的受精卵着床时,即排卵后的第 6 天受精卵滋养层形成时开始产生 HCG,约 1 天后能测到血浆 HCG,以后每 1~2 天上升 1 倍,在排卵后 14 天约达 100 U/L,妊娠 8~10 周达峰值(50 000~100 000 U/L),以后迅速下降,在妊娠中期和晚期,HCG 仅为峰值的 10%。由于 HCG 分子中的 α 链与 LH 中的 α 链有相同结构,为避免与 LH 发生交叉反应,在测定其浓度时,常测定特异的 p-HCG 浓度。

(二)临床应用

目前测定 HCG 的商用试剂盒已超过 100 种,但对 HCG 的抗原特性了解尚不充分,抗原决定簇位点不明,并且不同试剂盒测定的 HCG 相关分子和测定的方法不同,以及使用的国际标准分子有异源性,致使不同测定方法的结果的可比性较差。近期,中国抗癌协会的多中心研究组建议,在常规诊断中推荐使用能广谱识别 HCG 及相关分子,而与其他糖蛋白激素及衍生物低交叉的 HCG 试验。

1.诊断早期妊娠

血 HCG 定量免疫测定浓度小于 3.1 μg/L 时为妊娠阴性,浓度大于 25 U/L 时为妊娠阳性。其可用于早期妊娠诊断,迅速、简便、价廉。

目前应用广泛的早期妊娠诊断试纸是通过半定量测定尿 HCG 来诊断早期妊娠的,应用方便、快捷。具体操作步骤为:留被检妇女尿(晨尿更佳),用带有试剂的早期妊娠诊断试纸条检测(试纸条上端为对照测试线,下端为诊断反应线),将标有"MAX"的一端插入尿杯内尿液中,尿的液面不得越过 MAX 线。1～5 分钟即可观察结果,10 分钟后结果无效。结果判断:仅在白色显示区上端呈现一条红色线为阴性;在白色显示区上下呈现两条红色线则为阳性,提示妊娠。试纸反应线因标本中所含 HCG 浓度多少可呈现出颜色深浅的变化。若试纸条上端无红线出现,表示试纸失效或测试失败。此法可检出尿中 HCG 的最低量为 25 U/L。另外,也有利用斑点免疫层析法的原理制成的反应卡。反应卡的设计因厂家不同而异。通常,反应卡为一扁形塑料小盒,其内有一张硝酸纤维素膜,该膜预先用抗 HCG 抗体包被。操作时,将待检尿液滴于加样窗,3～5 分钟后观察结果。如待检样中 HCG 超过标准,通过膜的层析作用向前移动,在结果窗口出现蓝色线条;若待检样中 HCG 低于标准,仅在对照窗口出现蓝色线条。在另一种反应卡上,如待检样中 HCG 超过标准,在观察处出现红色斑点;若待检样中 HCG 低于标准,在观察处不出现红色斑点。

2.异位妊娠

血及尿 HCG 维持在低水平,间隔 2～3 天测定无成倍上升,应怀疑异位妊娠。

3.妊娠滋养细胞肿瘤(GTT)的诊断和监测

HCG 试验可作为 GTT 的诊断、病情监测和随访的独立指标,但成熟的正常滋养细胞与具有侵袭性的滋养细胞分泌的 HCG 相关分子不同。在正常妊娠时,血液中的主要 HCG 为完整的 HCG 分子,尿中的为 β 核心片段;而 GTT 和其他肿瘤产生更多的 HCG 相关分子。因此,测定血液和尿样中各种 HCG 相关分子,观察其成分和比例的变化,有助于 GTT 的诊断。

(1)葡萄胎和侵蚀性葡萄胎:血 HCG 水平异常增高,甚至大于 100 kU/L;子宫明显超过孕周大小;HCG 维持高水平不下降,提示葡萄胎。在葡萄胎块清除后,HCG 应大幅度下降,且在清除后的 16 周转为阴性;若下降缓慢或下降后又上升,16 周未转阴并排除宫腔内残留组织,则可能为侵蚀性葡萄胎。HCG 是侵蚀性葡萄胎疗效监测的最主要的指标,HCG 下降与治疗疗效呈一致性。

(2)绒毛膜癌:HCG 是绒毛膜癌诊断和活性滋养细胞监测唯一的实验室指标。HCG 下降与治疗有效性一致,尿 HCG 小于 50 U/L 及血 HCG 小于 3.1 g/L 为阴性标准,治疗后临床症状消失,HCG 每周检查 1 次,连续 3 次阴性者可视为近期治愈。

(3)性早熟和肿瘤:最常见的是下丘脑、松果体胚细胞的绒毛膜上皮瘤或肝胚细胞瘤及卵巢无性细胞瘤、未成熟畸胎瘤分泌 HCG 导致的性早熟。分泌 HCG 的肿瘤尚见于肠癌、肝癌、肺癌、卵巢腺癌、胰腺癌、胃癌,于成年妇女引起月经紊乱。因此,成年妇女突然发生月经紊乱伴 HCG 升高时应考虑到上述肿瘤的可能。

在利用 HCG 检测、诊断和监测 GTT 时需要注意以下两个问题。①妊娠滋养细胞肿瘤中的 HCG 试验假阳性问题。现代 HCG 试验具有高敏感性,可测定正常人和不明原因的低水平 HCG,这可能成为一个临床问题。2002 年 11 月美国妇产科学院(ACOG)妇科实践委员会指出:试验测定 HCG 的假阳性和假阴性结果可能存在于任何标本中,因此在临床表现和试验结果不一致时,可能存在试验结果假阳性导致的不必要治疗。而由于 HCG 分子的高度异质性和众多试剂盒测定不同的 HCG 异质分子,确切假阳性率不清,且假阳性 HCG 测定结果的确切临床意义需要进一步研究。②表现为低水平 HCG 的 GTT 综合征。GTT 中低水平 HCG 问题受到关注有 20 年左右的历史,但直到 2001 年才有真正"低水平 HCG 的 GTT 综合征"的临床报道。低水平 HCG 是一种新认识的 GTT 综合征。它包含不同的疾病,目前对其了解甚少,因而无可供选择的筛检和治疗指南。这也是 GTT 临床面临的新问题。一些专家目前推荐对"低水平 HCG 的 GTT 综合征",只有在出现子宫或转移病灶时才开始处理。

总之。HCG 试验是为诊断正常妊娠而发展起来的一项检测,对 GTT 而言,其可能不是诊断必需的理想血清标志物。理想的 HCG 试验应能测定多种 HCG 相关分子和同时应用多种试验方法。若 HCG 的测定结果与临床表现不相符,临床医师应仔细分析、解释结果。

八、人胎盘催乳素测定

(一)来源及生理变化

人胎盘催乳素(HPL)由胎盘合体滋养细胞产生、储存及释放,是与胎儿生长发育有关的重要激素。HPL 与人生长激素(HGH)有共同的抗原决定簇,呈部分交叉免疫反应,与 PRL 无交叉反应。当妊娠 5 周时 HPL 即能从孕妇血中测出,随妊娠进展,HPL 水平逐渐升高,于 39～40 周时达高峰,产后迅速下降。

(二)临床应用

1.监测胎盘功能

妊娠晚期连续动态检测 HPL 可以监测胎盘功能。妊娠 35 周后,若多次测定血清 HPL 值均小于 4 mg/L 或突然下降 50% 以上,提示胎盘功能减退。

2.协助诊断糖尿病合并妊娠

HPL 水平高低与胎盘大小成正比,如糖尿病合并妊娠时胎儿较大、胎盘也大,HPL 值可能偏高。但临床应用时还应配合其他指标综合分析,以提高判断的准确性。

第三节 女性生殖器官活组织检查

生殖器官活组织检查指自生殖器官病变处或可疑部位取小部分组织做病理学检查,简称"活检"。在绝大多数情况下,活检是诊断最可靠的依据。常用的取材方法有局部活组织检查、诊断性宫颈锥切术、诊断性刮宫、组织穿刺检查。

一、局部活组织检查

(一)外阴活组织检查

1.适应证

(1)确定外阴色素减退疾病的类型及排除恶变。

(2)外阴部赘生物或久治不愈的溃疡需明确诊断及排除恶变。

(3)外阴特异性感染,如结核、尖锐湿疣、阿米巴等。

2.禁忌证

(1)外阴急性化脓性感染。

(2)月经期。

(3)疑为恶性黑色素瘤。

3.方法

患者取膀胱截石位,常规外阴消毒,铺盖无菌孔巾,取材部位以0.5%利多卡因做局部浸润麻醉。小赘生物可自蒂部剪下或用活检钳钳取,局部压迫止血,病灶面积大者行部分切除。标本置于10%甲醛溶液固定后送病理检查。

(二)阴道活组织检查

1.适应证

阴道赘生物、阴道溃疡灶。

2.禁忌证

急性外阴炎、阴道炎、宫颈炎、盆腔炎及月经期。

3.方法

患者取膀胱截石位,阴道窥器暴露活检部位并消毒。活检钳咬取可疑部位组织,对表面有坏死的肿物,要取至深层新鲜组织,无菌纱布压迫止血,必要时阴道内置无菌带尾棉球压迫止血,嘱患者24～48小时后自行取出。活检组织固定后常规送病理检查。

(三)宫颈活组织检查

1.适应证

(1)宫颈细胞学涂片检查巴氏Ⅲ级或Ⅲ级以上;宫颈细胞学涂片检查巴氏Ⅱ级经抗感染治疗后仍为Ⅱ级;宫颈细胞学涂片经TBS分类法诊断为鳞状细胞异常。

(2)肿瘤固有荧光诊断仪或阴道镜检查时,反复可疑阳性。

(3)疑有宫颈癌或慢性特异性炎症,需进一步明确诊断。

2.方法

(1)患者取膀胱截石位,阴道窥器暴露宫颈,用棉球揩净宫颈黏液及分泌物,局部消毒。

(2)用活检钳在宫颈外口鳞-柱交界处,或糜烂较深、特殊病变处取材。对可疑宫颈癌者可选宫颈3、6、9、12点位置四点取材。若临床已明确为宫颈癌,只为明确病理类型或浸润程度,可做单点取材。为提高取材准确性,还可在阴道镜指导下或应用肿瘤固有荧光诊断仪行定位活检,或在宫颈阴道部涂以复方碘溶液,选择不着色区取材。

(3)宫颈局部置无菌带尾棉球压迫止血,嘱患者12小时后自行取出。

3.注意事项

(1)患有阴道炎症(阴道滴虫及真菌感染等)者应治愈后再取活检。

(2)妊娠期原则上不做活检,以避免流产、早产,但临床高度怀疑宫颈恶性病变者仍应检查。月经前期不宜做活检,以免与切口出血相混淆,且若月经来潮时切口仍未愈合,将增加内膜组织在切口种植机会。

二、诊断性宫颈锥切术

(一)适应证

(1)宫颈刮片细胞学检查多次找到恶性细胞,而宫颈多处活检及分段诊断性刮宫病理检查均未发现癌灶。

(2)宫颈活检为原位癌或镜下早期浸润癌,而临床可疑为浸润癌,需明确病变累及程度及决定手术范围。

(3)宫颈活检证实有重度不典型增生。

(二)禁忌证

(1)阴道、宫颈、子宫及盆腔急性或亚急性炎症。

(2)月经期。

(3)有血液病等出血倾向。

(三)方法

(1)蛛网膜下隙或硬膜外阻滞麻醉,患者取膀胱截石位,消毒外阴、阴道,铺无菌巾。

(2)导尿后,用阴道窥器暴露宫颈并消毒阴道、宫颈。以宫颈钳钳夹宫颈前唇向外牵引,扩张子宫颈管并做子宫颈管搔刮术,宫颈涂碘液,在病灶外或碘不着色区外 0.5 cm 处,以尖刀在宫颈表面做环形切口,深约 1 cm,包括宫颈上皮及少许皮下组织,按 $30°\sim50°$ 角向内做宫颈锥形切除。根据不同的手术指征,可深入子宫颈管 $1\sim2.5$ cm。

(3)于切除标本的 12 点位置处做一标志,以 10% 甲醛溶液固定,送病理检查。

(4)创面止血用无菌纱布压迫多可奏效。若有动脉出血,可用肠线缝扎止血,也可加用止血粉、吸收性明胶海绵、凝血酶等止血。

(5)对将要行子宫切除者,子宫切除的手术最好在锥切术后 48 小时内进行,可行宫颈前后唇相对缝合封闭创面止血。若不能在短期内行子宫切除或无须做进一步手术者,则应行宫颈成形缝合术或荷包缝合术,术毕探查子宫颈管。

(四)注意事项

(1)用于治疗者,应在月经干净后 $3\sim7$ 天施行,术后用抗生素预防感染,术后 6 周探查子宫颈管有无狭窄,两个月内禁性生活及盆浴。

(2)用于诊断者,不宜用电刀、激光刀,以免破坏边缘组织,影响诊断。

三、诊断性刮宫

诊断性刮宫简称"诊刮",是诊断宫腔疾病的重要方法之一。其目的是获取宫腔内容物(子宫内膜和其他组织)做病理检查协助诊断。若同时疑有子宫颈管病变,需对子宫颈管及宫腔分步进行诊断性刮宫,简称"分段诊刮"。

(一)一般诊断性刮宫

1.适应证

(1)异常子宫出血或阴道排液,需证实或排除子宫内膜癌、子宫颈管癌,或其他病变如流产、子宫内膜炎等。

(2)月经失调,如功能失调性子宫出血或闭经,需了解子宫内膜变化及其对性激素的反应。

(3)不孕症,需了解有无排卵,或疑有子宫内膜结核。

(4)因宫腔内有组织残留或功能失调性子宫出血长期多量出血时,刮宫不仅有助于诊断,还有止血效果。

2.禁忌证

(1)急性阴道炎、宫颈炎。

(2)急性或亚急性盆腔炎。

(3)急性严重全身性疾病。

(4)手术前体温高于 37.5 ℃。

3.方法

一般不需麻醉。对宫颈内口较紧者,酌情给予镇痛剂、局部麻醉或静脉麻醉。

(1)排尿后取膀胱截石位,常规消毒外阴、阴道,铺无菌孔巾。

(2)做双合诊,了解子宫大小、位置及旁组织情况。用阴道窥器暴露宫颈,再次消毒宫颈与子宫颈管。钳夹宫颈前唇或后唇,子宫探针缓缓进入,探子宫方向及宫腔深度。若宫颈内口过紧,可用宫颈扩张器扩张至小刮匙能进入为止。

(3)阴道后穹隆处置盐水纱布一块,以收集刮出的内膜碎块,用特制的诊断性刮匙由内向外沿宫腔四壁及两侧宫角有次序地将内膜刮除,并注意宫腔有无变形及高低不平。取下纱布上的全部组织固定于 10%甲醛溶液或 95%酒精中,送病理检查。

(二)分段诊断性刮宫

为鉴别子宫内膜癌及宫颈癌,应做分段刮宫。先不探查宫腔深度,以免将子宫颈管组织带入宫腔混淆诊断。用小刮匙按由子宫颈管内口至外口的顺序刮子宫颈管一周,将所刮取的子宫颈管组织置于纱布上,然后刮匙进入宫腔刮取子宫内膜。刮出的子宫颈管黏膜及子宫腔内膜组织分别装瓶、固定,送病理检查。若刮出物肉眼观察高度怀疑为癌组织,不应继续刮宫,以防出血及癌扩散;若肉眼观察未见明显癌组织,应全面刮宫,以防漏诊。

1.适应证

分段诊断性刮宫多在出血时进行,适用于绝经后子宫出血,或老年患者疑有子宫内膜癌,需要了解子宫颈管是否被累及时。

2.方法

常规消毒后先刮宫颈内口以下的颈管组织,然后按一般性诊断性刮宫处置,将颈管及宫腔组织分别固定、送检。

(三)诊刮时注意事项

(1)不孕症患者应选在月经前或月经来潮 12 小时内刮宫,以判断有无排卵。

(2)功能失调性子宫出血如疑为子宫内膜增生症者,应于月经前 1~2 天或月经来潮 24 小时内刮宫;疑为子宫内膜剥脱不全者,则应于月经第 5~7 天刮宫;不规则出血者随时可以刮宫。

(3)疑为子宫内膜结核者应于经前 1 周或月经来潮 12 小时内诊刮,刮宫时要特别注意子宫两角部,因该部位阳性率较高。诊刮前 3 天及术后 3 天每天肌内注射链霉素 0.75 g 及口服异烟肼 0.3 g,以防诊刮引起结核病灶扩散。

(4)疑有子宫内膜癌者随时可诊刮,除宫体外,还应注意自宫底取材。

（5）若为了解卵巢功能而做诊刮，术前至少 1 个月停止应用性激素，否则易得出错误结果。

（6）出血、子宫穿孔、感染是刮宫的主要并发症。有些疾病可能导致刮宫时大出血，应术前输液、配血并做好开腹准备；哺乳期、绝经后及子宫患有恶性肿瘤者，均应查清子宫位置并仔细操作，以防子宫穿孔；长期有阴道出血者，宫腔内常有感染，刮宫能促使感染扩散，术前、术后应给予抗生素。术中严格执行无菌操作。刮宫患者术后两周内禁性生活及盆浴，以防感染。

（7）术者在操作时反复刮宫，易伤及子宫内膜基底层，造成子宫内膜炎或宫腔粘连，导致闭经，应注意避免。

第四节　输卵管通畅检查

输卵管通畅检查的主要目的是检查输卵管是否畅通，了解子宫和输卵管腔的形态及输卵管的阻塞部位。常用的方法有输卵管通气术、输卵管通液术、子宫输卵管造影（HSG）术。其中，输卵管通气术因有发生气栓的潜在危险，且准确率仅为 45%～50%，故临床上已逐渐被其他方法取代。近年来，随着内窥镜的临床应用，我国已普遍采用腹腔镜直视下输卵管通液检查、宫腔镜下经输卵管口插管通液试验和腹腔镜联合检查等方法。

一、输卵管通液术

输卵管通液术是检查输卵管是否通畅的一种方法，并具有一定的治疗功效。该方法通过导管向宫腔内注入液体，根据注液阻力大小、有无回流及注入液体量和患者感觉等判断输卵管是否通畅。由于操作简便，不需要应用特殊设备，广泛用于临床。

（一）适应证

（1）不孕症，男方精液正常，疑女方有输卵管阻塞。

（2）检验和评价输卵管绝育术、输卵管再通术或输卵管成形术的效果。

（3）对输卵管黏膜轻度粘连有疏通作用。

（二）禁忌证

（1）内外生殖器急性炎症、慢性炎症（急性或亚急性）发作。

（2）月经期或有不规则阴道流血。

（3）可疑妊娠期。

（4）严重的全身性疾病，如心、肺功能异常等，不能耐受手术。

（5）术前体温高于 37 ℃。

（三）术前准备

（1）月经干净后 3～7 天，禁性生活。

（2）术前半小时肌内注射阿托品 0.5 mg，解痉。

（3）患者排空膀胱。

（四）方法

1.设备及器械

阴道窥器、宫颈钳、长弯钳、宫颈导管、20 mL 注射器、压力表、Y 形管等。

2.常用液体

生理盐水或抗生素溶液(庆大霉素 8 万 U、地塞米松 5 mg、透明质酸酶 1 500 U、注射用水 20～50 mL),可加用 0.5％的利多卡因 2 mL 以减少输卵管痉挛。

3.操作步骤

(1)患者取膀胱截石位,常规消毒外阴、阴道、宫颈,铺无菌巾,双合诊了解子宫的位置及大小。

(2)放置阴道窥器充分暴露宫颈,再次消毒阴道穹隆部及宫颈,以宫颈钳钳夹宫颈前唇。沿宫腔方向植入宫颈导管,并使其与宫颈外口紧密相贴。

(3)用 Y 形管将宫颈导管与压力表、注射器相连,压力表应高于 Y 形管水平,以免液体进入压力表。

(4)将注射器与宫颈导管相连,并使宫颈导管内充满生理盐水,缓慢推注。压力不可超过 21.3 kPa(160 mmHg)。观察推注时阻力大小、经宫颈注入的液体是否回流,询问患者下腹部是否疼痛。

(5)术毕取出宫颈导管,再次消毒宫颈、阴道,取出阴道窥器。

(五)结果评定

1.输卵管通畅

顺利推注 20 mL 生理盐水无阻力,压力维持在 8～10.67 kPa(60～80 mmHg)以下;或开始稍有阻力,随后阻力消失,无液体回流,患者也无不适感,提示输卵管通畅。

2.输卵管阻塞

勉强注入 5 mL 即感有阻力,压力表见压力持续上升而不见下降,患者感下腹部胀痛,停止推注后液体回流至注射器内,表明输卵管阻塞。

3.输卵管通而不畅

注射液体有阻力,经加压注入又能推进,说明有轻度粘连已被分离。患者感轻微腹痛。

(六)注意事项

(1)所用无菌生理盐水温度以接近体温为宜,以免液体过冷造成输卵管痉挛。

(2)注入液体时必须使宫颈导管紧贴宫颈外口,防止液体外漏。

(3)术后两周禁盆浴及性生活,酌情给予抗生素预防感染。

二、子宫输卵管造影术

通过导管向子宫腔及输卵管注入造影剂,X 线下透视及摄片,根据造影剂在输卵管及盆腔内的显影情况了解输卵管是否通畅、阻塞的部位及子宫腔的形态。该检查损伤小,能对输卵管阻塞做出较正确诊断,准确率可达 80％,且具有一定的治疗作用。

(一)适应证

(1)了解输卵管是否通畅及其形态、阻塞部位。

(2)了解子宫腔形态,确定有无子宫畸形及类型,有无宫腔粘连、子宫黏膜下肌瘤、子宫内膜息肉及异物等。

(3)内生殖器结核非活动期。

(4)不明原因的习惯性流产,于排卵后做造影了解宫颈内口是否松弛,宫颈及子宫是否畸形。

(二)禁忌证

(1)内、外生殖器急性或亚急性炎症。

(2)严重的全身性疾病,不能耐受手术。

(3)妊娠期、月经期。

(4)产后、流产、刮宫术后 6 周内。

(5)碘过敏。

(三)术前准备

(1)造影时间以月经干净后 3～7 天为宜,术前 3 天禁性生活。

(2)做碘过敏试验,阴性者方可造影。

(3)术前半小时肌内注射阿托品 0.5 mg,解痉。

(4)术前排空膀胱,便秘者术前行清洁灌肠。以使子宫保持正常位置,避免出现外压假象。

(四)方法

1.设备及器械

X 线放射诊断仪、子宫导管、阴道窥器、宫颈钳、长弯钳、20 mL 注射器。

2.造影剂

目前国内外均使用碘造影剂,分油溶性与水溶性两种。油剂(40％碘化油)密度大,显影效果好,刺激小,过敏少,但检查时间长,吸收慢,易引起异物反应,形成肉芽肿或油栓;水剂(76％泛影葡胺液)吸收快,检查时间短,但子宫输卵管边缘部分显影欠佳,细微病变不易观察,有的患者在注药时有刺激性疼痛。

3.操作步骤

(1)患者取膀胱截石位,常规消毒外阴、阴道,铺无菌巾,检查子宫位置及大小。

(2)扩张阴道,充分暴露宫颈,再次消毒宫颈及阴道穹隆部,用宫颈钳钳夹宫颈前唇,探查宫腔。

(3)将碘化油充满宫颈导管,排出空气,沿宫腔方向将其植入子宫颈管内,徐徐注入碘化油,在 X 线透视下观察碘化油流经输卵管及宫腔情况并摄片,24 小时后再摄盆腔平片,以观察腹腔内有无游离碘化油。若用泛影葡胺液造影,应在注射完后立即摄片,10～20 分钟后第 2 次摄片,观察泛影葡胺液流入盆腔情况。

(4)注入碘化油后子宫角圆钝而输卵管不显影,则考虑输卵管痉挛。可保持原位,肌内注射阿托品0.5 mg或针刺合谷、内关穴,20 分钟后再透视、摄片;或停止操作,下次摄片前先使用解痉药物。

(五)结果评定

1.正常子宫、输卵管宫腔

正常子宫、输卵管宫腔呈倒三角形。双侧输卵管显影形态柔软,24 小时后摄片盆腔内见散在造影剂。

2.宫腔异常

患宫腔结核时子宫失去原有的倒三角形态,内膜呈锯齿状不平;患子宫黏膜下肌瘤时可见宫腔充盈缺损;患子宫畸形时有相应显示。

3.输卵管异常

患输卵管结核时显示输卵管形态不规则、僵直或呈串珠状,有时可见钙化点;有输卵管积水时输卵管远端呈气囊状扩张;24小时后盆腔X线片未见盆腔内散在造影剂,说明输卵管不通;输卵管发育异常,可见过长或过短的输卵管、异常扩张的输卵管、输卵管憩室等。

(六)注意事项

(1)将碘化油充盈宫颈导管时,必须排尽空气,以免空气进入宫腔造成充盈缺损,引起误诊。

(2)宫颈导管与子宫内口必须紧贴,以防碘化油流入阴道内。

(3)导管不要插入太深,以免损伤子宫或引起子宫穿孔。

(4)注入碘化油时用力不可过大,推注不可过快,防止损伤输卵管。

(5)透视下发现造影剂进入异常通道,同时患者出现咳嗽,应警惕发生油栓,立即停止操作,取头低脚高位,严密观察。

(6)造影后两周禁盆浴及性生活,可酌情给予抗生素预防感染。

(7)有时可由输卵管痉挛造成输卵管不通的假象,必要时重复进行造影。

三、妇产科内镜输卵管通畅检查

近年来,妇产科内镜的大量采用为输卵管通畅检查提供了新的方法,包括腹腔镜直视下输卵管通液检查、宫腔镜下经输卵管口插管通液试验和腹腔镜联合检查等方法。其中,腹腔镜直视下输卵管通液检查准确率可为90%~95%。但由于内镜手术对器械要求较高,且腹腔镜仍是创伤性手术,故并不推荐作为常规检查方法。通常在对不孕、不育患者行内镜检查时例行输卵管通液(加用亚甲基蓝染液)检查。内镜检查注意事项同上。

第五节　常用穿刺检查

妇产科常用的穿刺检查有腹腔穿刺、羊膜腔穿刺。腹腔穿刺又分为经腹壁腹腔穿刺术、经阴道后穹隆穿刺术。

一、经腹壁腹腔穿刺术

妇科病变多定位于盆腔及下腹部,故可通过经腹壁腹腔穿刺术明确积液性质或查找肿瘤细胞。腹腔穿刺术是一种手段,既可用于诊断又可用于治疗。穿刺抽出的液体,除观察其颜色、浓度及黏稠度外,还要根据病史决定送检项目,包括常规化验检查、细胞学检查、细菌培养、药敏试验等。

(一)适应证

(1)用于协助诊断腹水的性质。

(2)鉴别贴近腹壁的肿物性质。

(3)穿刺放出部分腹水,暂时缓解呼吸困难等症状,使腹壁松软易于做腹部及盆腔检查。

(4)腹腔穿刺注入药物行腹腔化疗。

(5)气腹造影时,穿刺注入二氧化碳,拍摄X线片。盆腔器官可清晰显影。

(二)禁忌证

(1)疑有腹腔内严重粘连者,特别是晚期卵巢癌广泛盆、腹腔转移致肠梗阻者。

(2)疑为巨大卵巢囊肿者。

(三)方法

(1)经腹 B 型超声波检查引导下穿刺,需膀胱充盈;经阴道 B 型超声波检查指引下穿刺,则在术前排空小便。

(2)腹水量较多及囊内穿刺时,患者取仰卧位;量较少时,取半卧位或侧卧位。

(3)穿刺点一般选择在脐与左髂前上棘连线中外 1/3 交界处,囊内穿刺点宜在囊性感明显部位。

(4)常规消毒穿刺区皮肤,铺无菌孔巾,术者戴无菌手套。

(5)穿刺一般无须麻醉,对于精神过于紧张者,可用 0.5％利多卡因行局部麻醉达腹膜。

(6)使用 7 号穿刺针从选定点垂直进针,刺入腹腔,穿透腹膜时针头阻力消失,拔去针芯,见有液体流出,用注射器抽出适量液体送检。腹水检验需 100～200 mL,其他液体仅需数毫升。若需放腹水则接导管,导管另一端连接器皿。放液量及导管放置时间可根据患者病情和诊治需要而定。若为查明盆腔内有无肿瘤存在,可放至腹壁变松软易于检查为止。

(7)操作结束,拔出穿刺针,局部再次消毒,覆盖无菌纱布,固定。若针眼有腹水溢出可稍加压迫。

(四)穿刺液性质和结果判断

1.血液

(1)新鲜血液:放置后迅速凝固。

(2)陈旧性暗红色血液:放置 10 分钟以上不凝固表明有腹腔内出血。多见于异位妊娠、卵巢黄体破裂或其他脏器破裂,如脾破裂等。

(3)小血块或不凝固陈旧性血液:多见于陈旧性宫外孕。

(4)巧克力色黏稠液体:镜下见不成形碎片,多见于卵巢子宫内膜异位囊肿破裂。

2.脓液

脓液呈黄色、黄绿色、淡巧克力色,质稀薄或浓稠,有臭味,提示盆腔及腹腔内有化脓性病变或脓肿破裂。脓液应行细胞学涂片、细菌培养、药物敏感试验。必要时行切开引流术。

3.炎性渗出物

渗出物呈粉红色、淡黄色混浊液体,提示盆腔及腹腔内有炎症。渗出物应行细胞学涂片、细菌培养、药物敏感试验。

4.腹水

腹水为血性、浆液性、黏液性等,应送常规化验,包括比重,总细胞数,红、白细胞数,蛋白定量,浆膜黏蛋白试验及细胞学检查。必要时检查抗酸杆菌、结核杆菌培养及动物接种。肉眼观察见血性腹水时,多为恶性肿瘤,应行细胞学检查。

(五)注意事项

(1)严格执行无菌操作,以免腹腔感染。

(2)控制好针头进入的深度,以免刺伤血管及肠管。

（3）大量放液时，针头必须固定好，以免针头移动损伤肠管；放液速度不宜快，每小时放液不应超过 1 000 mL，一次放液不超过 4 000 mL；放液时，腹部缚以多头腹带，逐步束紧；或压以沙袋，防止腹压骤减，并严密观察患者血压、脉搏、呼吸等生命体征，随时控制放液量及放液速度，若出现休克征象，应立即停止放液。

（4）向腹腔内注入药物应慎重，很多药物不宜向腹腔内注入。

（5）术后卧床休息 8～12 小时，给予抗生素预防感染。

二、经阴道后穹隆穿刺术

直肠子宫陷凹是直立时腹腔最低部位，故腹腔内的积血、积液、积脓易积存于此。阴道后穹隆顶端与直肠子宫陷凹贴接，由此处行经阴道后穹隆穿刺术，对抽出物进行肉眼观察、化验、病理检查，是妇产科临床常用的辅助诊断方法。

（一）适应证

（1）疑有腹腔内出血，如宫外孕、卵巢黄体破裂等。

（2）疑盆腔内有积液、积脓时，可做穿刺抽液检查，以了解积液性质。

（3）盆腔肿块位于直肠子宫陷凹内，经阴道后穹隆穿刺直接抽吸肿块内容物做涂片，行细胞学检查以明确性质。若高度怀疑恶性肿瘤，应尽量避免穿刺。一旦穿刺诊断为恶性肿瘤，应及早手术。

（4）可做超声介入治疗，如在超声介导下行卵巢子宫内膜异位囊肿或输卵管妊娠部位注药治疗。

（5）在超声介导下经阴道后穹隆穿刺取卵，用于各种助孕技术。

（二）禁忌证

（1）盆腔严重粘连，直肠子宫陷凹被较大肿块完全占据，并已凸向直肠。

（2）疑有肠管与子宫后壁粘连。

（3）临床高度怀疑为恶性肿瘤。

（4）异位妊娠准备采用非手术治疗时，尽量避免穿刺，以免引起感染，影响疗效。

（三）方法

排空膀胱，取膀胱截石位，常规消毒外阴、阴道，铺巾。阴道检查了解子宫情况，注意阴道后穹隆是否膨隆。阴道窥器充分暴露宫颈及阴道后穹隆，再次消毒。用宫颈钳钳夹宫颈后唇，向前提拉，充分暴露阴道后穹隆，再次消毒。用 22 号长针头接 5～10 mL 注射器，检查针头有无堵塞，在阴道后穹隆中央或稍偏病侧、阴道后壁与宫颈后唇交界处稍下方平行子宫颈管刺入。当针穿过阴道壁，有落空感后（进针深约 2 cm），立即抽吸，必要时适当改变方向或深浅度，如无液体抽出，可边退针边抽吸。针管针头拔出后，穿刺点如有活动性出血，可用棉球压迫片刻。血止后取出阴道窥器。

（四）穿刺液性质和结果判断

基本同经腹壁腹腔穿刺术。

（五）注意事项

（1）穿刺方向为阴道后穹隆中点进针，采用与子宫颈管平行的方向，深入至直肠子宫陷凹。不可过分向前或向后，以免针头刺入宫体或进入直肠。

（2）穿刺深度要适当，一般为 2～3 cm。过深可刺入盆腔器官或穿入血管。积液量较少时，刺入过深的针头可超过液平面，抽不出液体而延误诊断。

（3）有条件或病情允许时，可先行 B 型超声波检查，以协助诊断阴道后穹隆有无液体及液体量多少。

阴道后穹隆穿刺未抽出血液，不能完全除外宫外孕。因为内出血量少、血肿位置高或与周围组织粘连时，均可造成假阴性。

第六节　妇科肿瘤标志物检查

肿瘤标志物是肿瘤细胞异常表达所产生的蛋白抗原或生物活性物质，可在肿瘤患者的组织、血液或体液及排泄物中检出，可协助肿瘤诊断、鉴别诊断及监测。

一、相关抗原及胚胎抗原

（一）癌抗原 125（CA125）

1.检测方法及正常值

多选用放射免疫测定法和酶联免疫吸附分析（ELISA）。常用血清检测阈值为35 IU/mL。

2.临床意义

CA125 在胚胎时期的体腔上皮及羊膜有阳性表达，一般表达水平低并且有一定的时限。它是目前世界上应用最广泛的卵巢上皮样肿瘤标志物，在多数卵巢浆液性囊腺癌中表达为阳性，阳性率可在 80% 以上。CA125 在临床上广泛应用于鉴别诊断盆腔肿块、监测卵巢癌治疗后病情进展及判断预后等，特别在监测疗效时相当敏感。卵巢癌经有效的手术切除及成功的化疗后，血浆 CA125 水平应明显下降，若持续性高水平常预示术后肿瘤残留、肿瘤复发或恶化。CA125 水平高低还可反映肿瘤大小，但血浆 CA125 降至正常水平却不能排除直径小于 1 cm 的肿瘤存在。血浆 CA125 的水平在治疗后明显下降，如在治疗开始后 CA125 下降 30% 或在 3 个月内降至正常值，则可视为治疗有效；若经治疗后 CA125 水平持续升高或一度降至正常水平随后再次升高，则复发转移概率明显上升。一般认为，CA125 持续大于 35 IU/mL，在 4 个月内肿瘤极易复发，复发率可达 92.3%，即使在二次探查时未能发现肿瘤，也很可能在腹膜后淋巴结和腹股沟淋巴结已有转移。

CA125 对宫颈腺癌及子宫内膜癌的诊断也有一定敏感性。对原发性腺癌，其敏感度为 40%～60%，而对腺癌的复发诊断，敏感性可为 60%～80%；对子宫内膜癌来说，CA125 的测定值还与疾病的分期有关。当 CA125 水平大于 40 IU/L 时，有 90% 的可能是肿瘤已累及子宫浆肌层。

子宫内膜异位症患者的血浆 CA125 水平亦可增高，但一般很少超过 200 IU/L。

（二）NB70/K

1.检测方法及正常值

多选用单克隆抗体 RIA 法，正常血清检测阈值为 50 AU/mL。

2.临床意义

NB70/K 是用人卵巢癌相关抗原制备出的单克隆抗体，对卵巢上皮性肿瘤敏感性可达70%。50%的早期卵巢癌患者血中可检出 NB70/K 阳性。实验证明，NB70/K 与 CA125 的抗原决定簇不同，检测黏液性囊腺瘤时也可表达为阳性，因此在临床应用中可互补检测，提高肿瘤检出率，特别是对卵巢癌患者进行早期诊断。

(三)糖链抗原 19-9(CA19-9)

1.检测方法及正常值

检测方法有单抗或双抗 RIA 法，血清正常值为 37 Uarb/mL。

2.临床意义

CA19-9 是直肠癌细胞系相关抗原，除表达消化道肿瘤如胰腺癌、结直肠癌、胃癌及肝癌外，在卵巢上皮性肿瘤中也有约 50%的阳性表达。卵巢黏液性囊腺癌 CA19-9 阳性表达率可达76%，而浆液性肿瘤则为 27%。CA19-9 在子宫内膜癌及子宫颈管腺癌中也有一定阳性表达。

(四)甲胎蛋白(AFP)

1.检测方法及正常值

通常应用 ELISA 方法检测，检测阈值为 10 ng/mL。

2.临床意义

AFP 是胚胎干细胞及卵黄囊产生的一种糖蛋白，属于胚胎期的蛋白产物，但出生后部分器官恶性病变时可以恢复合成 AFP 的能力，如肝癌细胞和卵巢的生殖细胞肿瘤都有分泌AFP 的能力。在卵巢生殖细胞肿瘤中，相当一部分肿瘤的 AFP 水平明显升高。例如，卵黄囊瘤(内胚窦瘤)是原始生殖细胞向卵黄囊分化形成的一种肿瘤，其血浆 AFP 水平常大于1 000 ng/mL。卵巢胚胎性癌和未成熟畸胎瘤血浆 AFP 水平也可升高，部分也可大于1 000 ng/mL。上述肿瘤患者经手术及化疗后，血浆 AFP 可转阴。AFP 持续一年保持阴性的患者在长期临床观察中多无复发；若 AFP 升高，即使临床上无症状，也可能有隐性复发或转移，应严密随访，及时治疗。因此，AFP 对卵巢恶性生殖细胞肿瘤，尤其是内胚窦瘤的诊断及监视有较高价值。

(五)癌胚抗原(CEA)

1.检测方法及正常值

多采用 RIA 和 ELISA 测定法。血浆正常阈值因测定方法不同而有出入，一般在2.5～20 ng/mL，当 CEA 大于 5 ng/mL 可视为异常。

2.临床意义

CEA 属于肿瘤胚胎抗原，是一种糖蛋白。胎儿胃肠道及某些组织细胞有合成 CEA 的能力，出生后血浆中 CEA 含量甚微。在多种恶性肿瘤，如结直肠癌、胃癌、乳腺癌、宫颈癌、子宫内膜癌、卵巢上皮性癌、阴道及外阴癌中，CEA 均表达阳性，因此 CEA 对肿瘤无特异性标记功能。在妇科恶性肿瘤中，卵巢黏液性囊腺癌 CEA 阳性率最高，其次为 Brenner 瘤，子宫内膜样癌及透明细胞癌也有较高的 CEA 表达水平，浆液性肿瘤阳性率相对较低。肿瘤的恶性程度不同，其 CEA 阳性率也不同。实验室检测结果显示，卵巢黏液性良性肿瘤 CEA 阳性率为 15%，交界性肿瘤为 80%，而恶性肿瘤为 100%。50%的卵巢癌患者血浆 CEA 水平持续升高。尤其低分化黏液性癌最为明显。血浆 CEA 水平持续升高的患者常发展为复发性卵巢肿瘤,且生存时间短。借助 CEA 测定手段,可动态监测各种妇科肿瘤的病情变化并观察临床治疗效果。

(六)鳞状细胞癌抗原(SCCA)

1.检测方法和正常值

通用的测定方法为 RIA 和 ELISA,也可采用化学发光法,敏感度可大大提高。血浆中 SCCA 正常阈值为 2 ng/L。

2.临床意义

SCCA 是从宫颈鳞状上皮细胞癌分离制备得到的一种肿瘤糖蛋白相关抗原,其分子量为 48 000。SCCA 对绝大多数鳞状上皮细胞癌有较高特异性。70% 以上的宫颈鳞癌患者血浆 SCCA 升高,而宫颈腺癌仅有 15% 左右升高,外阴及阴道鳞状上皮细胞癌 SCCA 阳性率为 40%~50%。SCCA 的水平还与宫颈鳞癌患者的病情进展及临床分期有关。若肿瘤明显侵及淋巴结,SCCA 明显升高,当患者接受彻底治疗痊愈后 SCCA 水平持续下降。SCCA 还可作为宫颈癌患者疗效评定的指标之一。当化疗后 SCCA 持续上升,提示对此化疗方案不敏感,应更换化疗方案或改用其他治疗方法。SCCA 对复发癌的预示敏感性可为 65%~85%。而且在影像学方法确定前 3 个月,SCCA 水平就开始持续升高。因此,SCCA 对宫颈癌患者有判断预后、监测病情发展的作用。

二、雌激素受体、孕激素受体

(一)检测方法及正常值

雌激素受体(ER)和孕激素受体(PR)多采用单克隆抗体组织化学染色定性测定,如果用细胞或组织匀浆进行测定,则定量参考阈值 ER 为 20 pmol/mL,PR 为 50 pmol/mL。

(二)临床意义

ER 和 PR 主要分布于子宫、宫颈、阴道及乳腺等靶器官的雌孕激素靶细胞表面,能与相应激素特异性结合,进而产生生理或病理效应。激素与受体的结合特点有专一性强、亲和力高、结合容量低等。研究表明,雌激素有刺激 ER、PR 合成的作用,而孕激素则有抑制雌激素受体合成并间接抑制孕激素受体合成的作用。ER、PR 在大量激素的作用下,可影响妇科肿瘤的发生和发展。ER 阳性率在卵巢恶性肿瘤中明显高于正常卵巢组织及良性肿瘤,而 PR 则相反,说明卵巢癌的发生与雌激素的过度刺激有关,导致相应的 ER 过度表达。不同分化程度的恶性肿瘤,其 ER、PR 的阳性率也不同。在卵巢恶性肿瘤中,随着分化程度的降低,PR 阳性率也降低;同样,子宫内膜癌和宫颈癌的 ER、PR 在高分化肿瘤中阳性率明显较高。此外有证据表明,受体阳性患者生存时间明显较受体阴性患者长。ER 受体在子宫内膜癌的研究较多,有资料表明,约 48% 的子宫内膜癌患者组织标本中可同时检出 ER 和 PR,31% 的患者 ER 和 PR 均为阴性,7% 的患者只可检出 ER,14% 的患者只可检出 PR。这些差异提示,不同患者 ER 和 PR 受体水平有很大差异,这种差异对子宫内膜癌的发展及转归有较大影响,特别是对指导应用激素治疗有很大价值。

三、妇科肿瘤相关的癌基因和肿瘤抑制基因

(一)Myc 基因

Myc 基因属于原癌基因,其核苷酸编码含有 DNA 结合蛋白的基因组分。其参与细胞增

殖、分化及凋亡的调控,特别是细胞周期过渡到 Q 期的调控过程,所以认为 Myc 基因是细胞周期的正性调节基因。Myc 基因的改变往往是扩增或重排导致的。在卵巢恶性肿瘤、宫颈癌和子宫内膜癌等妇科恶性肿瘤中可发现有 Myc 基因的异常表达。约 20% 的卵巢恶性肿瘤患者有 Myc 基因的过度表达,且多发生在浆液性肿瘤中;而 30% 的宫颈癌患者有 Myc 基因过度表达,表达量可为正常值的 2~40 倍。Myc 基因的异常表达意味着患者预后极差。

(二)Ras 基因

作为原癌基因类的 Ras 基因家族(N-ras,K-ras 和 H-ras)对人类和某些动物恶性肿瘤的发生、发展起着重要作用。在宫颈癌患者中发现有 3 种 Ras 基因的异常突变,在子宫内膜癌患者中仅发现 K-ras 基因突变,而卵巢癌患者可有 K-ras 和 N-ras 的突变,但至今未发现有 H-ras 基因突变。研究表明,有 20%~35.5% 的卵巢恶性肿瘤患者有 K-ras 基因的突变,其中多见于浆液性肿瘤,K-ras 的过度表达往往提示病情已进入晚期或有淋巴转移,因此,K-ras 可以作为判断卵巢恶性肿瘤患者预后的指标之一。宫颈癌 Ras 基因异常发生率为 40%~100%。在 Ras 基因异常的宫颈癌患者中,70% 的患者同时伴有 Myc 基因的扩增或过度表达,提示这两种基因共同影响宫颈癌的预后。

(三)C-erb B_2 基因

C-erb B_2 基因也称"neu"或"HER_2"基因,编码含有 185 kDa 膜转运糖蛋白,与卵巢癌和子宫内膜癌的发生密切相关。一些研究表明,C-erb B_2 的过度表达与不良预后相关。据报道,20%~30% 的卵巢恶性肿瘤患者有 C-erb B_2 基因的异常表达,10%~20% 的子宫内膜癌患者过度表达 erb 段。通过组织化学方法可较容易地检测到细胞及其间质中 C-erb B_2 阳性蛋白抗原。

(四)P53 基因

P53 基因是当今研究最为广泛的人类肿瘤抑制基因。P53 基因全长 20 kb,位于 17 号染色体短臂。P53 蛋白与 DNA 多聚酶结合,可使复制起始复合物失活。此外,P53 蛋白含有一段转录活性氨基酸残基,可激活其他肿瘤抑制基因而产生肿瘤抑制效应。P53 基因的异常包括点突变、等位片段丢失、重排及缺乏等,使其丧失与 DNA 多聚酶结合的能力。P53 与细胞 DNA 损伤修复有关,当 DNA 受损后,由于 P53 缺陷,细胞不能从过度复制状态中解脱出来,更不能得以修复改变,进而导致细胞过度增殖,形成恶性肿瘤。50% 的卵巢恶性肿瘤患者有 P53 基因的缺陷,在各期卵巢恶性肿瘤中均发现有 P53 异常突变,这种突变在晚期患者中更为常见,提示预后不良。20% 的子宫内膜癌患者有 P53 的过度表达。这种异常过度表达往往与子宫内膜癌临床分期、组织分级、肌层侵蚀度密切相关。此外,P53 还与细胞导向凋亡有关。当 HPV 基因产物如 HPV16 和 HPV18 与 P53 蛋白结合后,能使后者迅速失活,这在病毒类癌基因表达的宫颈癌中尤为明显。

(五)其他肿瘤抑制基因

肿瘤抑制基因磷 23,也称"肿瘤转移抑制基因",其基因产物为核苷二磷酸激酶(NDPK),主要针对肿瘤转移。NDPK 通过信号转导,影响微管的组合和去组合,并且通过影响 G 蛋白的信号传递,最终控制细胞增殖和蛋白结合的磷酸化过程。ran23 的表达水平与卵巢恶性肿瘤的转移侵蚀性呈负相关。erb B_2 基因过度表达可使 ran23 基因失活,ran23 表达受抑制的结果常伴随卵巢癌淋巴转移和远处转移。

四、人乳头状瘤病毒

人乳头状瘤病毒属嗜上皮性病毒,现已确定的 HPV 型别有 110 余种。目前,国内外已公认 HPV 感染是导致宫颈癌的主要病因。依据 HPV 型别与癌发生的危险性高低将 HPV 分为高危型和低危型两类。低危型 HPV 如 HPV6、11、42、43、44 型等,常引起外生殖器疣等良性病变;高危型 HPV 如 HPV16、18、31、33、35、39、45、51、52、56、58、59、68 型等,则与宫颈癌及宫颈上皮内瘤变有关,其中以 HPV16、18 型与宫颈癌的关系最为密切。宫颈鳞癌中以 HPV16 型感染最为常见,而宫颈腺癌中 HPV18 型阳性率较高,并多见于年轻妇女。此外,HPV 感染与宫颈上皮内瘤变和宫颈浸润癌有很强的相关性,随 CIN 程度加重,HPV 阳性率显著增加,至宫颈浸润癌可为 90% 以上;且 HPV 亚型感染与宫颈癌的转移和预后密切相关,宫颈浸润癌中 HPV18 型阳性者较 HPV16 型阳性者组织学分化差、淋巴转移率高、术后复发率亦显著增高。因此,国内外已经将检测 HPV 感染作为宫颈癌的一种筛查手段。HPV 检测在临床的应用意义有以下两个方面。

(1)HPV 检测作为初筛手段可浓缩高危人群,比通常采用的细胞学检测更有效。目前认为,HPV 筛查的对象为有 3 年以上性行为或 21 岁以上有性行为的妇女,起始年龄在经济发达地区中为 25～30 岁、在经济欠发达地区中为 35～40 岁,高危人群起始年龄应相应提前。高危妇女人群定义为有多个性伴侣、性生活过早、人类免疫缺陷病毒(HIV)/HPV 感染、免疫功能低下、卫生条件差、性保健知识缺乏的妇女。65 岁以上妇女患宫颈癌的危险性极低,故一般不主张进行常规筛查。细胞学和 HPV 检测都为阴性者,表明其发病风险很低,可将筛查间隔延长为 8～10 年;细胞学阴性而高危型 HPV 阳性者,发病风险较高,应定期随访。

(2)HPV 还可用于宫颈上皮内高度病变和宫颈癌治疗后的监测,有效地指导术后追踪。HPV 可预测病变恶化或术后复发的危险。若手术后 6 个月、12 个月检测 HPV 阴性,提示病灶切除干净;若术后 HPV 检测阳性,提示有残留病灶及有复发可能。

目前,HPV 的检测方法有细胞学法、斑点印迹法、荧光原位杂交法、原位杂交法、Southern 杂交法、聚合酶链反应(PCR)法和杂交捕获法。其中,杂交捕获法是美国 FDA 唯一批准的可在临床使用的 HPV-DNA 检测技术,目前应用的第 2 代技术可同时检测 13 种高危型 HPV(16、18、31、33、35、39、45、51、52、56、58、59 和 68 型),已得到世界范围的认可。

HPV 检测的注意事项有:①月经正常的妇女,在月经来潮后 10～18 天进行检查最佳。②检查前 48 小时内不要做阴道冲洗及阴道上药。③检查前 48 小时内禁性生活。

第七节　羊水检查

一、概述

(一)羊水的来源及代谢

1.羊水的来源

羊水是妊娠期子宫羊膜腔内的液体,在整个妊娠过程中,它是维持胎儿生命不可缺少的重要成分。在胎儿的不同发育阶段,羊水的来源也各不相同。在妊娠早期,羊水主要由母体血清通过胎膜进入羊膜腔的透析液组成,为无色澄清的液体;胎儿血液循环形成以后,血浆中的水分及小分子物质可通过尚未角化的胎儿皮肤,成为羊水的一个重要来源;随着胚胎的器官开始发育、成熟,如胎儿的尿液、呼吸系统、胃肠道、脐带及胎盘表面等,也都成为羊水的来源。

2.羊水的代谢

孕中期后,胎儿主要通过吞咽羊水来取得量的平衡。妊娠晚期,除胎尿的排出和羊水的吞咽这两条重要的运转途径以外,胎肺吸收羊水也是一条运转途径。在正常的生理情况下,羊水更新较快,一般认为羊水每 3 小时就会更新一次。

(二)羊水的成分

在早孕时,羊水来源于母体血液的透析物质,部分来自胎儿的血浆,其成分与母体血浆相似,但蛋白质含量略低。妊娠中期以后,胎儿尿液排入羊膜腔,羊水中溶质的浓度下降,钠含量下降,使羊水的渗透压逐渐降低,尿酸及肌酐量逐渐升高,随着孕龄的进展,来源于胎儿肺的磷脂也逐渐积聚于羊水中。早期和中期妊娠时的羊水清澈,足月妊娠时的羊水则是一种碱性的白色混浊体,内含肉眼可见的小片混悬物质(脂皮、上皮细胞及毳毛等),其比重在 $1.007\sim1.025$,水分占 98%,其余 2% 为无机盐和有机物质,如钙、镁离子及葡萄糖、蛋白质、脂肪酸、胆红素、尿素、肌酐、雌激素、孕激素、胎盘催乳素、溶菌酸、脱离细胞等。足月羊水的 pH 值为 $6.91\sim7.43$。

羊水的量一般会随着怀孕周数的增加而增多,在 20 周时,平均为 500 mL;到了 28 周左右,会增加到 700 mL;在 $32\sim36$ 周时最多,为 $1\,000\sim1\,500$ mL;其后又逐渐减少。因此,临床上以 $300\sim2\,000$ mL 为正常范围。

(三)羊水的渗透压

早期妊娠时羊水的渗透压相当于血液的渗透压。妊娠中期以后,胎儿尿液排入羊膜腔,使羊水的渗透压逐渐降低。羊水渗透压降低提示胎儿逐渐成熟。足月妊娠羊水渗透压为 $230\sim270$ mmol/L($230\sim270$ mOsm/L)。

(四)羊水的功能

(1)在妊娠期,羊水能缓和腹部外来压力或冲击,使胎儿不致直接受到损伤。

(2)羊水能稳定子宫内温度,使其不发生剧烈变化。

(3)在胎儿的生长发育过程中,羊水能支撑子宫腔形成一定空间,使胎儿有一个可活动的范围,可避免胎儿的肢体受到压迫而导致发育异常或畸形。

（4）羊水可以减少胎儿在孕妇子宫内活动时引起的母体不适。

（5）羊水中有部分抑菌物质,这对于减少宫内感染有一定作用。

（6）在分娩过程中,羊水形成水囊,可以缓和胎先露对宫颈的直接压迫。

（7）在子宫收缩时,羊水可以缓冲子宫对胎儿及脐带的压迫。

（8）胎膜破裂后,羊水对产道有一定的润滑作用,使胎儿更易娩出。

（9）在分娩过程中,羊水的性状可在一定程度上反映胎儿的宫内状况,可结合其他指标一起判断是否存在胎儿宫内缺氧。

（五）羊水采集

1.羊水检查的适应证

羊水检查属有创性检查,必须具备下列指征之一方可进行。

（1）高危妊娠有引产指征时,可了解胎儿成熟度,结合胎盘功能测定决定引产时间,以降低围生期病死率。

（2）曾有过2次以上原因不明的流产、早产或死胎史,曾分娩过染色体异常的婴儿,怀疑胎儿有遗传性疾病或先天性疾病。

（3）夫妇一方或双方有染色体异常或代谢缺陷病。

（4）35岁以上高龄孕妇,除外胎儿染色体异常。

（5）必要的胎儿性别诊断。

（6）妊娠早期曾患过严重病毒感染或接触过大剂量电离辐射。

（7）母胎血型不合,判断胎儿的预后。

（8）疑有胎膜早破不能确诊时,可做阴道流液的pH值及涂片检查有无羊水有形成分结晶和脂肪细胞,以确定是否为羊水。

2.羊水标本的采集

羊水标本多由经腹羊膜腔穿刺获得。羊膜穿刺多由妇产科医师进行,根据不同的检查目的,选择不同的穿刺时间。若为诊断遗传性疾病和胎儿性别,一般于妊娠16～20周经腹羊膜腔穿刺抽取羊水20～30 mL。若为了解胎儿成熟度则在妊娠晚期穿刺。一般抽取羊水后必须立即送检。

3.羊水穿刺检查的禁忌证

（1）孕妇有流产先兆,如下腹痛、阴道流血等。

（2）术前24小时内有2次体温在37.5 ℃以上。

（3）患有急性生殖系统炎症或其他系统急性炎症。

（4）凝血功能障碍或相关指标明显异常。

（5）心、肝、肺、肾等重要脏器功能明显异常。

（六）羊水颜色的检查

正常羊水于妊娠前半期为无色透明或呈淡黄色,后半期因羊水混有胎脂及脱落的上皮等有形成分,故呈微乳白色;如呈黄绿色,表示羊水内混有胎粪,为胎儿成熟的表现或为胎儿窘迫的现象;如羊水呈棕红色或褐色,多为胎儿已经死亡;羊水呈金黄色可能为母儿血型不合引起羊水中胆红素过高;黏稠拉丝的黄色羊水表示妊娠过期或胎盘功能减退;混浊脓性并带有臭味者,表示宫腔内已有明显感染。

二、胎肺成熟度的羊水检测

(一)泡沫试验

1.临床意义

本法是最常用的床边试验,操作简单、快速,无须使用特殊设备。胎儿肺成熟度检查,对判定新生儿特发性呼吸窘迫综合征(idiopathic respiratory distress syndrome, IRDS)具有重要意义。

2.羊水泡沫试验(振荡试验)的检查方法

一般采用双管法,第1支试管羊水与95%酒精的比例为1:1;第2支试管比例为1:2,用力振荡15～20秒,静置15分钟后观察结果。

3.结果判断

(1)两管液面均有完整的泡沫环为阳性,意味着磷脂酰胆碱/鞘磷脂(L/S)≥2,提示胎儿肺成熟。

(2)若第1支试管液面有完整的泡沫环而第2支试管无泡沫环,为临界值,提示L/S<2。

(3)若两管均无泡沫环为阴性,提示胎儿肺未成熟。

(二)磷脂酰胆碱/鞘磷脂(L/S)测定

1.临床意义

磷脂酰胆碱和鞘磷脂是肺泡表面活性物质的主要成分,可维持肺的稳定性。因此,通过检测磷脂酰胆碱和鞘磷脂的含量及其比值可判断胎儿肺的成熟度。检测常用薄层色谱法(TLC)。

2.结果判断

(1)L/S≥2.0 表示正常。

(2)L/S<1 表示胎儿肺不成熟,易发生 IRDS。

(3)L/S=1.5～1.9 表示胎儿肺不够成熟,可能发生 IRDS。

(4)L/S=2.0～3.4 表示胎儿肺已成熟,一般不会发生 IRDS。

(5)L/S=3.5～3.9 表示胎儿肺肯定成熟。

(6)L/S≥4.0 表示过熟。

(三)磷脂酰甘油

磷脂酰甘油(phosphatidyl glycerol, PG)是肺泡表面活性物质磷脂成分之一,约占羊水总磷脂的10%。妊娠35周后羊水中出现磷脂酰甘油,其含量随妊娠进展而增加。临床上可通过快速胶乳凝集试验测定羊水中的 PG 含量,灵敏度和特异性高。羊水中磷脂酰甘油含量小于 20 mg/L,即为阴性时表示肺不成熟,易发生 IRDS;PG 阳性提示胎儿肺已成熟;PG 阴性时,即使 L/S≥2,仍可能发生新生儿肺透明膜病。

(四)胎肺成熟度的其他检测方法

1.羊水吸光度检测

羊水磷脂类物质含量与其浊度成正比,可通过测定羊水吸光度了解羊水中磷脂类物质的含量,磷脂类物质越多,吸光度越大,从而间接判断胎儿肺成熟度。此种方法受羊水中其他成分浊度的影响。检测方法:测定波长为 650 nm 时羊水的吸光度值。A650 大于等于0.075为阳性,表示胎儿肺成熟;A650 小于等于 0.050 为阴性,表示胎儿肺不成熟。

2.荧光偏振黏度测量法

根据较高的表面活性物质可产生较低的偏振值的原理,通过荧光偏振黏度测量法可测定羊水肺泡表面活性物质的含量。此种方法价廉、准确,灵敏度为 87％,特异性为 92％。

(五)常用的胎肺成熟度检测方法的评价

羊水泡沫试验是最常用的床边试验,是间接估量羊水磷脂的方法。测定 L/S,有助于防止IRDS、降低围生儿病死率。但磷脂酰胆碱与鞘磷脂比值测定费力、耗时,影响其准确性的因素较多。羊水吸光度的测定也是间接估量羊水磷脂的方法,但易受其他物质浊度影响。妊娠 35周后,羊水中能检出磷脂酰甘油,羊水中 PG 阳性,表示胎儿肺已成熟,一般不会发生 IRDS。而当 PG 阴性时,即使羊水 L/S≥2,仍有发生新生儿肺透明膜病的可能。近年来开始应用的荧光偏振微黏度测量法可检测羊水中肺泡表面活性物质的含量,价廉、准确,灵敏度和特异性均高,目前用于 IRDS 临床诊断和研究。

三、其他胎儿器官成熟度的羊水检测方法

(一)羊水肌酐的测定

测定羊水中肌酐大于等于 176.8 μmol/L,提示胎儿肾脏和肌肉系统成熟;132.6～175.9 μmol/L为可疑;小于等于 131.7 μmol/L 提示肾未成熟。临床符合率为 86％。

(二)羊水脂肪细胞计数

脂肪细胞百分率大于 20％,提示胎儿皮肤成熟;10％～20％,提示胎儿皮肤成熟可疑;百分率小于 10％,提示胎儿皮肤未成熟。临床符合率达到 82％。

(三)羊水淀粉酶测定

羊水中淀粉酶含量(碘显色法)大于 450 U/L,提示胎儿胰腺和唾液腺成熟,临床符合率为 94％。

(四)羊水胆红素测定

胎儿肝成熟度以检测羊水中胆红素浓度来反映。A450 小于 0.02 表示胎肝成熟;A450 为0.02～0.04 表示胎肝成熟可疑;A450 大于 0.04 表示胎肝未成熟。检测羊水胆红素 A450 也可辅助诊断胎儿溶血及评估溶血进展情况,给临床治疗提供依据。

(五)胎儿成熟度检测的综合评价

胎儿成熟度检测的主要目的是评估胎儿重要脏器的功能成熟情况,判断胎儿宫外独立生活的能力。对胎儿成熟度的检测,可指导选择分娩时机、分娩方式及制订出生后的婴儿护理计划。临床上评估胎儿成熟度,可通过产科检查时对宫高、腹围的测量进行,以及通过超声检查对胎儿大小及胎盘成熟度进行观察。而通过羊水中的各项指标判断胎儿成熟度是最准确的方法。联合应用前述各项检查,可大大提高临床符合率,准确评估胎儿早产后的宫外生活能力,为产科的临床干预及早产儿预后的判断提供临床依据。

四、羊水生物化学检查

在妊娠早期,羊水主要为母体血浆通过胎膜时进入羊膜腔的透析液,色清,成分与血浆相

似。妊娠中期以后,胎儿尿成为羊水的主要来源,混杂有胎儿代谢物及分泌物,成分复杂。羊水与母体血浆在妊娠期进行着物质交换,因此它与母体、胎儿的关系亲密。通过穿刺采取羊水标本进行生物化学检查,可了解胎儿性别及胎儿成熟度;羊水成分的变化可反映胎儿的安全状态及是否有先天性缺陷或遗传性疾病。

(一)羊水甲胎蛋白

1.检测方法及正常值

甲胎蛋白的检测多选用电化学发光法及火箭电泳法。数值于妊娠 16~18 周达高峰,正常值小于30 $\mu g/mL$。

2.临床指导

甲胎蛋白是一种分子量为 70 000 的糖蛋白。在胎儿期,AFP 主要产生于肝脏及卵黄囊中,随后释放于胎儿血液和脑脊液中,经胚胎途径进入母体血液,随胎尿排入羊水中。怀孕 12 周时羊水 AFP 开始增高,于 16~18 周达高峰,以后逐渐下降。

羊水 AFP 检测的临床意义有以下几点:①用于神经管缺陷疾病的产前诊断,患有这种先天性遗传病的胎儿的 AFP,从胎儿脑脊液经脑脊膜毛细血管向羊水渗入显著增加,羊水含量可高达 10 倍;②胎儿脐膨出与消化道畸形(开放性腹壁缺损),患此类疾病的胎儿内脏与羊水接触,羊水的 AFP 含量显著增高;③宫内胎儿死亡诊断,胎儿死亡后大量渗液进入羊水,且胎盘屏障通透性增高,羊水中 AFP 显著升高;④用于无脑儿、共济失调毛细血管扩张症及胰腺纤维囊性病变胎儿的诊断,羊水 AFP 亦呈高值。

羊水 AFP 检测注意事项:①胎儿血浆中 AFP 浓度远高于羊水浓度,抽取羊水时注意防止羊水被胎血污染;②抽取羊水时间,最佳为妊娠 16~18 周;③羊水 AFP 浓度随孕周的变化而变化,对末次月经不清者,可采用 B 型超声波检查确定孕周。

(二)羊水乙酰胆碱酯酶

1.检测方法及正常值

多选用电化学发光法及火箭电泳法。正常值为 5~70 U/L(免疫法)。

2.临床指导

乙酰胆碱酯酶(AChE)即真性胆碱酯酶,AChE 主要存在于胎儿脑脊液中,从理论上讲只有当胎儿患脊柱裂或无脑儿时羊水中才有可能出现 AChE 明显增高。绝大部分死胎和开放性腹壁缺陷胎儿的羊水中 AChE 亦有增加。如果同时测定羊水中假性胆碱酯酶(PChE)活性,计算出 AChE 与 PChE 的比值,还可区分开脊柱裂和开放性腹壁缺陷:比值大于 0.27 可诊断为脊柱裂,比值小于等于 1.0 则可诊断为开放性腹壁缺陷。

(三)羊水其他酶测定的意义

可用培养的羊水细胞测某些特异性酶。临床上较常测定的有以下几种酶。

(1)乳酸脱氢酶及 α-羟丁酸脱氢酶测定:在严重溶血症的胎儿羊水中升高。

(2)氨基糖苷酶活性及其同工酶-A 活性测定:此酶升高可预示孕中期宫内 Tay-Sachs 病可能。

(3)鸟氨酸氨甲酰基转移酶测定:该酶缺陷预示胎儿患一种 α-连锁疾病可能。

(4)天冬氨酰葡萄糖苷酶测定:此酶缺乏预示可能患天冬氨酰葡萄糖胺尿症(为常染色体

隐性遗传病）。

（5）碱性磷酸酶：羊水有胎便污染时此酶升高。

（四）羊水代谢产物测定的意义

羊水中代谢物及代谢产物的测定亦是一个生化诊断途径。目前，用于产前诊断的先天性代谢病有以下几种。

（1）先天性肾上腺皮质增生症：羊水中 17-羟孕酮水平升高。

（2）瓜氨酸尿症：羊水中瓜氨酸浓度升高。

（3）甲基丙酸尿症：羊水中甲基丙二酸质量浓度出现异常。

（4）黏多糖贮积症：通过测定羊水酸性黏多糖的含量，可初步判定有无患病可能。

（5）先天性半乳糖代谢障碍性疾病：羊水中半乳糖质量浓度出现异常。

（6）先天性维生素 B_1 缺乏症：羊水中丙酮酸升高。

（7）羊水中反三碘甲状腺原氨酸（rT_3）测定，可判断胎儿甲状腺功能。

（五）羊水激素测定

1.检测方法及正常值

多选用体外放射分析方法。妊娠末期羊水雌三醇正常值为 $80\sim120\ \mu g/dL$；雌四醇（E_4）正常值为$16\sim65\mu g/dL$；正常的 E_3/E_4 的值等于 3。

2.临床指导

羊水中含有多种激素，如雌三醇、雌四醇、孕酮、催乳素、人绒毛膜促性腺激素、皮质醇、睾酮及前列腺素等，由胎儿和胎盘产生，它们的含量可反映胎儿-胎盘复合体功能。此外，羊水中还含有可能与发动宫缩有关的激素，如促肾上腺皮质激素（ACTH）、FSH、LH 及促甲状腺激素（TSH）等。羊水中的 E_3 与孕妇血中、尿液中的 E_3 存在良好的相关性。E_3 低值，提示可能存在胎盘功能不良、胎儿呼吸窘迫综合征及宫内生长迟缓；如 E_3 突然下降提示有先兆流产可能。

（六）羊水血型鉴定

1.检测方法

多选用混合凝集法。

2.临床指导

羊水血型鉴定适用于可疑 ABO 血型不合的孕妇。针对曾有 ABO 新生儿溶血病史的产妇，特别是 O 型血产妇，通过羊水血型鉴定，获知产妇与胎儿血型异同情况，便于采取有效的医疗措施，并能知晓宫内输血或换血所用血液的类型。在法医学上该鉴定亦在胎儿血缘的争执中提供参考。

五、羊水细胞在产前诊断的应用

对羊水细胞培养并行染色体核型分析是产前诊断染色体异常疾病最常用和最准确的方法。羊水中漂浮的细胞主要来源于羊膜及脐带的表层细胞和胎儿体表的脱落细胞，如口腔、鼻黏膜、皮肤及呼吸道的脱落细胞。通过对羊水中此类细胞的培养并进行染色体核型分析，可对一些染色体病，如脆性 X 综合征、染色体断裂综合征及某些与染色体异常有关的疾病进行产前诊断。

(一)检测胎儿宫内感染

1.检测羊水中葡萄糖可预测宫内感染

检测羊水中葡萄糖含量是反映产前胎膜完整时羊膜腔内感染的一种快速且敏感的方法，其敏感性和特异性均高于革兰染色法直接找细菌。

2.检测羊水中巨细胞病毒(CMV-DNA)可预测胎儿 CMV 感染

早期孕妇 CMV 感染对胚胎的致畸、致死作用尤为明显，是导致胎儿宫内感染及妊娠不良结局的重要因素之一。孕妇宫内感染 CMV 时，病毒会累及胎儿肾脏并在其中复制，携有 CMV 的脱落细胞可随胎儿尿液进入羊水。因此，检测羊水中 CMV-DNA 负荷量是最有效的诊断依据，可推测发生母婴传播的可能性。

(二)细胞遗传学或分子遗传学检查

1.检测方法

核型分析、荧光原位杂交技术及基因突变分析。

2.临床指导

现已证实的单基因病有 6 000 多种，目前能可靠地进行产前诊断的有 100 多种。对羊水和羊水细胞中某些酶和蛋白质的定性、定量分析可诊断某些单基因病。利用快速 DNA 斑点杂交法、限制性内切酶酶谱分析、寡核苷酸探针杂交法、DNA 限制性片段长度多态性分析及聚合酶链反应等基因诊断技术对羊水和羊水细胞 DNA 上的待测基因进行分析，可诊断血红蛋白病、糖代谢异常、氨基酸代谢异常、脂代谢异常及溶酶体贮积病等 100 多种分子代谢病。

第二章　妇科常见症状的鉴别与诊断

第一节　阴道流血

阴道流血为女性患者就诊时最常见的主诉,指妇女生殖道任何部位的出血,包括宫体、宫颈、阴道和外阴等处。虽然绝大多数出血来自宫体,但无论其源自何处,除正常月经外,均称阴道流血。阴道流血也可为凝血功能异常的一种表现,如白血病、再生障碍性贫血、特发性血小板减少性紫癜及肝功能损害等。

一、原因

根据患者年龄及性生活等情况鉴别阴道流血的病因。

(一)若患者为青春期女性

应首先排除卵巢内分泌功能变化引起的子宫出血,包括无排卵型功能失调性子宫出血及排卵性月经失调两类。另外,月经间期卵泡破裂、雌激素水平短暂下降也可致子宫出血。

(二)若患者为生育期女性且性生活正常

首先,应考虑与妊娠有关的子宫出血,常见的有先兆流产、不全流产、异位妊娠、妊娠滋养细胞疾病、产后胎盘部分残留、胎盘息肉和子宫复旧不全等。其次,考虑卵巢内分泌功能变化引起的出血,包括无排卵性和排卵性异常子宫出血,以及月经间期卵泡破裂。最后,考虑生殖器炎症。例如:外阴出血见于外阴溃疡、尿道肉阜等;阴道出血见于阴道溃疡、阴道炎;宫颈出血见于急、慢性宫颈炎,宫颈糜烂,宫颈溃疡,宫颈息肉,等等;子宫出血见于急、慢性子宫内膜炎,慢性子宫肌炎,急、慢性盆腔炎,等等;生殖器肿瘤,如子宫肌瘤、宫颈癌、子宫内膜癌等。此外,性交所致处女膜或阴道损伤、放置宫内节育器、雌激素或孕激素使用不当(包括含性激素保健品使用不当)也可引起不规则阴道出血。

(三)若患者为绝经过渡期和绝经后女性

首先,应排除生殖器肿瘤,如外阴癌、阴道癌、宫颈癌、子宫内膜癌、子宫肉瘤、绒毛膜癌、某些具有内分泌功能的卵巢肿瘤;其次,考虑生殖器炎症,如外阴炎、阴道炎、宫颈炎和子宫内膜炎等,以及卵巢内分泌功能变化引起的子宫出血,如无排卵型功能失调性子宫出血。

(四)若患者为儿童期女性

首先,排除损伤、异物和外源性性激素等因素,如外阴、阴道骑跨伤、将别针等放入阴道而引起的出血;其次,考虑有性早熟或生殖道恶性肿瘤可能。新生女婴出生后数日有少量阴道流血,系离开母体后雌激素水平骤然下降、子宫内膜脱落所致。

(五)与全身疾病有关的阴道流血

白血病、再生障碍性贫血、特发性血小板减少性紫癜及肝功能损害等均可导致子宫出血。

二、临床表现

阴道流血的形式有以下几种。

（1）经量增多：月经周期基本正常，但经量多（＞80 mL）或经期延长，为子宫肌瘤的典型症状，其他如子宫腺肌病、排卵性月经失调、放置宫内节育器，均可有经量增多。

（2）周期不规则的阴道流血：多为无排卵型功能失调性子宫出血，但围绝经期妇女应注意排除早期子宫内膜癌。性激素药物应用不当或使用避孕药也会引起周期不规则的阴道流血。

（3）无任何周期可辨的长期持续阴道流血：多为生殖道恶性肿瘤所致，应首先考虑宫颈癌或子宫内膜癌的可能。

（4）停经后阴道流血：若患者为育龄妇女，伴或不伴有下腹疼痛、恶心等症状，应首先考虑与妊娠有关的疾病，如流产、异位妊娠、葡萄胎等；若患者为青春期无性生活史女性或围绝经期女性，多为无排卵型功能失调性子宫出血，但应排除生殖道恶性肿瘤。

（5）阴道流血伴白带增多：一般应考虑晚期宫颈癌、子宫内膜癌或子宫黏膜下肌瘤伴感染。

（6）接触性出血：于性交后或阴道检查后立即有阴道出血，色鲜红，量可多可少，应考虑急性宫颈炎、早期宫颈癌、宫颈息肉或子宫黏膜下肌瘤可能。

（7）月经间期出血：发生于下次月经来潮前14～15天，历时3～4天，一般出血量少于月经量，偶可伴有下腹疼痛和不适。此类出血是月经间期卵泡破裂、雌激素水平暂时下降导致的，又称"排卵期出血"。

（8）经前或经后点滴出血：月经来潮前数日或来潮后数日持续少量阴道流血，常淋漓不尽。可见于排卵期月经失调或为放置宫内节育器的不良反应。此外，子宫内膜异位症亦可能出现类似情况。

（9）绝经多年后阴道流血：一般流血量较少，历时2～3天即净，多为绝经后子宫内膜脱落引起的出血或萎缩性阴道炎；若流血量较多，流血持续不净或反复，应考虑子宫内膜癌的可能。

（10）间歇性阴道排出血性液体：应考虑输卵管癌的可能。

（11）外伤后阴道流血：常见于骑跨伤后，流血量可多可少。

第二节　白带异常

白带为女性阴道内的少量分泌液，是由阴道黏膜渗出物和子宫颈管、子宫内膜及输卵管腺体分泌物等混合而成的。其形成与雌激素作用有关，一般在经前后2～3天，排卵期及妊娠期增多，青春期前及绝经后较少。正常白带呈白色稀糊状或蛋清样，高度黏稠，无腥臭味，量少，对妇女健康无不良影响，称为"生理性白带"。出现生殖道炎症，特别是阴道炎和急性宫颈炎或发生癌变时，白带数量显著增多且性状亦有改变，称为"病理性白带"。临床常见类型有以下几种。

一、透明黏性白带

外观与正常白带相似，但量显著增多，可考虑卵巢功能失调、阴道腺病或宫颈高分化腺癌等疾病的可能。

二、灰黄色或黄白色泡沫状稀薄白带

此为滴虫阴道炎的特征，可伴外阴瘙痒，常见于经期前后、妊娠期或产后等。

三、凝乳块状或豆渣样白带

此为假丝酵母菌阴道炎的特征，常伴严重外阴瘙痒或灼痛，呈白色膜状覆盖于阴道黏膜表面。

四、灰白色匀质鱼腥味白带

其常见于细菌性阴道病,有鱼腥味,伴轻度外阴瘙痒。

五、脓性白带

色黄或黄绿,黏稠,多有臭味,为细菌感染所致。可见于淋病奈瑟球菌阴道炎、急性宫颈炎及子宫颈管炎。阴道癌或宫颈癌并发感染、宫腔积脓或阴道内异物残留等也可导致脓性白带。

六、血性白带

白带中混有血液,呈淡红色,血量多少不一,可由宫颈癌、子宫内膜癌、输卵管癌、宫颈息肉、宫颈柱状上皮异位合并感染或子宫黏膜下肌瘤等所致。放置宫内节育器亦可引起血性白带。

七、水样白带

持续流出淅水样乳白色白带且具奇臭,多见于子宫颈管腺癌、晚期宫颈癌、阴道癌或黏膜下肌瘤伴感染;间断性排出清澈、黄红色或红色水样白带,应考虑输卵管癌可能。

第三节　下腹痛

下腹痛为妇女常见的症状,多为妇科疾病引起,但也可来自内生殖器以外的疾病。临床上应根据下腹痛起病缓急、部位、性质、时间及伴随症状考虑各种不同妇科情况。下腹痛常分为急性下腹痛与慢性下腹痛两种。

一、急性下腹痛

起病急剧,疼痛剧烈,常伴有恶心、呕吐、出汗及发热等症状。

(一)下腹痛伴阴道流血

有或无停经史。此类下腹痛多与病理妊娠有关,反复隐痛后突然出现撕裂样剧痛者,应考虑输卵管妊娠破裂型或流产型的可能。若由输卵管妊娠所致,疼痛也可向全腹部扩散,随后疼痛略有缓解或有肛门坠胀感;若为流产所致,常表现为下腹中部阵发性疼痛。

(二)下腹痛伴发热

有或无寒战。多为内生殖器炎症,如盆腔炎症疾病、子宫内膜炎或输卵管卵巢囊肿所致。转移性右下腹痛为急性阑尾炎的典型疼痛特点。

(三)下腹痛伴附件肿块

下腹痛伴附件肿块常为卵巢非赘生性囊肿或卵巢肿瘤扭转、子宫浆膜下肌瘤扭转所致,也可能是输卵管妊娠所致。右下腹痛伴肿块,还应考虑阑尾周围脓肿的可能。

二、慢性下腹痛

起病缓慢,多为隐或钝痛,病程长。多数患者并无盆腔器质性疾病。

(1)月经期慢性下腹痛:经期出现腹痛为原发性痛经,有子宫内膜异位症的可能;周期性下腹痛但无月经来潮多为经血排出受阻所致,见于先天性生殖道畸形或术后宫腔、子宫颈管粘连等。

(2)月经间期慢性下腹痛:发生于月经间期,在月经周期中间出现一侧下腹隐痛,应考虑为排卵性疼痛;与月经周期无关的慢性下腹痛见于下腹部手术组织粘连、子宫内膜异位症、慢性附件炎、残余卵巢综合征、盆腔静脉淤血综合征及妇科肿瘤等。

（3）人工流产或刮宫术后也可有慢性下腹痛。其疼痛为宫颈或宫颈部分粘连,经血倒流入腹腔刺激腹膜所致。

年龄对判断腹痛病因起到重要作用:①青春期前女性的急性下腹痛多由卵巢囊肿蒂扭转所致。②青春期女性的急性下腹痛常由痛经、卵巢肿瘤蒂扭转所致;慢性下腹痛多由处女膜闭锁、阴道横隔等引起积血所致。③性成熟女性的急性下腹痛多由痛经、异位妊娠、急性盆腔炎、卵巢肿瘤蒂扭转、流产所致;慢性下腹痛多由子宫内膜异位症、炎症、盆腔内炎性粘连所致。④围绝经期女性的急性下腹痛常由卵巢肿瘤破裂所致,慢性下腹痛多由生殖器炎症、盆腔内炎性粘连、晚期恶性肿瘤引起。

第四节　外阴瘙痒

外阴瘙痒是妇科患者常见症状,多由外阴各种不同病变引起,也可由全身其他疾病引起。当瘙痒严重时,患者坐卧不安,甚至影响工作与生活。

一、原因

(一)局部原因

外阴阴道假丝酵母菌病(VCC)和滴虫阴道炎是引起外阴瘙痒的最常见原因。细菌性阴道病、萎缩性阴道炎、阴虱、疥疮、蛲虫病、寻常疣、疱疹、湿疹、外阴鳞状上皮增生、药物过敏或化妆品刺激及不良卫生习惯等,也常是引起外阴瘙痒的原因。

(二)全身原因

糖尿病,黄疸,维生素 A、B 族缺乏,重度贫血,白血病,妊娠期肝内胆汁淤积症,等等。

除局部原因和全身原因外,还有查不出原因的外阴瘙痒。

二、临床表现

(一)外阴瘙痒部位

外阴瘙痒多位于阴蒂、小阴唇、大阴唇、会阴甚至肛周等皮损区。长期搔抓可出现抓痕、血痂或继发毛囊炎。

(二)外阴瘙痒症状与特点

外阴瘙痒常为阵发性发作,也可为持续性,通常夜间加重。瘙痒程度因不同疾病和不同个体而有明显差异。外阴上皮良性或恶性病变以外阴瘙痒和皮损久治不愈且患者年龄较大为主要特征;外阴阴道假丝酵母菌病、滴虫阴道炎以外阴瘙痒、白带增多为主要症状;外阴鳞状上皮增生以外阴奇痒为主要症状,伴有外阴皮肤色素脱失;蛲虫病引起的外阴瘙痒以夜间为甚;糖尿病患者尿糖对外阴皮肤刺激,特别是并发外阴阴道假丝酵母菌病时,外阴瘙痒特别严重;无原因的外阴瘙痒一般仅发生于生育年龄或绝经后妇女,外阴瘙痒症状严重,甚至难以忍受,但局部皮肤和黏膜外观正常,或仅有抓痕和血痂;黄疸,维生素 A、B 族缺乏,重度贫血、白血病等慢性疾病患者出现外阴瘙痒时,常为全身瘙痒的一部分;妊娠期肝内胆汁淤积症也可出现包括外阴在内的全身皮肤瘙痒。

第五节　下腹部肿块

下腹部肿块是妇科患者就医时的常见主诉。肿块可能是患者本人、家属无意发现的，或因其他症状（如下腹痛、阴道流血等）做妇科检查时或行 B 型超声波检查盆腔时发现。女性下腹部肿块可以来自子宫与附件、肠道、腹膜后、泌尿系统及腹壁组织。根据肿块质地不同，下腹部肿块分为囊性肿块和实性肿块。囊性肿块多为良性病变，如充盈膀胱、卵巢囊肿、输卵管卵巢囊肿、输卵管积水等；实性肿块除妊娠子宫、子宫肌瘤、卵巢纤维瘤、盆腔炎性包块等为良性外，其他均应首先考虑为恶性肿瘤。

下腹部肿块可以是子宫增大、子宫附件肿块、肠道肿块、泌尿系肿块、腹壁或腹腔肿块。

一、子宫增大

位于下腹正中且与宫颈相连的肿块，多为子宫增大。子宫增大的原因如下。

（1）妊娠子宫：育龄妇女有停经史，下腹部扪及包块，应首先考虑为妊娠子宫。停经后出现不规则阴道流血，且子宫增大超过停经周数者，可能为葡萄胎。妊娠早期子宫峡部变软，宫体似与宫颈分离，此时应警惕将宫颈误认为宫体，将妊娠子宫误认为卵巢肿瘤。

（2）子宫肌瘤：子宫均匀增大或表面有单个、多个球形隆起。子宫肌瘤典型症状为经量过多。带蒂的浆膜下肌瘤仅蒂与宫体相连，不扭转、无症状，妇科检查时有可能将其误诊为卵巢实性肿瘤。

（3）子宫腺肌病：子宫均匀增大，通常不超过拳头大小，质硬。患者多伴有逐年加剧的痛经、经量增多及经期延长。

（4）子宫恶性肿瘤：老年患者子宫增大且伴有不规则阴道流血，应考虑子宫内膜癌；子宫增长迅速伴有腹痛及不规则阴道流血，可能为子宫肉瘤；有生育史或流产史，特别是有葡萄胎史，子宫增大且外形不规则及子宫不规则出血时，应想到子宫绒毛膜癌的可能。

（5）子宫畸形：双子宫或残角子宫可扪及子宫另一侧有与其对称或不对称的包块，两者相连，硬度也相似。

（6）经血外流受阻：患者至青春期无月经来潮，有周期性腹痛并扪及下腹部肿块，应考虑处女膜闭锁或阴道无孔横隔。宫腔积脓或积液也可使子宫增大，见于子宫内膜癌合并宫腔积脓。

二、子宫附件肿块

附件包括输卵管和卵巢。输卵管和卵巢常不能扪及。当子宫附件出现肿块时，多属病理现象。临床常见的子宫附件肿块有以下几种。

（1）输卵管妊娠：肿块位于子宫旁，大小、形状不一，有明显触痛。患者多有短期停经史，随后出现阴道持续少量流血及腹痛史。

（2）附件炎性肿块：肿块多为双侧性，位于子宫两旁，与子宫有粘连，压痛明显。急性附件炎性疾病患者有发热、腹痛；慢性附件炎性疾病患者，多有不育及下腹隐痛史，甚至出现反复急性盆腔炎症。

（3）卵巢非赘生性囊肿：多为单侧、可活动的囊性包块，直径通常小于等于 8 cm。黄体囊肿可在妊娠早期扪及；葡萄胎常并发卵巢双侧或一侧黄素囊肿；卵巢子宫内膜异位囊肿多为与子宫有粘连、活动受限、有压痛的囊性肿块;输卵管卵巢囊肿常有不孕或盆腔感染病史,附件区囊性块物,可有触痛,边界清或不清,活动受限。

(4)卵巢赘生性肿块:无论肿块大小,其表面光滑、囊性且可活动者,多为良性囊肿;肿块为实性,表面不规则,活动受限,特别是盆腔内扪及其他结节或伴有胃肠道症状者,多为卵巢恶性肿瘤。

三、肠道及肠系膜肿块

(1)粪块嵌顿:肿块位于左下腹,多呈圆锥状,直径为 4～6 cm,质偏实,略能推动。排便后肿块消失。

(2)阑尾周围脓肿:肿块位于右下腹,边界不清,距子宫较远且固定,有明显压痛伴发热、白细胞计数增多和红细胞沉降率(简称"血沉")加快。初发病时先有脐周疼痛,随后疼痛逐渐转移并局限于右下腹。

(3)腹部手术或感染后继发的肠管、大网膜粘连:肿块边界不清,叩诊时部分区域呈鼓音。患者有手术史或盆腔感染史。

(4)肠系膜肿块:部位较高,肿块表面光滑,左右移动度大,上下移动受限制,易误诊为卵巢肿瘤。

(5)结肠癌:肿块位于一侧下腹部,呈条块状,略能推动,有轻压痛。患者多有下腹隐痛、便秘、腹泻或便秘、腹泻交替及粪便带血症状,晚期出现贫血、恶病质。

四、泌尿系肿块

(1)充盈膀胱:肿块位于下腹正中、耻骨联合上方,呈囊性,表面光滑,不活动。导尿后囊性肿块消失。

(2)异位肾:先天异位肾多位于髂窝部或盆腔内,形状类似正常肾,但略小。通常无自觉症状。静脉尿路造影可确诊。

五、腹壁或腹腔肿块

(1)腹壁血肿或脓肿:肿块位于腹壁内,与子宫不相连。患者有腹部手术或外伤史。抬起患者头部使腹肌紧张,若肿块更明显,多为腹壁肿块。

(2)腹膜后肿瘤或脓肿:肿块位于直肠和阴道后方,与后腹壁固定,不活动,多为实性,以肉瘤最常见;亦可为囊性,如良性畸胎瘤、脓肿等。静脉尿路造影可见输尿管移位。

(3)腹水:大量腹水常与巨大卵巢囊肿相混淆。腹部两侧叩诊浊音、脐周鼓音为腹水特征。腹水合并卵巢肿瘤,腹部冲击触诊法可发现潜在肿块。

(4)盆腔结核包裹性积液:肿块为囊性,表面光滑,边界不清,固定不活动。囊肿可随患者病情加剧而增大或好转而缩小。

(5)直肠子宫陷凹囊(脓)肿:肿块呈囊性,向阴道后穹隆突出,压痛明显,伴发热及急性盆腔腹膜炎体征。阴道后穹隆穿刺抽出脓液可确诊。

第三章　女性生殖系统炎症

第一节　外阴及阴道炎症

外阴及阴道炎症是妇产科临床面临最多的疾病,各年龄组均可发病。外阴阴道与尿道、肛门毗邻,局部潮湿,细菌容易繁殖;生育年龄妇女性活动较频繁,且外阴阴道是分娩、宫腔操作的必经之道,容易受到损伤及外界病原体的感染;绝经后妇女及婴幼儿雌激素水平低,局部抵抗力下降,也易发生感染。外阴及阴道炎症可单独存在,也可两者同时存在。

一、非特异性外阴炎

(一)病因

首先,女性外阴部与尿道、阴道、肛门邻近,经常受到经血、阴道分泌物、尿液、粪便的刺激,若不注意皮肤清洁易引起外阴炎;其次,尿粪瘘患者的尿粪、糖尿病患者的含糖尿液、穿紧身化纤内裤导致局部通透性差、局部潮湿及经期使用卫生巾的刺激等,均可引起非特异性外阴炎。

(二)临床表现

外阴皮肤瘙痒、疼痛、烧灼感,于活动、性交、排尿及排便时加重。炎症多发生于小阴唇内、外侧和大阴唇,严重时可波及整个外阴部。检查可见外阴皮肤肿胀,局部充血、糜烂,常有抓痕,严重者形成溃疡或湿疹,甚至外阴部蜂窝织炎、外阴脓肿,伴腹股沟淋巴结肿大。慢性炎症可使皮肤增厚、粗糙、皲裂,甚至苔藓样变。

(三)治疗

1.病因治疗

积极寻找病因,若发现糖尿病应及时治疗糖尿病,若有尿瘘、粪瘘应及时行修补术。

2.局部治疗

可采用 0.1％聚维酮碘或 1：5 000 高锰酸钾液坐浴,每天 2 次,每次 15～30 分钟,也可选用其他具有抗菌、消炎作用的药物外用。坐浴后涂抗生素软膏或紫草油。此外,可选用中药苦参、蛇床子、白鲜皮、土茯苓、黄柏各 15 g,川椒 6 g,水煎熏洗外阴部,每天 1～2 次。急性期还可选用红外线等局部物理治疗。

(四)预防

注意个人卫生,穿纯棉内裤并经常更换,保持外阴清洁、干燥。

二、前庭大腺炎

(一)病因

前庭大腺位于两侧大阴唇下 1/3 部,腺管开口于小阴唇内侧近处女膜处。因解剖部位的特点,在性交、流产、分娩等其他情况污染外阴部时,病原体容易侵入而引起前庭大腺炎。此病以育龄妇女多见,幼女及绝经后妇女少见。主要病原体为内源性病原体及性传播疾病的病原体,前者如葡萄球菌、大肠埃希菌、链球菌、肠球菌,后者主要为淋病奈瑟球菌及沙眼衣原体。本病常为混合感染,急性炎症发作时,病原体首先侵犯腺管,腺管口因炎症肿胀阻塞,渗出物不能排出而形成脓肿,称"前庭大腺脓肿"。

(二)临床表现

炎症多为一侧。急性炎症发作时,患侧外阴肿胀、疼痛、有灼热感,步行困难,有时会致大小便困难。检查见局部皮肤红肿、发热,触痛明显。若为淋病奈瑟球菌感染,挤压局部可流出稀薄、淡黄色脓汁。当脓肿形成时,疼痛加剧,可触及波动感,如未处理,脓肿继续增大,出现发热等全身症状,常伴腹股沟淋巴结肿大。脓肿壁薄,可自行破溃,脓流出后自觉轻快,但如破口较小,脓液不能全部流出,可反复急性发作。

(三)治疗

急性期需卧床休息,保持局部清洁。可取前庭大腺开口处分泌物做细菌培养,确定病原体。根据病原体选用口服或肌肉注射抗生素。在获得培养结果之前,可选择广谱抗生素。此外,可选用清热解毒中药如蒲公英、紫花地丁、金银花、连翘等局部热敷或坐浴。脓肿形成后可切开引流并做造口术,尽量避免切口闭合后反复感染或形成囊肿。

三、前庭大腺囊肿

(一)病因

囊肿因前庭大腺管开口部阻塞,分泌物积聚于腺腔而形成。前庭大腺管阻塞的原因如下。

(1)前庭大腺脓肿消退后,腺管阻塞,脓液吸收后由黏液分泌物代替。

(2)先天性腺管狭窄或腺腔内黏液浓稠,分泌物排出不畅,导致囊肿形成。

(3)前庭大腺管损伤,如分娩时会阴与阴道裂伤后,瘢痕阻塞腺管口或会阴后-侧切开术损伤腺管。前庭大腺囊肿可继发感染形成脓肿,反复发作。

(二)临床表现

前庭大腺囊肿大小不等,多由小逐渐增大,有些可持续数年不变。若囊肿小且无感染,多无自觉症状,往往于妇科检查时方被发现;若囊肿大,患者可感到外阴有坠胀感或有性交不适。检查见外阴患侧肿大,可触及囊性肿物,多呈椭圆形,与皮肤有粘连,该侧小阴唇被展平,阴道口被挤向健侧,可继发感染形成脓肿。

(三)治疗

较小的囊肿可暂不处置,较大的囊肿可予以手术,行囊肿造口术以保持前庭大腺的功能。亦可采用 CO_2 激光或微波行囊肿造口术,效果良好。

四、婴幼儿外阴阴道炎

(一)病因及病原体

婴幼儿阴道炎常见于 5 岁以下幼女,多与外阴炎并存。由于婴幼儿的解剖、生理特点,容易发生炎症。

(1)婴幼儿解剖特点为外阴发育差,不能遮盖尿道口及阴道前庭,细菌容易侵入。

(2)婴幼儿的阴道环境与成人不同。新生儿出生后 2~3 周,母体来源的雌激素水平下降,阴道上皮薄,糖原少,pH 值升为 6~8,乳杆菌为非优势菌,抵抗力低,易受其他细菌感染。

(3)婴幼儿卫生习惯不良。外阴不洁、大便污染、外阴损伤或蛲虫感染,均可引起感染。

（4）阴道误放异物。婴幼儿好奇,在阴道内放置橡皮、铅笔头、纽扣等异物,造成继发感染。常见病原体有大肠埃希菌及葡萄球菌、链球菌等。目前,淋病奈瑟球菌、阴道毛滴虫、白假丝酵母菌也成为常见病原体。病原体常通过患病母亲或保育员的手、衣物、毛巾、浴盆等间接传播。

（二）临床表现

该病主要症状为阴道分泌物增多,呈脓性。临床上多由母亲发现婴幼儿内裤有脓性分泌物而就诊。大量分泌物刺激引起外阴瘙痒,患儿哭闹、烦躁不安或用手搔抓外阴。部分患儿伴有下泌尿道感染,出现尿频、尿急、尿痛。若有小阴唇粘连,排尿时尿流变细、分道或尿不成线。检查发现除外阴红肿外,阴蒂部也红肿,尿道口、阴道入口充血、水肿,有脓性分泌物自阴道口流出。病变严重者的外阴表面可见溃疡,小阴唇可发生粘连,粘连的小阴唇有时遮盖阴道口及尿道口,粘连的上、下方可各有一裂隙,尿自裂隙排出。在检查时还应做肛诊,以排除阴道异物及肿瘤。对有小阴唇粘连者,应注意与外生殖器畸形鉴别。

（三）诊断

婴幼儿采集病史常需要详细询问母亲,同时询问母亲有无阴道炎病史,结合症状及查体所见,通常可做出初步诊断。用细棉拭子或吸管取阴道分泌物找阴道毛滴虫、白假丝酵母菌或涂片行革兰染色做病原学检查,以明确病原体,必要时做细菌培养。

（四）治疗

（1）保持外阴清洁、干燥,减少摩擦。

（2）针对病原体选择相应口服抗生素治疗或用吸管将抗生素溶液滴入阴道。

（3）对症处理。有蛲虫者,给予驱虫治疗;若阴道有异物,应及时取出;对小阴唇粘连者,外涂0.1%雌激素软膏,对严重者可用手指向下向外轻轻分离,分离后的创面每天涂擦抗生素软膏或40%紫草油,防止再次粘连。

五、滴虫阴道炎

（一）病因

滴虫阴道炎是由阴道毛滴虫引起的阴道炎症。阴道毛滴虫适宜在温度 $25\sim40$ ℃、pH 值为 $5.2\sim6.6$ 的潮湿环境中生长,在 pH 值为 5 以下或 7.5 以上的环境中则不生长。滴虫的生活史简单,只有滋养体而无包囊期,滋养体生存力较强,能在 $3\sim5$ ℃生存 21 天,在 46 ℃生存 $20\sim60$ 分钟,在半干燥环境中约生存 10 小时,在普通肥皂水中也能生存 $45\sim120$ 分钟。滴虫有嗜血及耐碱的特性,故于月经前、后阴道 pH 值发生变化（经后接近中性）时,隐藏在腺体及阴道皱襞中的滴虫常得以繁殖,引起炎症发作。滴虫能消耗、吞噬阴道上皮内的糖原,并可吞噬乳杆菌,阻碍乳酸产生,使阴道 pH 值升高。滴虫阴道炎患者的阴道 pH 值为 $5.0\sim6.5$。滴虫不仅寄生于阴道,还常侵入尿道或尿道旁腺,甚至在膀胱、肾盂及男方的包皮皱褶、尿道或前列腺中。滴虫阴道炎往往与其他阴道炎并存,约 60% 同时合并细菌性阴道病。

（二）传播途径

1.性交直接传播

与女性患者有一次非保护性交后,近 70% 男子发生感染,通过性交男性传染给女性的概率可能更高。男性感染滴虫后常无症状,因此易成为感染源。

2.间接传播

经公共浴池、浴盆、浴巾、游泳池、坐式便器、衣物、污染的器械及敷料等间接传播。

(三)发病机制

早在1938年研究人员即发现了阴道毛滴虫,但直到1947年才认识到阴道毛滴虫可引起阴道炎。由于缺乏理想的动物模型,对滴虫阴道炎的发病机制了解较少。滴虫主要通过其表面的凝集素(AP65、AP51、AP33、AP23)及半胱氨酸蛋白酶黏附于阴道上皮细胞,进而经阿米巴样运动的机械损伤及分泌的蛋白水解酶、蛋白溶解酶的细胞毒作用,共同摧毁上皮细胞,并诱导炎症介质的产生,最后导致上皮细胞溶解、脱落,以及局部炎症发生。

(四)临床表现

潜伏期为4~28天。感染初期25%~50%的患者无症状,其中1/3的患者将在6个月内出现症状,症状轻重取决于滴虫数量多少及毒力强弱。主要症状为阴道分泌物增多及外阴瘙痒,间或有灼热、疼痛、性交痛等。分泌物特点为稀薄脓性、黄绿色、泡沫状、有臭味。分泌物呈脓性是因为分泌物中含有白细胞;呈泡沫状、有臭味是因为滴虫无氧酵解碳水化合物,产生腐臭气体。瘙痒部位主要为阴道口及外阴。若尿道口有感染,可有尿频、尿痛,有时可见血尿。阴道毛滴虫能吞噬精子,并影响精子存活,可致不孕。检查见阴道黏膜充血,严重者有散在出血斑点,甚至宫颈有出血点,形成"草莓样"宫颈;阴道后穹隆有多量白带,呈灰黄色、黄白色稀薄液体或黄绿色脓性分泌物,常呈泡沫状。带虫者阴道黏膜无异常改变。

(五)诊断

典型病例容易诊断,若在阴道分泌物中找到滴虫即可确诊。最简单的方法是生理盐水悬滴法:显微镜下见到呈波状运动的滴虫及增多的白细胞,有症状者阳性率为60%~70%。对可疑患者,若多次悬滴法未能发现滴虫,可送培养,准确性在98%左右。取分泌物前24~48小时避免性交、阴道灌洗或局部用药,取分泌物时窥器不涂润滑剂,分泌物取出后应及时送检并注意保暖,否则滴虫活动力减弱,可造成辨认困难。目前,聚合酶链反应也可用于滴虫的诊断,敏感性为90%,特异性为99.8%。

(六)治疗

因滴虫阴道炎可同时有尿道、尿道旁腺、前庭大腺滴虫感染,欲治愈此病,须全身用药,主要治疗药物为甲硝唑及替硝唑。

1.全身用药

初次治疗推荐甲硝唑2 g,单次口服,或替硝唑2 g,单次口服;也可选用甲硝唑400 mg,每天2次,连服7天,或替硝唑500 mg,每天2次,连服7天。女性患者口服药物的治愈率为82%~89%,若性伴侣同时治疗,治愈率达95%。服药后偶见胃肠道反应,如食欲减退、恶心、呕吐。此外,若出现头痛、皮疹、白细胞计数减少等应停药。治疗期间及停药24小时内禁饮酒,因其与酒精结合可出现皮肤潮红、呕吐、腹痛、腹泻等双硫仑样反应(戒酒硫样反应)。甲硝唑能通过乳汁排泄,若在哺乳期用药,用药期间及用药后24小时内不宜哺乳。服用替硝唑者,服药后3天内避免哺乳。

2.性伴侣的治疗

滴虫阴道炎主要由性行为传播,性伴侣应同时进行治疗,治疗期间禁止性交。

3.随访

治疗后无症状者无须随诊,有症状者须进行随诊。部分滴虫阴道炎治疗后可发生再次感染或于月经后复发,治疗后须随访至症状消失,对症状持续存在者,治疗7天复诊。对初次治疗失败患者增加药物剂量及疗程仍有效。对初次治疗失败者可重复应用甲硝唑400 mg,每天2～3次,连服7天。若治疗仍失败,给予甲硝唑2 g,每天1次,连服3～5天。

4.妊娠期滴虫阴道炎治疗

妊娠期滴虫阴道炎可导致胎膜早破、早产及低出生体重儿,但甲硝唑治疗能否改善以上并发症尚无定论。妊娠期治疗可以减轻症状,减少传播,防止新生儿呼吸道和生殖道感染。美国疾病控制与预防中心建议应用甲硝唑2 g,单次口服;中华医学会妇产科学分会感染性疾病协作组建议口服甲硝唑400 mg,每天2次,共7天。用药前最好取得患者知情、同意。

5.顽固病例的治疗

有复发症状的病例多数为重复感染。为避免重复感染,内裤及洗涤用的毛巾,应在水中煮沸5～10分钟以消灭病原体,并对其性伴侣进行治疗。对极少数顽固复发病例,应进行培养及甲硝唑药物敏感试验,可加大甲硝唑剂量及应用时间,每天2～4 g,分次全身及局部联合用药(如1 g口服,每天2次;阴道内放置500 mg,每天2次),连用7～14天。也可应用替硝唑或奥硝唑治疗。

6.治愈标准

滴虫阴道炎常于月经后复发,故治疗后检查滴虫阴性时,仍应每次月经后复查白带,若经3次检查均阴性,方可称为治愈。

六、外阴阴道假丝酵母菌病

该病是由白假丝酵母菌引起的一种常见外阴阴道炎,也称"外阴阴道念珠菌病"。国外资料显示,约75%的妇女一生中至少患过1次外阴阴道假丝酵母菌病,其中40%～50%的人经历过1次复发。

(一)病因及诱发因素

80%～90%的病原体为白假丝酵母菌,10%～20%的病原体为光滑假丝酵母菌、近平滑假丝酵母菌、热带假丝酵母菌等。酸性环境适宜假丝酵母菌的生长,有假丝酵母菌感染的阴道pH值多在4.0～4.7,通常小于4.5。白假丝酵母菌为双相菌,有酵母相及菌丝相:酵母相为芽生孢子,在无症状寄居及传播中起作用;菌丝相为芽生孢子伸长成假菌丝,侵袭组织能力加强。假丝酵母菌对热的抵抗力不强,加热至60 ℃ 1小时即死亡,但对干燥、日光、紫外线及化学制剂等抵抗力较强。白假丝酵母菌为条件致病菌,10%～20%非孕妇女及30%孕妇阴道中有此菌寄生,但菌量极少,呈酵母相,并不引起症状。只有全身及阴道局部免疫能力下降,尤其是局部细胞免疫能力下降,假丝酵母菌才会大量繁殖,转变为菌丝相,从而出现阴道炎症状。常见发病诱因主要有妊娠、糖尿病、大量应用免疫抑制剂及广谱抗生素。妊娠时机体免疫力下降,雌激素水平高,阴道组织内糖原增加,酸度增高,有利于假丝酵母菌生长。此外,雌激素可与假丝酵母菌表面的激素受体结合,促进阴道黏附及假菌丝形成。糖尿病患者机体免疫力下降,阴道内糖原增加,适合假丝酵母菌繁殖。长期应用抗生素,改变了阴道内病原体之间的相互制约关系,尤其是抑制了乳杆菌的生长。其他诱因有胃肠道假丝酵母菌、含高剂量雌激素的避孕药、穿紧身化纤内裤等,后者可使会阴局部温度及湿度增加,假丝酵母菌易于繁殖。

(二)传染途径

(1)主要为内源性传染,假丝酵母菌除寄生阴道外,也可寄生于人的口腔、肠道,这3个部位的假丝酵母菌可互相传染,一旦条件适宜即可引起感染。

(2)少部分患者可通过性交直接传染。

(3)极少数患者可能通过接触感染的衣物间接传染。

(三)发病机制

白假丝酵母菌在阴道寄居以致形成炎症,要经过黏附、形成菌丝、释放侵袭性酶类等过程。假丝酵母菌通过菌体表面的糖蛋白与阴道宿主细胞的糖蛋白受体结合,黏附宿主细胞,然后菌体出芽形成芽管和假菌丝,菌丝可穿透阴道鳞状上皮吸收营养,假丝酵母菌进而大量繁殖。假丝酵母菌在生长过程中,分泌多种蛋白水解酶并可激活补体旁路途径,产生补体趋化因子和过敏毒素,导致局部血管扩张、通透性增强和炎症反应。

(四)临床表现

1.症状

主要表现为外阴瘙痒、灼痛,性交痛及尿痛,还可伴有尿频、白带增多。外阴瘙痒程度居各种阴道炎症之首,严重时坐卧不宁、异常痛苦。

2.体征

阴道黏膜充血、水肿,小阴唇内侧及阴道黏膜上附有白色膜状物,擦除后露出红肿黏膜面,少部分患者急性期可能见到糜烂及浅表溃疡。阴道分泌物由脱落上皮细胞和菌丝体、酵母菌和假菌丝组成,其特征是白色稠厚呈凝乳或豆腐渣样。妇科检查外阴可见地图样红斑,外阴水肿,常伴有抓痕,严重者可见皮肤皲裂、表皮脱落。

由于患者的流行情况、临床表现轻重不一,感染的假丝酵母菌菌株、宿主情况不同,对治疗的反应有差别。为利于治疗及比较治疗效果,目前将外阴阴道假丝酵母菌病分为单纯性外阴阴道假丝酵母菌病(VVC)和复杂性外阴阴道假丝酵母菌病(complicated VVC)。单纯性VVC指正常非孕宿主发生的、散发的、由白假丝酵母菌所致的轻或中度VVC。复杂性VVC包括复发性VVC、重度VVC、妊娠期VVC、非白假丝酵母菌所致的VVC或宿主为未控制的糖尿病、免疫力低下者(表3-1)。重度VVC指临床症状严重,外阴或阴道皮肤黏膜有破损,按VVC评分标准大于等于7分者(表3-2)。评分小于等于6分者为轻、中度VVC。复发性VVC指1年内有症状性VVC发作4次或4次以上。

表 3-1 VVC 的分类

单纯性外阴阴道假丝酵母菌病（以下单种或多种情况时）	复杂性外阴阴道假丝酵母菌病（以下单种或多种情况时）
偶发 VVC	复发性 VVC(RVVC)
轻、中度 VVC	重度 VVC
白假丝酵母菌	非白假丝酵母菌
正常健康宿主	特殊宿主,如妊娠期、未控制的糖尿病、免疫抑制等

表 3-2 VVC 评分标准

项目	0分	1分	2分	3分
瘙痒	无	偶有发作	能引起重视	持续发作,坐立不安
疼痛	无	轻	中	重
充血、水肿	无	轻	中	重
抓痕、皲裂、糜烂	无	—	—	有
分泌物量	无	较正常稍多	量多,无溢出	量多,有溢出

(五)诊断

典型病例不难诊断。若在分泌物中找到白假丝酵母菌的芽孢及菌丝即可确诊。取少许凝乳状分泌物,放于盛有 10% 氢氧化钾(KOH)或生理盐水的玻片上,混匀后在显微镜下找到芽孢和假菌丝。由于 10% KOH 可溶解其他细胞成分,其假丝酵母菌检出率高于生理盐水,阳性率为 70%~80%。此外,可用革兰染色检查。若有症状而多次湿片检查为阴性或为顽固病例,为确诊非白假丝酵母菌感染,可采用培养法。pH 值测定具有重要鉴别意义,若 pH 值小于 4.5,可能为单纯假丝酵母菌病感染,若 pH 值大于 4.5,并且涂片中有多量白细胞,可能存在混合感染。

(六)治疗

1.治疗原则

(1)积极去除 VVC 的诱因。

(2)规范化应用抗真菌药物,首次发作或首次就诊是规范化治疗的关键时期。

(3)性伴侣无须常规治疗,复发性外阴阴道假丝酵母菌病(RVVC)患者的性伴侣应同时检查,必要时给予治疗。

(4)不常规进行阴道冲洗。

(5)VVC 急性期间避免性生活或性交时使用避孕套。

(6)同时治疗其他性传播感染。

(7)强调治疗的个体化。

(8)长期口服抗真菌药物要注意监测肝、肾功能及其他有关毒副作用。

2.单纯性 VVC 的治疗

可局部用药也可全身用药,以局部短疗程抗真菌药物为主。全身用药与局部用药的疗效相似,治愈率为 80%~90%,用药 2~3 天症状减轻或消失。唑类药物的疗效优于制霉菌素。

(1)局部用药:可选择下列药物放入阴道内。①咪康唑软胶囊 1 200 mg,单次用药。②咪康唑栓或咪康唑软胶囊 400 mg,每晚 1 次,共 3 天。③咪康唑栓 200 mg,每晚 1 次,共 7 天。④克霉唑栓或克霉唑片 500 mg,单次用药。⑤克霉唑栓 100 mg,每晚 1 次,共 7 天。⑥制霉菌素泡腾片 10 万单位,每晚 1 次,共 14 天。⑦制霉菌素片 50 万单位,每晚 1 次,共 14 天。

(2)全身用药:氟康唑 150 mg,顿服。也可选用伊曲康唑 200 mg,每天 1 次,连用 3~5 天;或用 1 天疗法,每天口服 400 mg,分 2 次服用。

3.复杂性 VVC 的治疗

(1)重度 VVC:无论局部用药或全身用药,应在治疗单纯性 VVC 方案的基础上,延长疗程。对症状严重者,局部应用低浓度糖皮质激素软膏或唑类霜剂。氟康唑:150 mg,顿服,第 14 天应用其他可以选择的药物如伊曲康唑等,但在治疗重度 VVC 时,建议 5~7 天的疗程。

(2)复发性 VVC:治疗原则包括强化治疗和巩固治疗。根据培养和药物敏感试验选择药物。在强化治疗达到真菌学治愈后,给予巩固治疗至半年。

强化治疗:治疗至真菌学转阴。具体方案如下。

口服用药:氟康唑 150 mg,顿服,第 1、4、7 天应用。阴道用药:①咪康唑栓或咪康唑软胶囊 400 mg,每晚 1 次,共 6 天。②咪康唑栓 1 200 mg,第 1、4、7 天应用。③克霉唑栓 500 mg,第 1、4、7 天应用。④克霉唑栓 100 mg,每晚 1 次,服用 7~14 天。

巩固治疗:目前国内外没有较为成熟的方案,建议对每月规律性发作 1 次者,可在每次发作前预防用药 1 次,连续 6 个月;对无规律发作者,可每周用药 1 次,预防发作,连续 6 个月;对于长期应用抗真菌药物者,应检测肝、肾功能。

(3)不良宿主 VVC:如未控制的糖尿病或免疫抑制者,控制原发病,抗真菌治疗同严重的 VVC。

(4)妊娠期 VVC:早孕期应权衡利弊、慎用药物,选择对胎儿无害的唑类阴道用药,而不选用口服抗真菌药物治疗。具体方案同单纯性 VVC,但长疗程方案的疗效优于短疗程方案。

(5)非白假丝酵母菌 VVC:治疗效果差。可选择非氟康唑的唑类药物作为一线药物,并延长治疗时间。若出现复发,可选用硼酸胶囊放于阴道,每天 1 次,用两周,有效率为 70%。

(6)VVC 再发:曾经有过 VVC,再次确诊发作,由于 1 年内发作次数达不到 4 次,不能诊断为复发性 VVC,被称为"VVC 再发"。对于这类 VVC,尚无明确分类,建议仍按照症状、体征评分,分为单纯性 VVC 或重度 VVC。治疗上,建议根据此次发作严重程度,按照单纯性 VVC 或重度 VVC 治疗,可以适当在月经后巩固 1~2 个疗程,要重视对这类患者的好发因素的寻找及去除。

(7)性伴侣治疗:约 15% 的男性与女性患者接触后患有龟头炎,对有症状男性应进行假丝酵母菌检查及治疗,预防女性重复感染。

4.随诊

对症状持续存在或两个月内再发作者应进行随访。对 RVVC 在治疗结束后 7~14 天、1 个月、3 个月和 6 个月各随访 1 次,3 个月及 6 个月时建议同时进行真菌培养。

七、细菌性阴道病

细菌性阴道病为阴道内正常菌群失调所致的一种混合感染,但临床及病理无炎症改变。正常阴道内以产生过氧化氢的乳杆菌占优势。细菌性阴道病时,阴道内能产生过氧化氢的乳杆菌减少,导致其他细菌大量繁殖,主要有加德纳菌、厌氧菌(动弯杆菌、普雷沃菌等)及人型支原体,其中以厌氧菌居多,厌氧菌数量可增加 $100\sim1\,000$ 倍。促使阴道菌群发生变化的原因仍不清楚,推测可能与频繁性交、多个性伴侣或阴道灌洗使阴道碱化有关。

(一)临床表现

$10\%\sim40\%$ 的患者无临床症状,有症状者主要表现为阴道分泌物增多,有鱼腥臭味,尤其性交后加重,可伴有轻度外阴瘙痒或烧灼感。分泌物呈鱼腥臭味是由于厌氧菌繁殖的同时可产生胺类物质。检查见阴道黏膜无充血的炎症表现,分泌物特点为灰白色,均匀一致,稀薄,常黏附于阴道壁,但黏度很低,容易将分泌物从阴道壁拭去。

细菌性阴道病除导致阴道炎症外,还可引起其他不良结局,如妊娠期细菌性阴道病可导致绒毛膜羊膜炎、胎膜早破、早产,非孕妇可引起子宫内膜炎、盆腔炎、子宫切除术后阴道顶端感染。

(二)诊断

目前使用最广泛的是 Amsel 诊断标准。

(1)均质、稀薄、白色阴道分泌物,常黏附于阴道壁。

(2)线索细胞阳性:取少许阴道分泌物放在玻片上,加一滴 0.9% 氯化钠溶液混合,在高倍显微镜下寻找线索细胞,与滴虫阴道炎不同的是白细胞极少。线索细胞为阴道脱落的表层细胞与细胞边缘贴附颗粒状物,即各种厌氧菌,尤其是加德纳菌,细胞边缘不清。

(3)阴道分泌物 pH 值大于 4.5。

(4)胺臭味试验阳性:取阴道分泌物少许放在玻片上,加入 10% 氢氧化钾溶液 $1\sim2$ 滴,产生烂鱼肉样腥臭气味,系胺遇碱释放氨所致。

具备上述标准的 3 条就可诊断细菌性阴道病,其中第 2 条是必备的。阴道的 pH 值是最敏感的指标,胺臭味试验是最具有高度特异性的指标,但该方法在实际工作中却常受到多种因素的干扰而影响临床诊断的准确性。除临床诊断标准外,还可应用革兰染色,根据各种细菌的相对浓度进行诊断。细菌性阴道病为正常菌群失调,细菌定性培养在诊断中意义不大。本病应与其他阴道炎相鉴别(表3-3)。

表 3-3 细菌性阴道病与其他阴道炎鉴别

项目	细菌性阴道病	外阴阴道假丝酵母菌病	滴虫阴道炎
症状	分泌物增多,无或轻度瘙痒	重度瘙痒,烧灼感	分泌物增多,轻度瘙痒
分泌物特点	白色,均质,腥臭味	白色,豆腐渣样	稀薄,脓性,泡沫状
阴道黏膜	正常	水肿、斑块	散在出血点
阴道 pH 值	>4.5	<4.5	>5
胺试验	阳性	阴性	阴性
显微镜检查	线索细胞,极少白细胞	芽生孢子及假菌丝,少量白细胞	阴道毛滴虫,多量白细胞

(三)治疗

治疗原则为选用抗厌氧菌药物,主要有甲硝唑、克林霉素。甲硝唑抑制厌氧菌生长,不影响乳杆菌生长,是较理想的治疗药物,但对支原体效果差。

1.口服药物

首选甲硝唑 400 mg,每天 2 次,口服,共 7 天,或克林霉素 300 mg,每天 2 次,连服 7 天。甲硝唑 2 g 顿服的治疗效果差,目前不推荐应用。

2.局部药物治疗

含甲硝唑的栓剂,每晚 1 次,连用 7 天,或 2%克林霉素软膏阴道涂布,每次 5 g,每晚 1 次,连用 7 天。口服药物与局部用药效果相似,治愈率为 80% 左右。

3.微生物及免疫治疗

国内外大量研究证实,传统抗生素的应用或多或少地影响了阴道菌群的恢复,而应用乳酸杆菌制剂治疗细菌性阴道病及预防其复发效果显著。因此,从微生态学的角度出发,通过生态制剂调整疗法,扶正和保护阴道内的正常菌群的组成和比例,恢复其自然的抵抗外来菌侵扰的能力,促进其本身的自净作用是治疗此类疾病的趋势。目前临床上常用的阴道用乳杆菌活菌胶囊(定君生)即为此类制剂。用法:每天 1 粒,用 10 天,放入阴道。

4.性伴侣的治疗

本病虽与多个性伴侣有关,但对性伴侣给予治疗并未改善治疗效果及降低其复发率,因此,性伴侣不必常规治疗。

5.妊娠期细菌性阴道病的治疗

由于本病与不良妊娠结局如绒毛膜羊膜炎、胎膜早破、早产有关,任何有症状的细菌性阴道病孕妇及无症状的高危孕妇(有胎膜早破、早产史)均需要治疗。由于本病在妊娠期有合并上生殖道感染的可能,所以多选择口服用药。可用甲硝唑 200 mg,每天 3 次,连服 7 天,或克林霉素 300 mg,每天 2 次,连服 7 天。

6.随访

治疗后无症状者无须常规随访。细菌性阴道病复发较常见,对症状持续或症状重复出现者,应告知患者复诊,接受治疗。可选择与初次治疗不同的药物。

八、萎缩性阴道炎

(一)病因

萎缩性阴道炎常见于自然绝经及卵巢去势后妇女,也可见于产后闭经或药物假绝经治疗的妇女。因卵巢功能衰退,雌激素水平降低,阴道黏膜萎缩变薄,上皮细胞内糖原减少,阴道内 pH 值增高,多为 5.0~7.0,嗜酸性的乳杆菌不再为优势菌,局部抵抗力降低,便于细菌的侵入、繁殖而发生炎症。此外,不注意外阴的清洁卫生、性生活频繁、营养不良、B 族维生素缺乏等也易导致此病。

(二)临床表现

主要症状为阴道分泌物增多、稀薄、淡黄色,因感染病原菌不同可呈泡沫状或脓性,也可带有血性,可有外阴瘙痒、灼热和尿频、尿痛等症状。妇科检查见阴道黏膜萎缩,皱襞消失,上皮菲薄,变平滑,有充血红肿,也可见黏膜有小出血点或出血斑,严重者可形成溃疡,分泌物呈水样,脓性,有臭味,如不及早治疗,溃疡部可有瘢痕收缩或与对侧粘连,致使阴道狭窄或部分阴道闭锁,分泌物引流不畅,形成阴道积脓或宫腔积脓。

(三)诊断

根据年龄、绝经、卵巢手术史、盆腔放射治疗史或药物性闭经史及临床表现,诊断一般不难,但应排除其他疾病。应取阴道分泌物检查,显微镜下见大量基底层细胞及白细胞而无滴虫及假丝酵母菌。对有血性白带者,应与子宫恶性肿瘤鉴别,应常规做宫颈刮片,必要时行分段诊刮术。对阴道壁肉芽组织及溃疡,应与阴道癌相鉴别,可行局部活组织检查。

(四)治疗

治疗原则为抑制细菌生长,补充雌激素,增强阴道抵抗力。

1.抑制细菌生长

可用1%乳酸或0.5%醋酸冲洗阴道,每天1次,增强阴道酸度,抑制细菌的繁殖。冲洗阴道后,应用甲硝唑200 mg或诺氟沙星200 mg,每天1次,放于阴道深部,7~10天为1个疗程。应用吡哌酸栓剂,隔天1次,共5~7天。应用α-干扰素(奥平)栓剂6 U,每天1次,共7天。

2.增强阴道抵抗力

针对病因,补充雌激素是萎缩性阴道炎的主要治疗方法。

(1)局部给药:应用己烯雌酚0.125~0.250 mg,每晚放入阴道深部,7天为1个疗程;也可应用己烯雌酚软膏或普罗雌烯软膏/霜剂局部涂抹,每天2次;也可应用雌三醇(欧维婷)栓剂1 mg,阴道用药,第1周每天1次,1周后改为每周2次。

(2)全身用药:应用尼尔雌醇,首次服4 mg,每2~4周1次,每次2 mg,维持2~3个月;对同时需要性激素替代治疗的患者,可予妊马雌酮(倍美力)0.300~0.625 mg和甲羟孕酮2 mg口服,每天1次;也可应用异炔诺酮(利维爱)2.5 mg,每天或隔天口服。用药前须检查乳腺和子宫内膜,有乳腺增生或癌变者,以及子宫内膜增生或癌变者禁用。

第二节　宫颈炎

宫颈炎包括子宫颈阴道部炎症及子宫颈管黏膜炎症,其中以急性子宫颈管黏膜炎症多见。若急性宫颈炎未经及时诊治或病原体持续存在,可导致慢性宫颈炎。

一、急性宫颈炎

(一)病因及病原体

病原体包括以下两种。

(1)性传播疾病病原体:主要见于性传播疾病的高危人群,以淋病奈瑟球菌及沙眼衣原体为主,它们均感染子宫颈管柱状上皮,沿黏膜面扩散引起浅层感染,病变以子宫颈管明显,而淋病奈瑟球菌还常侵袭尿道移行上皮、尿道旁腺及前庭大腺。

(2)内源性病原体:与细菌性阴道病、生殖道支原体感染有关。值得注意的是,部分宫颈炎患者的病原体并不明确。

(二)临床表现

大部分患者无症状。有症状者主要表现为阴道分泌物增多,呈黏液脓性,阴道分泌物刺激可引起外阴瘙痒及灼热感。部分患者可出现经间期出血、性交后出血等症状。合并尿路感染时,可出现尿急、尿频、尿痛。

(三)体征

妇科检查可见宫颈充血、水肿、黏膜外翻,子宫颈管口可见黏液脓性分泌物附着,甚至从子宫颈管流出。炎症可导致子宫颈管黏膜质脆,容易诱发出血。淋病奈瑟球菌感染常可累及尿道旁腺、前庭大腺,体检时可发现尿道口、阴道口黏膜充血、水肿及大量脓性分泌物。

(四)诊断

结合特征性体征及显微镜检查阴道分泌物白细胞增多,可做出急性宫颈炎的初步诊断。宫颈炎诊断后,需进一步做衣原体及淋病奈瑟球菌的检测。

1.特征性体征

(1)子宫颈管或子宫颈管棉拭子标本上,肉眼见到脓性或黏液脓性分泌物。

(2)用棉拭子擦拭子宫颈管时,容易诱发子宫颈管内出血。

2.白细胞检测

可检测子宫颈管分泌物或阴道分泌物中的白细胞,后者应排除引起白细胞计数增高的阴道炎症。

(1)子宫颈管脓性分泌物涂片做革兰染色,中性粒细胞大于30/高倍视野。

(2)阴道分泌物湿片检查,白细胞大于10/高倍视野。

3.病原体检测

要排除细菌性阴道病、滴虫阴道炎和生殖道疱疹(尤其是单纯疱疹病毒-2,即HSV-2)。宫颈炎的病原体以沙眼衣原体和淋病奈瑟球菌最常见,故应针对这两种病原体进行检测。

(1)检测淋病奈瑟球菌常用的方法如下。①淋病奈瑟球菌培养:为诊断淋病的"金标准"。②分泌物涂片革兰染色:查找中性粒细胞内有无革兰阴性双球菌,由于宫颈分泌物的敏感性、特异性差,不推荐用于女性淋病的诊断。③核酸检测:包括核酸杂交及核酸扩增,核酸扩增诊断淋病奈瑟球菌感染的敏感性及特异性高。

(2)检测沙眼衣原体常用的方法如下。①衣原体培养:方法复杂,故临床少用。②酶联免疫吸附试验:检测沙眼衣原体抗原,为临床常用的方法。③核酸检测:包括核酸杂交及核酸扩增,后者检测衣原体感染的敏感性和特异性均较好,但应做好质量控制,避免污染。

值得注意的是,大多数宫颈炎患者分离不出任何病原体,尤其是性传播疾病的低危人群(如年龄大于30岁的妇女)。由于宫颈炎也可以是上生殖道感染的一个征象,故对宫颈炎患者应注意有无上生殖道感染。

(五)治疗

治疗方法包括经验性治疗与针对病原体治疗,主要用抗生素进行治疗。

1.经验性抗生素治疗

此方法适用于有性传播疾病高危因素的患者,如年龄小于25岁、多性伴侣或新性伴侣,且为无保护性性交。可在未获得病原体检测结果前,采用针对衣原体的抗生素进行治疗,方案如下:阿奇霉素 1 g 单次顿服;也可选择多西环素 100 mg,每天 2 次,连服 7 天。如果患者所在人群中淋病患病率高,应同时使用抗淋病奈瑟球菌感染药物。

2.针对病原体的抗生素治疗

(1)淋病奈瑟球菌感染导致的单纯性急性宫颈炎:主张大剂量、单次给药,常用药物有头孢菌素。例如:头孢曲松钠 250 mg,单次肌内注射;头孢克肟 400 mg,单次口服;头孢唑肟 500 mg,肌内注射;头孢西丁 2 g,肌内注射,加用丙磺舒 1 g,口服;头孢噻肟钠 500 mg,肌内注射;也可选择氨基糖苷类抗生素中的大观霉素 4 g,单次肌内注射。

(2)沙眼衣原体感染所致宫颈炎:可用药物有多西环素 100 mg,每天 2 次,连服 7 天;红霉素类,主要为阿奇霉素 1 g,单次顿服,或红霉素 500 mg,每天 4 次,连服 7 天;喹诺酮类,主要有氧氟沙星 300 mg,每天 2 次,连服 7 天,或左氧氟沙星 500 mg,每天 1 次,连服 7 天。淋病奈瑟球菌感染常伴有衣原体感染,因此若为淋菌性宫颈炎,治疗时应同时应用抗衣原体药物。

(3)合并细菌性阴道病的宫颈炎:需要同时治疗细菌性阴道病,否则宫颈炎将持续存在。

3.性伴侣的治疗

需要对宫颈炎患者的性伴侣进行检查。如患者诊断可疑衣原体淋病奈瑟球菌或毛滴虫感染并得到相应治疗,其性伴侣也应接受相应检查和治疗,治疗方法同患者。为避免重新感染,患者及其性伴侣在治疗期间应禁止性生活。

4.随访

宫颈炎患者在治疗后 6 个月内衣原体或淋病奈瑟球菌重复感染较多见,故建议随访和重新评估。如果症状持续存在,患者需要重新接受治疗,无论性伴侣是否治疗,建议所有感染衣原体或淋病奈瑟球菌的患者在治疗后 3～6 个月接受重新筛查。

二、慢性宫颈炎

急性宫颈炎迁延不愈或病原体持续感染都可导致慢性宫颈炎。慢性宫颈炎的病原体可与急性宫颈炎相似,病理检查可见宫颈间质内大量淋巴细胞、浆细胞等慢性炎症细胞浸润,可伴有宫颈腺上皮及间质的增生和鳞状上皮化生。

(一)病理

1.慢性子宫颈管黏膜炎

子宫颈管黏膜皱襞较多,感染后容易形成持续性子宫颈管黏膜炎,患者表现为子宫颈管出现黏液及脓性分泌物,易反复发作。

2.宫颈息肉

宫颈息肉由子宫颈管腺体和间质局限性增生并向子宫颈外口突出形成。宫颈息肉常在体检时发现,常为单个存在,也可为多个,色红,质软而脆,呈舌形,可带蒂,蒂部宽窄、深浅不一,根部可位于子宫颈外口也可位于子宫颈管内。光镜下可见息肉表面被覆高柱状上皮,间质水肿、血管丰富且伴有慢性炎症细胞浸润。宫颈息肉极少恶变,但需要与子宫恶性肿瘤相鉴别。

3.宫颈肥大

宫颈腺体及间质在慢性炎症长期刺激下发生增生,即可表现为宫颈肥大。此外,宫颈深部腺体形成囊肿也可导致宫颈肥大,并伴有硬度增加。

(二)临床表现

慢性宫颈炎患者多无症状,少数可出现阴道分泌物增加,色淡黄,脓性。部分患者可出现性交后出血、月经间期出血或分泌物刺激外阴导致瘙痒、不适。妇科检查可见宫颈呈糜烂样改变,子宫颈口可有黄色分泌物覆盖或分泌物从宫颈口流出。部分患者仅在体检时发现宫颈息肉或宫颈肥大。

(三)诊断及鉴别诊断

根据临床表现可初步做出慢性宫颈炎的诊断,但需要与常见宫颈病理、生理改变相鉴别。宫颈息肉需要与宫颈和宫体恶性肿瘤相鉴别,方法是切除息肉后送病理学检查以确诊。内生型宫颈癌尤其是腺癌也可导致宫颈肥大,因此对于宫颈肥大的患者需要行宫颈细胞学检查,必要时可行子宫颈管搔刮术(ECC)。

(四)治疗

1.慢性宫颈炎

如表现为糜烂样改变,首先需排除宫颈上皮内瘤变和宫颈癌。若为无症状的生理性柱状上皮异位,则无须处理。如果伴有分泌物增多、乳头状增生或接触性出血,可予局部物理治疗,可使用激光、冷冻、微波等。

物理治疗注意事项:①治疗前,应常规行宫颈癌筛查。②治疗时间选在月经干净后3~7天。③排除急性生殖道炎症。④物理治疗后有阴道分泌物增多,甚至有大量水样排液,术后1~2周脱痂时可有少许出血。⑤在创面尚未完全愈合期间(4~8周)禁盆浴、性交和阴道冲洗。⑥物理治疗有引起术后出血、宫颈狭窄、不孕、感染的可能,治疗后应定期复查。观察创面愈合情况直到痊愈,同时注意有无宫颈管狭窄。

2.宫颈息肉

摘除息肉并送病理检查。

3.宫颈肥大

进行宫颈癌筛查,排除宫颈上皮内瘤变和宫颈癌后,一般无须治疗。

4.慢性子宫颈管黏膜炎

了解有无沙眼衣原体及淋病奈瑟球菌感染、性伴侣是否接受治疗、阴道微生物失调是否持续存在,明确病因后针对病因进行治疗。对于无明显病原体和病因的患者,目前尚无有效治疗方法,可尝试物理治疗。

第三节　盆腔炎

盆腔炎(PID)为女性内生殖道的一组感染性疾病,主要包括子宫内膜炎、输卵管炎、输卵管卵巢脓肿和盆腔腹膜炎等。炎症可局限于一个部位,也可同时累及几个部位,以输卵管炎、输卵管卵巢炎最常见。盆腔炎多发生在性活跃期的生育年龄妇女,少发于初潮前、无性生活史和绝经后的妇女。PID若未能得到及时、彻底治疗,可导致不孕、输卵管妊娠、慢性盆腔痛、炎症反复发作,从而严重影响妇女的生殖健康。

一、高危因素

(一)年龄

年龄可以作为 PID 独立的高危因素,可能与育龄妇女性活动频繁、宫颈柱状上皮的外移,以及宫颈黏液机械防御功能变化等因素有关。

(二)性行为

PID 多发生在性活跃期妇女,尤其是初次性交年龄小、有多个性伴侣、性交过频及性伴侣有性传播疾病者。经期性交、使用不洁月经垫等性卫生不良行为,均可使病原体侵入而引起炎症。此外,不注意性卫生保健的人群和阴道冲洗者的盆腔炎发生率高。

(三)下生殖道感染

如淋病性、衣原体性及细菌性宫颈炎、阴道病与盆腔炎的发生密切相关。

(四)子宫腔内手术操作后感染

如刮宫术、输卵管通液术或造影术、宫腔镜检查、放置宫内节育器等,手术所致生殖道黏膜损伤、出血、坏死,导致下生殖道内源性病原体上行感染。

(五)邻近器官炎症直接蔓延

如阑尾炎、腹膜炎等蔓延至盆腔,病原体以大肠埃希菌为主。

(六)既往史

PID 所致的盆腔广泛粘连、输卵管损伤、输卵管防御能力下降,容易造成再次感染,导致急性发作。有过 PID 病史的女性再发病率是无病史患者的 20 倍。由于输卵管在上次感染时受到损害,对细菌的侵犯敏感性增加,有 25% 的急性 PID 患者会发生重复感染。

(七)其他

吸烟妇女患病率是非吸烟妇女的 2 倍,而且具有更高的 PID 后遗症发生率,如增加不孕症、异位妊娠的获得风险。可能是烟草中某些成分改变了宫颈黏液性状,导致致病微生物更容易上行感染。

二、病原体及致病特点

PID 的病原体有外源性及内源性两种类型,两种病原体可单独存在,亦可为混合感染,可能外源性的病原体感染造成输卵管损伤后,机体容易继发内源性的需氧菌及厌氧菌感染。

(一)外源性病原体

外源性病原体主要为性传播疾病的病原体,如沙眼衣原体、淋病奈瑟球菌,还有支原体,包括人型支原体、生殖支原体及解脲支原体。在西方国家,PID 的主要病原体是沙眼衣原体及淋病奈瑟球菌。如美国,40%～50% 的 PID 由淋病奈瑟球菌引起,10%～40% 的 PID 可分离出沙眼衣原体,对下生殖道淋病奈瑟球菌及沙眼衣原体的筛查及治疗,已使 PID 发病率下降。

(二)内源性病原体

内源性病原体来自寄居于阴道内的微生物群和邻近器官肠道的病原体,包括多种共存的需氧菌及厌氧菌,PID 可以仅为需氧菌或厌氧菌的感染,但多数病例是需氧菌及厌氧菌的混合感染。主要的需氧菌及兼性厌氧菌有金黄色葡萄球菌、溶血性链球菌、大肠埃希菌,厌氧菌有脆弱类杆菌、消化球菌。厌氧菌感染的特点是容易形成盆腔脓肿、感染性血栓静脉炎,脓液有粪臭并有气泡。

三、感染途径

(一)沿生殖道黏膜上行蔓延

病原体侵入外阴、阴道后或阴道内的病原体沿宫颈黏膜、子宫内膜、输卵管黏膜蔓延至卵巢及腹腔,是非妊娠期和非产褥期 PID 的主要感染途径。淋病奈瑟球菌、沙眼衣原体及葡萄球菌等常沿此途径扩散。

(二)经淋巴系统蔓延

病原体经生殖系统创伤处的淋巴管侵入盆腔结缔组织及内生殖器其他部分,是产褥感染、流产后感染及放置宫内节育器后感染的主要途径。链球菌、大肠埃希菌、厌氧菌多沿此途径蔓延。

(三)经血液循环传播

病原体先侵入人体其他系统,再经血液循环感染生殖器,为结核菌感染的主要途径。

(四)直接蔓延

腹腔其他脏器感染后,直接蔓延到邻近的内生殖器,如阑尾炎可引起右侧输卵管炎。

四、病理及发病机制

(一)子宫内膜炎及子宫肌炎

急性期子宫内膜充血、水肿,有炎性渗出物,严重者内膜坏死、脱落形成溃疡,镜下见大量白细胞浸润,炎症继续发展可蔓延到深部,形成子宫肌炎。慢性患者以肌层内炎性细胞浸润、肌层增厚、弹性下降为主。

(二)输卵管炎、输卵管积脓、输卵管卵巢脓肿

急性输卵管炎症因病原体传播途径不同而有不同的病变特点。

1.炎症经子宫内膜向上蔓延

炎症经子宫内膜向上蔓延可引起输卵管黏膜炎、输卵管黏膜肿胀、间质水肿及充血、大量中性粒细胞浸润,严重者输卵管上皮发生退行性变或成片脱落,引起输卵管黏膜粘连,导致输卵管管腔及伞端闭锁,若有脓液积聚于管腔内则形成输卵管积脓。淋病奈瑟球菌及大肠埃希菌、类杆菌及普雷沃菌,除直接引起输卵管上皮损伤外,其细胞壁脂多糖等内毒素引起输卵管纤毛大量脱落,导致输卵管运输功能减退、丧失。炎症渗出、病灶组织结构及功能的破坏,均可诱发炎性反应,导致盆腔局部或广泛粘连,出现输卵管积水、不孕及慢性 PID。

2.病原菌通过宫颈的淋巴播散

病原菌通过宫旁结缔组织,先侵及浆膜层,发生输卵管周围炎,然后累及肌层,而输卵管黏膜层可不受累或受累极轻。病变以输卵管间质炎为主,其管腔常可由肌壁增厚而受压变窄,但仍能保持通畅。轻者输卵管仅有轻度充血、肿胀、略增粗;严重者输卵管明显增粗、弯曲,纤维素性脓性渗出物增多,造成与周围组织粘连,导致慢性盆腔痛。

卵巢很少单独发炎,白膜是良好的防御屏障。卵巢常与输卵管伞端粘连而发生卵巢周围炎,称为输卵管卵巢炎,亦称附件炎。炎症可通过卵巢排卵的破孔侵入卵巢实质形成卵巢脓肿,脓肿壁与输卵管积脓粘连并穿通,形成输卵管卵巢脓肿。输卵管卵巢脓肿多位于子宫后方或子宫、阔韧带后叶及肠管间粘连处,可破入直肠或阴道,若破入腹腔则引起弥漫性腹膜炎。

（三）急性盆腔腹膜炎

盆腔内器官发生严重感染时，往往蔓延到盆腔腹膜，发炎的腹膜充血、水肿，并有少量含纤维素的渗出液，形成盆腔脏器粘连。当有大量脓性渗出液积聚于粘连的间隙内时，可形成散在小脓肿，并积聚于直肠子宫陷凹处形成盆腔脓肿，较多见。脓肿前面为子宫，后面为直肠，顶部为粘连的肠管及大网膜，脓肿可破入直肠而使症状突然减轻，也可破入腹腔引起弥漫性腹膜炎。

（四）急性盆腔结缔组织炎

病原体经淋巴管进入盆腔结缔组织而引起结缔组织充血、水肿及中性粒细胞浸润。以宫旁结缔组织炎最常见，开始时局部增厚，质地较软，边界不清，以后向两侧盆壁呈扇形浸润，若组织化脓形成盆腔腹膜外脓肿，可自发破入直肠或阴道。

（五）脓毒血症

当病原体毒性强、数量多、患者抵抗力降低时，常发生脓毒血症。发生盆腔炎后，若身体其他部位发现多处炎症病灶或脓肿，应考虑有脓毒血症存在，其中盆腔炎可为脓毒血症的原发诱因，也可为脓毒血症在生殖系统的表现。

（六）肝周围炎

肝周围炎指肝包膜炎症，无肝实质损害，亦称菲科综合征。淋病奈瑟球菌及衣原体感染均可引起。由于肝包膜水肿，吸气时右上腹疼痛。肝包膜上有脓性或纤维渗出物，早期在肝包膜与前腹壁腹膜之间形成松软粘连，晚期形成琴弦样粘连。5%～10%的输卵管炎可出现肝周围炎，临床表现为盆腔疼痛后继发右上腹疼痛，或下腹疼痛与右上腹疼痛同时出现。

（七）盆腔炎后遗症

若盆腔炎未得到及时治疗，可能会发生盆腔炎后遗症，亦称慢性盆腔炎。主要病理改变为组织破坏、广泛粘连、增生及瘢痕形成，导致以下症状。

（1）输卵管堵塞，输卵管增粗。

（2）输卵管卵巢粘连形成输卵管卵巢肿块。

（3）输卵管伞端闭锁，浆液性渗出物聚集，形成输卵管积水、积脓或输卵管卵巢脓肿的脓液吸收，被浆液性渗出物代替。

（4）以盆腔结缔组织表现为主，骶韧带增生、变厚，若病变广泛，可使子宫固定。

五、临床表现

因病原体种类、炎症程度及累及范围等不同，临床表现差异较大，轻者无症状或症状轻微，重者可诱发脓毒血症。

（一）局部症状和体征

下腹部可出现轻重不一的疼痛，可从轻微的坠胀到下腹持续性剧痛。伴阴道分泌物异常或流血增多，流出物污浊，严重时呈脓性，有异味或臭味；局部压痛，以病患侧最明显，严重者可伴反跳痛及腹肌紧张；双合诊检查时可发现宫颈举痛、宫体压痛或附件区压痛，亦可发现子宫及双附件区的压痛、增厚，以病灶处最明显；局部脓肿形成者扪及界限不清、压痛的囊性肿块或局部出现压迫、刺激症状。

(二)器官功能受累的症状和体征

慢性盆腔炎急性发作或急性炎症患者,尤其局部有脓肿形成的患者,可出现局部压迫刺激症状:包块位于子宫前方可出现膀胱刺激症状,如排尿困难、尿频,若引起膀胱肌炎还可有尿痛等;包块位于子宫后方可有直肠刺激症状;若在腹膜外可致腹泻、排便困难;如有肝周围炎,可出现上腹部疼痛等表现。慢性盆腔炎可造成盆腔器官的粘连,出现器官功能的障碍,如肠梗阻、慢性腹痛、不孕、宫外孕、输卵管积水、盆腔炎性包块、包裹性积液、慢性腹泻、月经失调等。

(三)全身症状和体征

慢性盆腔炎急性发作或急性炎症患者可出现体温骤然上升为 38 ℃以上,多伴有畏寒、精神萎靡、食欲缺乏等中毒症状;慢性盆腔炎多无全身症状和体征,但反复发作、久治不愈的慢性盆腔疼痛患者可伴有心理、精神异常。

六、诊断

根据病史、症状、体征及实验室检查可做出初步诊断。由于盆腔炎的临床表现差异较大,临床诊断准确性不高,可遵循下列临床思路进行盆腔炎的诊断。

(一)感染有关的临床症状与体征

有盆腔炎相关的临床表现,或炎症遗留的器官功能受累的症状与体征。

(二)感染有关的生化检查及指标

生化检查及指标包括白细胞计数、C 反应蛋白(CRP)、血清降钙素原、红细胞沉降率等是否有异常。

(三)感染有关的影像学检查

影像学检查包括超声检查和放射影像学检查等。超声检查主要指彩色多普勒检查,可以显示盆腹腔器官的变化,有无组织充血、水肿、增厚,有无积液、积脓、粘连等感染灶或后遗症发生。放射影像学检查:X 线片可显示盆腔感染灶,必要时 CT 可帮助寻找或显示盆腔深部的情况。

(四)感染有关的病原学检查

病原学检查包括病原体的培养,以及相应抗原、抗体的检测。

(五)感染灶分泌物或感染组织的培养

培养阳性是确诊的依据,必要时重复培养。

(六)感染灶分泌物或冲洗液的涂片

涂片可快速确定感染病原体的类别。

(七)病原体抗原或抗体的检查

针对特异病原体抗原或抗体等的检测,协助诊断。

(八)侵袭性真菌感染诊断的参考指标

(1,3)-β-D 葡聚糖(G 试验)、甘露聚糖和抗甘露聚糖抗体可作为侵袭性真菌感染诊断的参考指标。

(九)盆腔炎的诊断标准

可参考 2010 年美国疾病控制与预防中心推荐的标准进行临床筛查和诊断,提高女性对盆腔炎的认识,对可疑患者做进一步评价,及时治疗,减少后遗症的发生。

1.最低标准

宫颈举痛、子宫压痛、附件区压痛。

2.附加标准

(1)体温高于 38.3 ℃(口表)。

(2)宫颈或阴道有异常黏液脓性分泌物。

(3)阴道分泌物湿片出现大量白细胞。

(4)血沉升高

(5)血 CRP 升高。

(6)实验室证实的宫颈淋病奈瑟球菌或衣原体阳性。

3.特异标准

(1)子宫内膜活检组织学证实子宫内膜炎。

(2)阴道超声或磁共振检查显示输卵管增粗、输卵管积液,伴或不伴有盆腔积液、输卵管卵巢肿块,或腹腔镜检查发现盆腔炎征象。

(十)腹腔镜诊断盆腔炎的标准

盆腔炎,尤其是慢性盆腔炎的诊断,腹腔镜为主要的诊断手段,其诊断标准如下。

(1)输卵管表面明显充血。

(2)输卵管壁水肿。

(3)输卵管伞端及浆膜面有脓性渗出物。

腹腔镜诊断输卵管炎准确率高(敏感性为 81%,特异性为 100%),并能直接采取感染部位的分泌物做细菌培养,但临床应用有一定局限性,如对轻度输卵管炎的诊断准确性较低,对单独存在的子宫内膜炎无诊断价值。因此,并非所有怀疑盆腔炎的患者均需做腹腔镜检查。

七、鉴别诊断

盆腔炎应与急性阑尾炎、输卵管妊娠流产或破裂、卵巢囊肿蒂扭转或破裂、盆腔子宫内膜异位症等急腹症和慢性盆腔疼痛性疾病相鉴别。

(一)急性阑尾炎

典型患者以转移性右下腹痛为主,可伴恶心、呕吐等消化道症状,在未穿孔前以麦氏点压痛及反跳痛最明显;一旦穿透蔓延至盆腔,就与盆腔炎鉴别困难,必要时可借助超声或腹腔镜等进行鉴别。

(二)输卵管妊娠流产或破裂

以短暂的停经后腹痛、阴道流血为主,血或尿 HCG 阳性,阴道后穹隆穿刺抽出血液或血红蛋白的下降等可进行鉴别。

(三)卵巢囊肿蒂扭转或破裂

患者既往有囊肿的病史,常有外力诱因后突然发生的下腹一侧的剧烈、撕裂样疼痛,妇科检查或超声检查证实囊肿的存在或局部有局限性增厚区等可鉴别。

(四)盆腔子宫内膜异位症

患者多有进行性加重的痛经、盆底的痛性结节,以及位置固定的子宫或宫旁的包块,多无盆腔广泛的压痛。与慢性盆腔炎后遗症鉴别较难,必要时可借助腹腔镜或诊断性治疗进行鉴别。

八、处理

盆腔炎的治疗原则:急性期或急性发作患者以抗生素治疗为主,辅以支持治疗,必要时手术治疗,抗生素的使用以早期、足量、广谱及个体化为原则;后遗症期则以解除症状、促进功能恢复为主。根据病情可选择门诊治疗和住院治疗。

(一)门诊治疗

适用于一般状况好,症状轻,能耐受口服或肌内注射抗生素,并有随访条件的患者。常用方案如下。

(1)头孢曲松钠 250 mg,单次肌内注射,或头孢西丁钠 2 g,单次肌内注射,同时口服丙磺舒 1 g,然后改为多西环素 100 mg,每天 2 次,连用 14 天,可同时口服甲硝唑 400 mg,每天 2 次,连用 14 天;也可选用第三代头孢菌素与多西环素、甲硝唑合用。

(2)口服氧氟沙星 400 mg,每天 2 次,或口服左氧氟沙星 500 mg,每天 1 次,同时加服甲硝唑 400 mg,每天 2～3 次,连用 14 天;也可选用莫西沙星 400 mg,每天 1 次,连用 14 天。

(二)住院治疗

若患者一般情况差,病情严重,伴有发热、恶心、呕吐,或有盆腔腹膜炎、输卵管卵巢脓肿,或门诊治疗无效,或不能耐受口服抗生素,或诊断不清,均应住院,给予以抗生素药物治疗为主的综合治疗。

1.支持疗法

卧床休息,半卧位有利于脓液积聚于直肠子宫陷凹而使炎症局限。给予高热量、高蛋白、高纤维素流质或半流质饮食,补充液体,注意纠正电解质紊乱及酸、碱失衡。高热时采用物理降温。尽量避免不必要的妇科检查以免引起炎症扩散,腹胀应行胃肠减压。

2.抗生素治疗

静脉滴注收效快,常用的配伍方案如下。

(1)头孢霉素类或头孢菌素类药物:头孢霉素类,如头孢西丁钠 2 g,静脉滴注,每 6 小时 1 次,或头孢替坦二钠 2 g,静脉滴注,每 12 小时 1 次,加多西环素 100 mg,每 12 小时 1 次,静脉滴注或口服。头孢菌素类,如头孢呋辛钠、头孢唑肟钠、头孢曲松钠、头孢噻肟钠也可选用。临床症状改善至少 24 小时后转为口服药物替代,每次 500 mg,每天 1 次,连用 3 天。对不能耐受多西环素者,可用阿奇霉素替代,每次 500 mg,每天 1 次,连用 3 天。对输卵管卵巢脓肿的患者,可加用克林霉素或甲硝唑,从而更有效地对抗厌氧菌。由于淋病奈瑟球菌对头孢克肟有耐药性,美国疾病控制与预防中心不再建议将头孢克肟作为淋病奈瑟球菌感染的一线用药。

(2)克林霉素与氨基糖苷类药物联合方案:克林霉素 900 mg,每 8 小时 1 次,静脉滴注;庆大霉素先给予负荷量(2 mg/kg),然后给予维持量(1.5 mg/kg),每 8 小时 1 次,静脉滴注。临床症状、体征改善后继续静脉应用 24～48 小时,克林霉素改为口服,每次 450 mg,每天 4 次,连用 14 天,或多西环素 100 mg,口服,每 12 小时 1 次,连服 14 天。

(3)青霉素类药物与四环素类药物联合方案:氨苄西林/舒巴坦 3 g,静脉滴注,每 6 小时 1 次,加多西环素 100 mg,每天 2 次,连服 14 天。

(4)喹诺酮类药物与甲硝唑联合方案:氧氟沙星 400 mg,静脉滴注,每 12 小时 1 次;左氧氟沙星500 mg,静脉滴注,每天 1 次;莫西沙星 400 mg,静脉滴注,每24 小时 1 次;联合甲硝唑 500 mg,静脉滴注,每 8 小时 1 次。

目前,由于耐喹诺酮类药物淋病奈瑟球菌株的出现,喹诺酮类药物不作为盆腔炎的首选药物。若存在以下因素——淋病奈瑟球菌地区流行和个人危险因素低、头孢菌素不能应用(对头孢菌素类药物过敏)等,可考虑应用喹诺酮类药物,但在开始治疗前,必须进行淋病奈瑟球菌的检测。

3.手术治疗

手术治疗主要用于治疗抗生素控制不满意的输卵管卵巢脓肿、盆腔脓肿或盆腔粘连等。

(1)手术指征。①药物治疗无效:若输卵管卵巢脓肿或盆腔脓肿经药物治疗 48～72 小时,体温持续不降,患者中毒症状加重或包块增大,则应及时手术,避免发生脓肿破裂。②脓肿持续存在:经药物治疗病情好转,继续控制炎症数天(2～3 周),包块仍未消失但已局限化,应手术切除,以免日后再次急性发作。③脓肿破裂:突然腹痛加剧、寒战、高热、恶心、呕吐、腹胀,体检腹部拒按或有中毒性休克表现,应怀疑脓肿破裂。若脓肿破裂未及时诊治,病死率高。因此,一旦怀疑脓肿破裂,就应立即在抗生素治疗的同时行剖腹探查。④盆腔炎后遗症期:盆腔粘连影响器官功能或盆腔炎反复发作、已形成输卵管积水等应行手术治疗。

(2)手术方案及途径。根据患者情况选择经腹或经阴道穿刺引流、开腹或腹腔镜下手术,以创伤小、治疗效果好为选择原则。

手术方案:根据患者病变范围、年龄、有无生育要求、病程长短、一般状况等全面考虑。年轻妇女有生育要求,尽量保留卵巢功能,以采用保守性手术为主;对年龄大、反复发作、治疗效果不佳的患者可采用病灶切除术;对极度衰弱危重的患者以姑息性手术为主,必要时可考虑二次手术。

手术途径:根据患者发病缓急、病程长短、脓肿位置、与周围组织关系等采用合适的手术途径。如急性发病、脓液局限,则可在超声引导下行经阴道或经腹部穿刺冲洗和引流,局部注入抗生素;如脓肿不规则、与周围器官粘连,且反复发作,需要切除感染灶;如脓肿已破裂,则可选择开腹或腹腔镜下手术,但应注意避免器官损伤。

4.中药治疗

对于急性盆腔炎治疗后期或反复发作的慢性盆腔炎,可辅助中医、中药治疗,巩固疗效,可选用活血化瘀、清热解毒药物,如银翘解毒汤、安宫牛黄丸或紫雪丹等。

九、疗效判断及性伴侣治疗

对于抗生素治疗的患者,应在 72 小时内评估疗效,明确有无临床症状的改善。患者在治疗后的 72 小时内临床症状应改善,如体温下降、腹痛和反跳痛减轻,宫颈举痛和子宫压痛、附件区压痛减轻。若此期间症状无改善,应进一步检查排除局部脓肿形成,重新进行评价,必要时进行局部穿刺、腹腔镜、手术探查引流或病灶切除。对沙眼衣原体及淋病奈瑟球菌感染者,可在治疗后 4～6 周复查病原体。

应对盆腔炎患者出现症状前 60 天内接触过的性伴侣进行检查和治疗。如果最后一次性交发生在 6 个月前,则应对最后的性伴侣进行检查、治疗。女性盆腔炎患者在治疗期间应避免无保护性性交。

十、预防

对该疾病的预防应纳入生育年龄妇女保健的重点内容,需要注意以下几点。

(1)注意性生活卫生,减少性传播疾病。加强对沙眼衣原体感染高危妇女的筛查和治疗,以减少盆腔炎发生率。因细菌性阴道病与盆腔炎相关,故应及时治疗下生殖道感染,降低盆腔炎发生率。

(2)加强公共卫生教育,提高公众对生殖道感染及预防感染重要性的认识。

(3)严格掌握妇科手术指征,减少手术操作,做好术前准备,术时注意无菌操作,预防感染。

(4)及时治疗盆腔炎,防止后遗症发生。对首次诊断的盆腔炎患者,在规范治疗后,应在治疗后第 1、3、6、12 个月进行随访,给予医学指导,避免复发。

第四章　女性生殖系统肿瘤

第一节　外阴肿瘤

外阴肿瘤包括良性肿瘤与恶性肿瘤。前者少见,后者多见于 60 岁以上妇女。

一、外阴良性肿瘤

外阴良性肿瘤较少见,主要有外阴乳头瘤、纤维瘤、汗腺瘤及汗管瘤、脂肪瘤、平滑肌瘤等,神经纤维瘤、淋巴管瘤、血管瘤等更少见。

(一)乳头瘤

乳头瘤常见于围绝经期和绝经后妇女,多发生于大阴唇上方,呈指状突出皮肤表面,大小可为数毫米至数厘米。表面见多数小乳头状突起,覆有油脂性物质,大乳头瘤表面因反复摩擦可破溃、出血、感染。镜下见复层鳞状上皮围绕树枝状纤维、血管,表皮增厚,以棘细胞层和基底细胞层为主。2‰～3‰的患者有恶变倾向,应手术切除。术时做冰冻切片,若有恶变应及时扩大手术范围。

(二)纤维瘤

纤维瘤由成纤维细胞增生而成,多位于大阴唇,初起为皮下硬结,继而可增大,形成有蒂实质包块,大小不一,表面可有溃疡和坏死。切面为致密、灰白色纤维结构。镜下见波浪状或相互盘绕的胶质束和成纤维细胞。肿瘤恶变少见。治疗原则为沿肿瘤根部切除。

(三)汗腺瘤

汗腺瘤常见于青春期后,多位于大阴唇上部,来源于顶浆分泌性汗腺,由汗腺上皮增生而成,边界清楚,隆起于皮肤表面,生长缓慢,直径常为 1～2 cm。肿瘤包膜完整,与表皮不粘连。镜下见高柱状或立方形的腺上皮交织形成绒毛状突起。病理特征为分泌形柱状细胞下衬有一层肌上皮细胞。一般为良性,极少恶变。治疗原则为先行活体组织检查,确诊后再行局部切除。

(四)脂肪瘤

脂肪瘤来自大阴唇或阴阜脂肪组织,生长缓慢,质软。位于皮下组织内,呈分叶状,大小不等,也可形成带蒂肿物。镜下见成熟的脂肪细胞间有纤维组织混杂。小脂肪瘤无须处理;较大肿瘤引起行走不适和性生活困难,应手术切除。

(五)平滑肌瘤

平滑肌瘤来源于外阴平滑肌、毛囊立毛肌或血管平滑肌。多见于生育年龄妇女,常位于大阴唇、阴蒂及小阴唇。质硬,表面光滑,突出于皮肤表面。镜下见平滑肌细胞排列成束状,与胶原纤维束纵横交错或形成旋涡状结构,常伴退行性变。治疗原则为手术切除或肌瘤剜出术。

二、外阴恶性肿瘤

外阴恶性肿瘤约占女性全身恶性肿瘤的 1%,占女性生殖道恶性肿瘤的 3%～5%,多见于 60 岁以上妇女,以鳞状细胞癌最常见,其他有恶性黑色素瘤、基底细胞癌、前庭大腺癌等。早期仅有外阴痒、结节或赘生物,易被忽视或因治疗不当延误病情。对外阴部结节、溃疡等病变应及时活检,明确诊断。

(一)外阴鳞状细胞癌

外阴鳞状细胞癌是最常见的外阴癌,占外阴恶性肿瘤的 80%～90%,多见于 60 岁以上妇女,好发于大、小阴唇和阴蒂。近年发病率有增高趋势。

1.发病相关因素

病因尚不清楚,可能与以下因素相关。

(1)人乳头状瘤病毒感染与外阴癌前病变及外阴癌的相关性,已有较多的研究报道,其中以 HPV16、18、31 等感染较多见,在 20%～60% 浸润性外阴癌中能找到 HPV-DNA。此外,单纯疱疹病毒Ⅱ型和巨细胞病毒等与外阴癌的发生可能有关。

(2)慢性外阴营养不良发展为外阴癌的危险为 5%～10%,两者间存在一定相关性。

(3)性传播疾病,如淋巴肉芽肿、尖锐湿疣、淋病、梅毒及性卫生不良,均可能与发病相关。

2.病理

外阴病灶可为小的浅表、高起的硬溃疡或小的硬结节,也可呈现大片融合伴感染、坏死、出血的大病灶,周围皮肤可增厚及色素改变。多数癌灶周围伴有白色病变或糜烂、溃疡。镜下见多数外阴病灶分化好,有角化珠和细胞间桥。前庭和阴蒂的病灶倾向于分化差或未分化,常有淋巴管和周围神经的侵犯,必要时可做电镜或免疫组化染色以确定组织学来源。

3.临床表现

(1)症状:主要为久治不愈的外阴瘙痒和各种不同形态的肿物,如结节状、菜花状、溃疡状。肿物合并感染或较晚期癌可出现疼痛、渗液和出血。

(2)体征:癌灶可生长在外阴任何部位,以大阴唇最多见,其次为小阴唇、阴蒂、会阴、尿道口、肛门周围等。早期局部见丘疹、结节或小溃疡;晚期见不规则肿块,伴也可不伴破溃或呈乳头样肿瘤。若癌灶已转移至腹股沟淋巴结,可触及一侧或双侧腹股沟增大、质硬、固定的淋巴结。

4.转移途径

直接浸润、淋巴转移较常见,晚期可经血行播散。

(1)直接浸润:癌灶逐渐增大,沿皮肤及邻近黏膜直接浸润尿道、阴道、肛门,晚期可累及膀胱、直肠等。

(2)淋巴转移:外阴淋巴管丰富,两侧交通形成淋巴网,早期癌细胞多沿同侧淋巴管转移。大小阴唇、阴蒂、会阴等部位淋巴引流均汇入腹股沟浅淋巴结,再通过腹股沟深淋巴结进入盆腔内的髂外、闭孔和髂内淋巴结,最终转移至腹主动脉旁淋巴结和左锁骨下淋巴结。腹股沟浅淋巴结是外阴癌的前哨淋巴结,癌肿只有侵犯腹股沟浅淋巴结后,才能转移至腹股沟深淋巴结。若腹股沟浅、深淋巴结无癌转移,一般不会侵犯盆腔淋巴结。阴蒂癌灶常向两侧侵犯并可绕过腹股沟浅淋巴结直接至腹股沟深淋巴结。若癌灶累及尿道、阴道、直肠、膀胱,可直接进入盆腔淋巴结(图 4-1)。

(3)血行播散:晚期经血行播散,多见于肺、骨等。

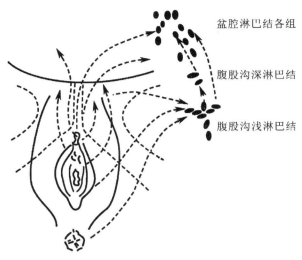

图 4-1　外阴淋巴引流图

5.诊断

(1)病史及症状。外阴鳞状细胞癌主要发生于绝经后妇女,发病年龄高峰在 60～80 岁,有外阴痒、结节、肿块、溃疡、色素改变等病史。外阴瘙痒是最常见的症状,瘙痒常常并非由外阴癌本身引起的,而是与其前驱疾患有关,或同时患有其他皮肤病,如外阴硬化萎缩性苔藓、外阴增生性营养障碍。晚期邻近部位器官受累可出现相应症状。

(2)检查。妇科检查:早期可为外阴结节或小溃疡,晚期可累及全外阴,伴溃破、出血、感染。应注意病灶大小、部位、色素改变,与邻近器官关系(尿道、阴道、肛门直肠有无受累)及双侧腹股沟淋巴结有无增大。

(3)辅助检查及诊断。①细胞学检查:病灶有糜烂、溃疡者,或有色素沉着者可做细胞学涂片、印片。由于外阴病灶常合并有感染,其阳性率仅为 50% 左右。②病理组织学检查:确诊外阴癌诊断的唯一方法。对一切外阴赘生物,包括菜花灶、溃疡灶、结节灶、白色病灶等均需做活体组织的检查,明确诊断。对合并有坏死的病灶,取材应有足够的深度,避免误取坏死组织,建议包含部分邻近的正常皮肤及皮下组织。活检时,对无明显病灶如广泛糜烂灶,为避免取材不准而发生误诊,可用 1% 甲苯胺蓝涂抹外阴病变皮肤,待干后用 1% 醋酸液擦洗脱色,在蓝染部位做活检,或用阴道镜观察外阴皮肤定出可疑灶后也有助于定位活检,以提高活检阳性率。也可用荧光诊断仪放大观察等协助取材做活组织检查。③其他:B 型超声波检查、CT、磁共振成像(MRI)、膀胱镜检、直肠镜检有助诊断。有条件者,术前可进行腹股沟区 CT 或 MRI 检查,以判断淋巴结的状态。

6.治疗

以手术治疗为主,晚期可辅以放射治疗及化学药物综合治疗。对于早期的外阴癌患者,治疗应该个体化,根据病情的具体情况采用最适合的治疗方法。在不影响预后的前提下,尽量缩小手术范围,减少手术创伤和并发症;尽量保留外阴的生理结构,改善生活质量。对于晚期的外阴癌患者应该采用综合治疗的方法,将放疗和手术的优势结合起来,最大限度地减少患者的痛苦,减少治疗后的并发症,最大限度地改善预后,提高患者的生活质量。

(1)手术治疗。

Ⅰa期:外阴局部切除(切缘距肿瘤2~3 cm,单侧病变者)或单纯外阴切除(多病灶区者),腹股沟淋巴结切除术。

Ⅰb期:外阴广泛切除术及腹股沟淋巴结切除术。

Ⅱ期:外阴广泛切除术,并切除受累的尿道、阴道与肛门皮肤及双侧腹股沟淋巴结切除术。

Ⅲ期:同Ⅱ期,并行部分下尿道、阴道与肛门皮肤切除及双侧腹股沟淋巴结切除术。

Ⅳ期:除外阴广泛切除术、双侧腹股沟淋巴结切除术外,分别根据膀胱、上尿道或直肠受累情况选做相应切除术(如盆腔廓清手术)。

(2)放射治疗:外阴鳞状细胞癌对放射治疗较敏感,但外阴组织对放射线耐受性极差,易发生明显放射反应(肿胀、糜烂、剧痛),难以达到放射根治剂量。放射治疗常用于:①与手术配合行术前局部照射,缩小癌灶再手术;②外阴广泛切除术后行盆腔淋巴结照射;③术后局部残存癌灶或复发癌治疗。

(3)化学药物治疗:多用于晚期癌或复发癌综合治疗,配合手术及放疗,可缩小手术范围,提高放射治疗效果。常用药物有铂类、博来霉素、氟尿嘧啶、多柔比星等。常采用静脉注射或局部动脉灌注。

7.预后及随访

预后与癌灶大小、浸润深度、病灶部位、临床分期、组织学分化、淋巴转移状态及治疗措施等有关。其中,浸润深度和淋巴转移状态是最为明显的影响因素。治疗后应定期随访:术后第1年每1~2个月1次,第2年每3个月1次,第3~5年可每半年1次。

(二)外阴恶性黑色素瘤

外阴恶性黑色素瘤较少见,占外阴恶性肿瘤的2%~3%,多见于成年妇女,高发年龄为60~70岁。好发部位为阴蒂及小阴唇,特征是病灶稍隆起,有色素沉着(肿瘤多为棕褐色或蓝黑色),呈平坦状或结节状,可伴溃疡,为单病灶或多病灶。患者常诉外阴瘙痒、出血、色素沉着范围增大。典型者诊断并不困难,但要区别良、恶性,应根据外阴活体组织检查病理结果进行区分。疑有恶性黑色素瘤者,应做好手术准备,先做肿块切除,冰冻病理检查,确诊后立即手术。因病灶常偏小,而预后与浸润深度密切相关,目前除采用FIGO分期外,还采用以镜下浸润深度为标准的Chung及Breslow分期(同皮肤恶性黑色素瘤)。应根据肿瘤浸润深度及生长扩散范围选择适当的手术方式,早期低危患者可选用局部广泛切除术,晚期或高危患者则应选用外阴广泛切除术及腹股沟淋巴结清扫术并配合达卡巴嗪(DTIC)、顺铂(DDP)、长春新碱(VCR)或长春花碱(VLB)等联合治疗,α干扰素(IFN-α)、白介素2-(IL-2)等免疫治疗亦可提高疗效。其恶性程度高,5年生存率仅为36%~54%。

(三)外阴基底细胞癌

外阴基底细胞癌为不常见的外阴恶性肿瘤,发病平均年龄为58~59岁。常见部位为大阴唇,也可在小阴唇、阴蒂和阴唇系带出现。病灶早期呈灰色,半透明,位于变薄的上皮下,小结节直径常常小于2 cm。主要症状为局部瘙痒或烧灼感,也可无症状。外阴基底细胞癌病灶多为单发,偶为多发。若在外阴部仅见一个病灶,应检查全身皮肤有无基底细胞癌。此外,基底细胞癌偶可伴发其他原发性癌瘤,如外阴鳞状细胞癌、恶性黑色素瘤、皮肤癌、乳腺癌、胃癌、直肠癌、肺癌、宫颈癌、子宫内膜癌及卵巢癌等。

大体可分为两种最基本类型,即表浅斑块型和侵蚀性溃疡型。肿瘤周围可出现卫星结节,也可为多中心起源。镜下为无间变的基底细胞形成多样的结构,常呈浸润性生长。基底细胞癌由毛囊或表皮的多功能幼稚细胞发生,可向多方向分化。外阴基底细胞癌以局部浸润扩展为特点,很少发生转移,区域淋巴转移少于1%。如发病时间较长,局部病灶较大,浸润较广,也可发生区域淋巴转移。合并鳞状细胞癌则淋巴转移率较高。

根据临床表现和检查所见,诊断一般无困难。但需做病理组织学检查以确诊。由于外阴基底细胞癌生长发展缓慢,从出现症状到诊断治疗往往经过较长时间,平均为6.6年。

外阴基底细胞癌以手术为主要治疗手段,可采用病灶局部广泛切除术,无须做外阴广泛切除术及腹股沟淋巴结清扫。对较广泛病灶,应做外阴广泛切除。若复发可再次手术。

外阴基底细胞癌治愈率很高,5年生存率为80%~95%。若处理不当,可有10%~20%的复发率。

第二节　阴道肿瘤

阴道肿瘤有良、恶性之分,临床上两者均较少见。良性肿瘤较小时多无症状,而恶性肿瘤可出现阴道流血或分泌物异常。

一、阴道良性肿瘤

阴道良性肿瘤相对少见,包括阴道平滑肌瘤、纤维肌瘤、乳头状瘤、神经纤维瘤、血管瘤和阴道腺病等,其中以阴道平滑肌瘤较为多见。阴道良性肿瘤可发生于阴道的任何部位,大小不等。肿瘤较小时临床可无症状,随着肿瘤逐渐增大,可出现白带增多,下坠或异物感,发现阴道肿物,性交困难,甚至会有膀胱、直肠压迫症状如尿频、尿急和大小便困难。当肿瘤有溃疡、坏死时,可出现阴道异常分泌物、阴道出血。临床检查可发现阴道壁有边界清楚的实性肿块,并向阴道内突出,肿瘤常为单个。诊断上应注意与阴道恶性肿瘤和膀胱、直肠膨出鉴别。可采用手术切除,术后组织病理学检查是肿瘤确诊的依据。

二、阴道恶性肿瘤

阴道恶性肿瘤很少见,约占妇科恶性肿瘤的2%。其中,以阴道鳞状细胞癌最为多见(占85%),其他组织学类型有腺癌、肉瘤、黑色素瘤和生殖细胞肿瘤等。

(一)发病情况和相关因素

不同组织学类型的阴道恶性肿瘤的发病情况随年龄而有所变化。胚胎横纹肌肉瘤(葡萄状肉瘤)和内胚窦瘤发生在婴儿期和儿童早期;透明细胞腺癌常出现在青春期和青年期,常和患者在母体中受过己烯雌酚影响有关;鳞状细胞癌和黑色素瘤常见于绝经后妇女,在平均诊断年龄方面,鳞状细胞癌是60岁,黑色素瘤是58岁。病因不明,可能与病毒感染(人乳头状瘤病毒)、盆腔放射治疗史、长期刺激和损伤等有关。

(二)转移途径

以直接蔓延和淋巴转移为主,晚期可有血行播散。阴道壁淋巴丰富,相互交融形成淋巴网,并于阴道两侧汇合形成淋巴干。阴道上段淋巴回流至盆腔淋巴结,下段至腹股沟淋巴结,而中段双向回流。

(三)临床表现

阴道出血和分泌物异常是阴道恶性肿瘤最常见的症状。早期以不规则阴道出血、白带增多为主要症状。晚期肿瘤侵犯膀胱或直肠时,患者可出现尿频或里急后重感。但也有 5%~10%的患者无症状,通过常规盆腔检查和宫颈阴道细胞学检查发现病变。妇科检查可见阴道壁肿物,可伴有感染出血,或有部分阴道壁变硬,有结节、糜烂、溃疡、出血。

(四)诊断和鉴别诊断

根据病史、体征对阴道壁肿物取材进行活体组织检查,根据病理诊断确诊。若没有明显病变,应先做阴道涂片进行细胞学检查,再用阴道镜行定位活检确诊。若诊断和检查有困难,可在麻醉下进行妇科检查,并在可疑病变部位取活检,以明确诊断。多数阴道的恶性肿瘤是从其他部位转移来的,通常是宫颈癌或外阴癌,子宫内膜癌和绒癌也常转移到阴道,在诊断时应仔细鉴别。

(五)治疗

常采用放射治疗和手术治疗,对阴道生殖细胞恶性肿瘤化疗也有很好的疗效。应根据分期、病灶大小、部位及与膀胱、尿道、直肠的关系制定个体化治疗方案。

1.手术治疗

因为邻近膀胱和直肠而不能获得足够的空间,手术有一定局限性。对侵犯阴道后壁上段的小病灶可以采用根治性子宫切除术、部分阴道切除术和盆腔淋巴结清扫术。如果患者曾经做过全子宫切除术,那么根治性阴道上段切除术和盆腔淋巴结清扫术比较合适。

对于那些局部病变严重的患者(ⅣA 期),盆腔脏器去除术是第一选择,特别是对有膀胱阴道瘘和直肠阴道瘘的患者。先前做过盆腔放疗的患者发生阴道恶性肿瘤,手术治疗是唯一的选择。

2.放射治疗

多数阴道恶性肿瘤最好的治疗方式是放疗。采用剂量大约 5 000 cGy 的盆腔外照射,然后行腔内或组织内插植放疗。对表浅的小病灶仅采用腔内治疗即可。对较大病灶采用组织内插植放疗可以使剂量分布较好。如果累及阴道下 1/3 段,则应将腹股沟淋巴结也包括在照射范围内或实施腹股沟淋巴结清扫术。

(六)预后

预后较差,与分期、病理类型、组织分级、病灶部位和治疗方法相关。阴道恶性肿瘤Ⅰ~Ⅳ期患者 5 年生存率分别为 73%、48%、28%、11%。

第三节　宫颈肿瘤

一、宫颈良性肿瘤

(一)概述

宫颈良性肿瘤是发生于宫颈的良性赘生性疾病,主要包括鳞状上皮乳头状瘤、宫颈平滑肌瘤、腺肌瘤、血管瘤、乳头状纤维腺瘤和绒毛状腺瘤等。

(二)诊断要点

1.临床表现

(1)多发生于生育年龄的妇女。

(2)可有白带增多、颜色发黄等异常,少数患者月经量增多。

(3)接触性阴道出血或不规则阴道出血。

(4)平滑肌瘤较大时可压迫膀胱或直肠,出现尿频、不能憋尿或小便困难、盆腔痛或大便变细、困难。

(5)腺肌瘤可有痛经。

2.盆腔检查

宫颈局部有占位性病变,可致宫颈变形,或有肿瘤自宫颈口脱出。

3.组织病理学检查

本病确诊有赖于组织病理学检查。

(三)治疗原则

(1)宫颈良性肿瘤以手术治疗为主,可行肿瘤局部切除术、宫颈锥切术、全子宫切除术等。局限性小病灶可使用激光、冷冻等物理方法进行治疗。

(2)宫颈良性肿瘤有多中心发病现象,可于原发病部位或其他部位再次出现同样类型的肿瘤,多为肿瘤再发,仍手术切除即可。

二、子宫颈癌

子宫颈癌简称宫颈癌。在全世界范围内,子宫颈癌发病率位居女性恶性肿瘤(包括乳腺癌)第四位,但其致死率位居女性恶性肿瘤之首。85%的子宫颈癌患者为发展中国家女性,我国每年新增子宫颈癌患者约 13 万。子宫颈癌高发年龄为 50～55 岁。20 世纪 50 年代以后,由于子宫颈细胞学筛查的普遍应用,子宫颈癌和癌前病变能够被早期发现和治疗,子宫颈癌的发病率和病死率已有明显下降,但与此同时,子宫颈癌的年轻化趋势也日益明显。

(一)发病相关因素

同"宫颈上皮内瘤变"。

(二)组织发生和发展

CIN 形成后继续发展,突破上皮下基底膜,浸润间质,形成宫颈浸润癌(图 4-2)。

(三)病理

1.鳞状细胞浸润癌

鳞状细胞浸润癌占子宫颈癌的 75%～80%。

(1)大体检查。微小浸润癌肉眼观察无明显异常,或类似宫颈柱状上皮异位。随病变发展,可形成 4 种类型(图 4-3)。①外生型:最常见,癌灶向外生长呈乳头状或菜花样,组织脆,触之易出血。常累及阴道。②内生型:癌灶向宫颈深部组织浸润,宫颈表面光滑或仅有柱状上皮异位,宫颈肥大变硬,呈桶状,常累及宫旁组织。③溃疡型:上述两型癌组织继续发展、合并、感染、坏死,脱落后形成溃疡或空洞,似火山口状。④颈管型:癌灶发生于子宫颈管内,常侵入子宫颈管及子宫峡部供血层或转移至盆腔淋巴结。

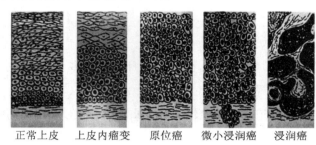

正常上皮　上皮内瘤变　原位癌　微小浸润癌　浸润癌

图 4-2　宫颈正常上皮—上皮内瘤变—浸润癌

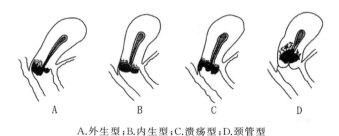

A　　　B　　　C　　　D

A.外生型;B.内生型;C.溃疡型;D.颈管型

图 4-3　鳞状细胞浸润癌类型(大体检查)

(2)显微镜检。①微小浸润癌:在原位癌基础上镜检发现小滴状、锯齿状癌细胞团突破基底膜,浸润间质。诊断标准见临床分期。②浸润癌:癌灶浸润间质范围超出微小浸润癌,多呈网状或团块状浸润间质。根据癌细胞分化程度可分为:Ⅰ级为高分化鳞癌(角化性大细胞型),大细胞,有明显角化珠形成,可见细胞间桥,细胞异型性较轻,无核分裂或核分裂象小于 2/高倍视野。Ⅱ级为中分化鳞癌(非角化性大细胞型),大细胞,少或无角化珠,细胞间桥不明显,细胞异型性明显,核分裂象为(2～4)/高倍视野。Ⅲ级为低分化鳞癌(小细胞型),多为未分化小细胞,无角化珠及细胞间桥,细胞异型性明显,核分裂象大于 4/高倍视野。浸润癌有四种变型:淋巴上皮样癌、梭形细胞鳞状细胞癌、子宫颈疣状乳头状肿瘤和基底细胞样鳞状细胞癌。

2.腺癌

近年来宫颈腺癌的发生率有上升趋势,占子宫颈癌的 15%～20%。

(1)大体检查。来自子宫颈管内,浸润管壁;自子宫颈管内向子宫颈外口突出生长;常可侵犯宫旁组织;病灶向子宫颈管内生长时,子宫颈外观可正常,但因子宫颈管膨大,形如桶状。

（2）显微镜检。主要组织学类型有两种。①黏液腺癌：最常见，来源于子宫颈管柱状黏液细胞，镜下见腺体结构，腺上皮细胞增生呈多层，异型性明显，见核分裂象，癌细胞呈乳突状突入腺腔。可分为高、中、低分化腺癌。②恶性腺瘤：又称"微偏腺癌"（MDC），属高分化子宫颈管黏膜腺癌。癌性腺体多，大小不一，形态多变，呈点状突起伸入宫颈间质深层，腺上皮细胞无异型性，常有淋巴转移。

3.腺鳞癌

腺鳞癌占子宫颈癌的 3%～5%，由储备细胞同时向腺细胞和鳞状细胞分化发展而形成。癌组织中含有腺癌和鳞癌两种成分。

4.其他

少见病理类型，如神经内分泌癌、未分化癌、混合性上皮/间叶肿瘤、黑色素瘤、淋巴瘤等。

（四）转移途径

主要为直接蔓延和淋巴转移，血行转移极少见。

1.直接蔓延

直接蔓延最常见，癌组织局部浸润，向邻近器官及组织扩散。常向下累及阴道壁，极少向上由子宫颈管累及宫腔；癌灶向两侧扩散可累及主韧带及宫颈旁、阴道旁组织直至骨盆壁；癌灶压迫或侵及输尿管，可引起输尿管阻塞及肾积水。晚期可向前、后蔓延侵及膀胱或直肠，形成膀胱阴道瘘或直肠阴道瘘。

2.淋巴转移

癌灶局部浸润后侵入淋巴管，形成瘤栓，随淋巴液引流进入局部淋巴结，在淋巴管内扩散。淋巴转移一级组包括宫旁、宫颈旁、闭孔、髂内、髂外、髂总、骶前淋巴结；二级组包括腹股沟深、浅淋巴结和腹主动脉旁淋巴结。

3.血行转移

血行转移极少见，晚期可转移至肺、肝、骨骼等。

（五）临床表现

早期子宫颈癌常无明显症状和体征。颈管型患者因宫颈外观正常易漏诊和误诊。随病变发展，可出现以下表现。

1.症状

（1）阴道流血：常表现为接触性出血，即性生活或妇科检查后阴道流血。也可表现为不规则阴道流血，或经期延长、经量增多。老年患者常为绝经后不规则阴道流血。出血量根据病灶大小、侵及间质内血管情况而不同，若侵蚀大血管可引起大出血。一般外生型癌出血较早、量多，内生型癌出血较晚。

（2）阴道排液：多数患者有白色或血性、稀薄如水样或米泔状、有腥臭味的阴道排液。晚期患者因癌组织坏死伴感染，可有大量米泔状脓性恶臭白带。

（3）晚期症状：根据癌灶累及范围出现不同的继发症状，如尿频、尿急、便秘、下肢肿痛等；癌肿压迫或累及输尿管，可引起输尿管梗阻、肾盂积水及尿毒症；晚期可有贫血、恶病质等全身衰竭症状。

2.体征

微小浸润癌可无明显病灶,宫颈光滑或糜烂样改变。随病情发展,可出现不同体征。外生型子宫颈癌可见息肉状、菜花状赘生物,常伴感染,质脆易出血;内生型子宫颈癌表现为宫颈肥大、质硬,宫颈管膨大;晚期癌组织坏死脱落,形成溃疡或空洞,伴恶臭。阴道壁受累时,可见赘生物生长或阴道壁变硬;宫旁组织受累时,双合诊、三合诊检查可扪及宫颈旁组织增厚、结节状、质硬或形成冰冻状骨盆。

(六)诊断

早期病例的诊断应采用宫颈细胞学检查和(或)高危型 HPV-DNA 检测、阴道镜检查、宫颈活组织检查的"三阶梯"程序,确诊依据为组织学诊断。

对宫颈有明显病灶者,可直接在癌灶取材。宫颈锥切术适用于子宫颈细胞学检查多次阳性而宫颈活检阴性的患者,宫颈活检为 CIN Ⅱ 和 CIN Ⅲ 需确诊,可疑微小浸润癌需了解病灶的浸润深度和宽度等情况。可采用冷刀切除、环形电切除,切除组织应做连续病理切片(24~36 张)检查。

确诊后根据具体情况选择胸部 X 线检查、静脉肾盂造影、膀胱镜检查、直肠镜检查、B 型超声波检查及 CT、MRI、正电子发射计算机断层显像(PET-CT)等影像学检查。

(七)鉴别诊断

主要依据宫颈活组织病理检查,与有临床类似症状或体征的各种宫颈病变鉴别。

1.宫颈良性病变

宫颈柱状上皮异位、宫颈息肉、宫颈子宫内膜异位症和宫颈结核性溃疡等。

2.宫颈良性肿瘤

宫颈黏膜下肌瘤、子宫颈管肌瘤、宫颈乳头瘤等。

3.宫颈恶性肿瘤

原发性恶性黑色素瘤、肉瘤及淋巴瘤、转移性癌等。

(八)治疗

根据临床分期、患者年龄、生育要求、全身情况、医疗技术水平及设备条件等,综合考虑制定适当的个体化治疗方案。总原则为采用以手术和放疗为主、化疗为辅的综合治疗。

1.手术治疗

手术的优点是年轻患者可保留卵巢及阴道功能,主要用于早期子宫颈癌患者。

(1) Ⅰ A$_1$ 期:对无淋巴脉管间隙浸润者行全子宫切除术,对有淋巴脉管间隙浸润者按 Ⅰ A$_2$ 期处理。

(2) Ⅰ A$_2$ 期:行改良广泛性子宫切除术及盆腔淋巴结切除术。

(3) Ⅰ B$_1$ 和 Ⅱ A$_1$ 期:行广泛性子宫切除术及盆腔淋巴结切除术,必要时行腹主动脉旁淋巴取样。

(4)部分 Ⅰ B$_2$ 和 Ⅱ A$_2$ 期:首选放疗,也可行广泛性子宫切除术及盆腔淋巴结切除术和腹主动脉旁淋巴取样,或同期放化疗后行全子宫切除术。也可于新辅助化疗后行广泛性子宫切除术,但其远期疗效有待进一步验证。未绝经、小于 45 岁的患者可保留卵巢。对要求保留生育功能的年轻患者,Ⅰ A$_1$ 期可行宫颈锥切术,Ⅰ A$_2$ 期和肿瘤直径小于 2 cm 的 Ⅰ B$_1$ 期,可行广泛性子宫切除术及盆腔淋巴结切除术。

2.放射治疗

放射治疗适用于以下情况。

(1)部分 I B₂ 和 II A₂ 期和 II B～IV A 期患者。

(2)全身情况不适宜手术的早期患者。

(3)宫颈大块病灶的术前放疗。

(4)手术治疗后病理检查发现有高危因素的辅助治疗。放射治疗包括腔内照射及体外照射。腔内照射采用后装治疗机,放射源为铯-137(^{137}Cs)、铱-192(^{192}Ir)等,用以控制局部原发病灶;体外照射多用直线加速器、钴-60(^{60}Co)等,治疗宫颈旁及盆腔淋巴转移灶。早期以局部腔内照射为主,体外照射为辅;晚期以体外照射为主,腔内照射为辅。

3.化学治疗

化疗主要用于晚期或复发转移患者和同期放、化疗。常用抗癌药物有顺铂、卡铂、氟尿嘧啶和紫杉醇等。常采用以铂类为基础的联合化疗方案,如 TP(顺铂与紫杉醇)、FP(顺铂与氟尿嘧啶)、BVP(博来霉素、长春新碱与顺铂)、BP(博来霉素与顺铂)等。多采用静脉化疗,也可用动脉局部灌注化疗。

(九)预后

预后与临床期别、病理类型等密切相关,有淋巴转移者预后差。

(十)随访

子宫颈癌治疗后,50％的患者在 1 年内复发,75％～80％的患者在两年内复发。治疗后两年内应每3～4 个月复查 1 次,3～5 年内每 6 个月复查 1 次,第 6 年开始每年复查 1 次。随访内容包括盆腔检查、阴道脱落细胞学检查、胸部 X 线检查、血常规及宫颈鳞状细胞癌抗原等。

(十一)预防

子宫颈癌病因明确、筛查方法较完善,是可以预防的疾病。

(1)通过普及、规范子宫颈癌筛查(二级预防),早期发现 CIN,并及时治疗高级别病变,阻断宫颈浸润癌的发生。

(2)广泛开展预防子宫颈癌相关知识的宣教,提高接受子宫颈癌筛查和预防性传播性疾病的自觉性。

(3)2006 年第一支 HPV 疫苗上市以来,大量临床试验显示 HPV 疫苗能有效防止HPV16、HPV18 相关 CIN 的发生。因此,条件成熟时推广 HPV 疫苗注射(一级预防),可通过阻断 HPV 感染预防子宫颈癌。

第四节　子宫肿瘤

一、子宫肌瘤

子宫肌瘤是女性生殖器最常见的良性肿瘤,由平滑肌及结缔组织组成。常见于 30～50 岁妇女,20 岁以下少见。据尸检统计,在 30 岁以上妇女中约 20% 的人有子宫肌瘤。因肌瘤多无或很少有症状,临床报道发病率远低于肌瘤真实发病率。

(一)发病相关因素

确切病因尚未明确。因肌瘤好发于生育年龄,青春期前少见,绝经后萎缩或消退,提示其发生可能与女性性激素相关。生物化学检测证实肌瘤中雌二醇的雌酮转化明显低于正常肌组织,肌瘤中雌激素受体浓度明显高于周边肌组织,故认为肌瘤组织局部对雌激素的高敏感性是肌瘤发生的重要因素之一。此外,研究证实孕激素有促进肌瘤有丝分裂活动、刺激肌瘤生长的作用。细胞遗传学研究显示,25%～50% 的子宫肌瘤存在细胞遗传学的异常,包括 12 号和 17 号染色体长臂片段相互换位、12 号染色体长臂重排、17 号染色体长臂部分缺失等。分子生物学研究结果提示,子宫肌瘤是由单克隆平滑肌细胞增殖而成的,多发性子宫肌瘤是由不同克隆细胞形成的。

(二)分类

1.按肌瘤生长部位分类

子宫肌瘤分为宫体肌瘤(90%)和宫颈肌瘤(10%)。

2.按肌瘤与子宫肌壁的关系分类

(1)肌壁间肌瘤:占 60%～70%,肌瘤位于子宫肌壁间,周围均被肌层包围。

(2)浆膜下肌瘤:约占 20%,肌瘤向子宫浆膜面生长,并突出于子宫表面,肌瘤表面仅由子宫浆膜覆盖。若瘤体继续向浆膜面生长,仅有一蒂与子宫相连,被称为"带蒂浆膜下肌瘤",营养由蒂部血管供应。若血供不足肌瘤可变性坏死。若蒂扭转断裂,肌瘤脱落形成游离性肌瘤。若肌瘤位于宫体侧壁向宫旁生长,突出于阔韧带两叶之间,称为阔韧带肌瘤。

(3)黏膜下肌瘤:占 10%～20%。肌瘤向宫腔方向生长,突出于宫腔,仅为黏膜层覆盖。黏膜下肌瘤易形成蒂,在宫腔内生长犹如异物,常引起子宫收缩,肌瘤可被挤出宫颈外口而突入阴道(图 4-4)。

子宫肌瘤常为多个,各种类型的肌瘤可发生在同一子宫,称为多发性子宫肌瘤。

(三)病理

1.大体检查

肌瘤为实质性球形包块,表面光滑,质地较子宫肌层硬,压迫周围肌壁纤维形成假包膜,肌瘤与假包膜间有一层疏松网状间隙,故易剥出。肌瘤长大或多个相融时呈不规则形状。肌瘤切面呈灰白色,可见旋涡状或编织状结构。肌瘤颜色和硬度与纤维组织数量有关。

2.镜检

肌瘤主要由梭形平滑肌细胞和纤维结缔组织构成。肌细胞大小均匀,排列成旋涡状或棚状,核为杆状。

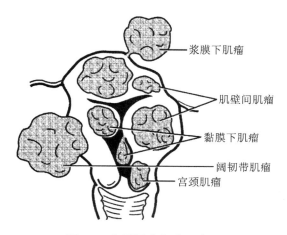

图 4-4　各型子宫肌瘤示意图

(四)肌瘤变性

肌瘤变性指肌瘤失去了原有的典型结构。常见的变性有以下 5 种。

1.玻璃样变

玻璃样变又称透明变性,最常见。肌瘤剖面旋涡状结构消失,被均匀、透明样物质取代。镜下见病变区肌细胞消失,为均匀、透明无结构区。

2.囊性变

子宫肌瘤玻璃样变继续发展,肌细胞坏死液化即可发生囊性变,此时子宫肌瘤变软,很难与妊娠子宫或卵巢囊肿区别。肌瘤内出现大小不等的囊腔,其间有结缔组织相隔,数个囊腔也可融合成大囊腔,腔内含清亮无色液体,也可凝固成胶冻状。镜下见囊腔由玻璃样变的肌瘤组织构成,内壁无上皮覆盖。

3.红色样变

红色样变多见于妊娠期或产褥期患者,为肌瘤的一种特殊类型坏死,发生机制不清,可能与肌瘤内小血管退行性变引起血栓及溶血,血红蛋白渗入肌瘤内有关。患者可有剧烈腹痛伴恶心、呕吐、发热,白细胞计数升高,检查发现肌瘤迅速增大、压痛。肌瘤剖面为暗红色,如半熟的牛肉,有腥臭味,质软,旋涡状结构消失。镜检见组织高度水肿,假包膜内大静脉及瘤体内小静脉血栓形成,广泛出血伴溶血,肌细胞减少,细胞核常溶解消失,并有较多脂肪小球沉积。

4.肉瘤样变

肌瘤恶变为肉瘤少见,仅占 0.4%~0.8%,多见于年龄较大妇女。若肌瘤在短期内迅速长大或伴有不规则出血,应考虑恶变。若绝经后妇女肌瘤增大更应警惕恶变可能。肌瘤恶变后,组织变软且脆,切面为灰黄色,似生鱼肉状,与周围组织界限不清。镜下见平滑肌细胞增生,排列紊乱,旋涡状结构消失,细胞有异型性。

5.钙化

钙化多见于蒂部细小血供不足的浆膜下肌瘤及绝经后妇女的肌瘤。常在脂肪变性后进一步分解成三酰甘油,再与钙盐结合,沉积在肌瘤内。X 线片可清楚地看到钙化阴影。镜下可见钙化区为层状沉积,呈圆形,有深蓝色微细颗粒。

（五）临床表现

1.症状

该病多无明显症状，仅在体检时偶然发现。症状与肌瘤部位、有无变性相关，而与肌瘤大小、数目关系不大。常见症状如下。

（1）经量增多及经期延长：多见于肌壁间肌瘤及黏膜下肌瘤者，肌瘤使宫腔面积增大、子宫内膜面积增加，并影响子宫收缩，可有经量增多、经期延长等症状。此外，肌瘤可能使肿瘤附近的静脉受挤压，导致子宫内膜静脉丛充血与扩张，从而引起月经过多。黏膜下肌瘤伴坏死感染时，可有不规则阴道流血或血样脓性排液。长期经量增多可导致继发贫血、乏力、心悸等症状。

（2）下腹包块：肌瘤初起时腹部摸不到肿块，当肌瘤逐渐增大使子宫超过了3个月妊娠大小时，较易从腹部触及。肿块居下腹正中部位，实性、可活动、无压痛、生长缓慢。巨大的黏膜下肌瘤脱出阴道外，患者可因外阴脱出肿物来就医。

（3）白带增多：肌壁间肌瘤使宫腔面积增大，内膜腺体分泌增多，并伴有盆腔充血致使白带增多；黏膜下肌瘤一旦感染可有大量脓样白带，可有溃烂、坏死，出血时可有血性或脓血性、恶臭的阴道溢液。

（4）压迫症状：子宫前壁下段肌瘤可压迫膀胱引起尿频、尿急；宫颈肌瘤可引起排尿困难、尿潴留；子宫后壁肌瘤（峡部或后壁）可引起下腹坠胀不适、便秘等症状。阔韧带肌瘤或宫颈巨型肌瘤向侧方发展，嵌入盆腔内，压迫输尿管，使上泌尿路受阻，形成输尿管扩张甚至发生肾盂积水。

（5）其他：常见下腹坠胀、腰酸背痛，经期加重。可引起患者不孕或流产。肌瘤红色样变时有急性下腹痛，伴呕吐、发热及肿瘤局部压痛；浆膜下肌瘤蒂扭转可有急性腹痛；黏膜下肌瘤由宫腔向外排出时也可引起腹痛。

2.体征

体征与肌瘤大小、位置、数目及有无变性相关。大肌瘤可在下腹部扪及实质性不规则肿块。妇科检查子宫增大，表面有不规则的单个或多个结节状突起。浆膜下肌瘤可扪及单个实质性球状肿块，与子宫有蒂相连。黏膜下肌瘤位于宫腔内者子宫均匀增大。黏膜下肌瘤脱出子宫颈外口，检查即可看到子宫颈口处有肿物，粉红色，表面光滑，宫颈四周边缘清楚，如伴感染时可有坏死、出血及脓性分泌物。

（六）诊断及鉴别诊断

根据病史及体征诊断多无困难。个别患者诊断困难，可采用B型超声波检查、宫腔镜、腹腔镜、子宫输卵管造影等协助诊断。应与下列疾病鉴别。

1.妊娠子宫

应注意肌瘤囊性变与妊娠子宫先兆流产鉴别。妊娠时有停经史、早孕反应，子宫随停经月份增大、变软，借助尿或血HCG测定、B型超声波检查可确诊。

2.卵巢肿瘤

卵巢肿瘤多无月经改变，呈囊性，位于子宫一侧。注意实质性卵巢肿瘤与带蒂浆膜下肌瘤鉴别，肌瘤囊性变与卵巢囊肿鉴别。注意肿块与子宫的关系，可借助B型超声波检查、腹腔镜或探宫腔长度及方向等检查协助诊断。

3.子宫腺肌病

局限型子宫腺肌病类似子宫肌壁间肌瘤,质硬,亦可有经量增多等症状,也可使子宫增大、月经增多。但子宫腺肌病有继发性、渐进性痛经史,子宫多呈均匀增大,很少超过 3 个月妊娠大小,有时经前与经后子宫大小可有变化。B 型超声波检查可有助于诊断。有时两者可以并存。

4.子宫恶性肿瘤

(1)子宫肉瘤:好发于老年妇女,生长迅速,侵犯周围组织时出现腰、腿痛等压迫症状。有时从宫口有息肉样赘生物脱出,触之易出血,肿瘤的活组织检查有助于鉴别。

(2)子宫内膜癌:以绝经后阴道流血为主要症状,好发于老年妇女,子宫呈均匀增大或正常,质软。应注意更年期妇女肌瘤可合并子宫内膜癌。诊刮有助于鉴别。

(3)子宫颈癌:有不规则阴道流血及白带增多或不正常排液等症状。外生型较易鉴别,内生型子宫颈癌应与子宫颈管黏膜下肌瘤鉴别。可借助 B 型超声波检查、宫颈细胞学刮片检查、宫颈活组织检查、子宫颈管搔刮及分段诊刮等鉴别。

5.其他

卵巢巧克力囊肿、盆腔炎性包块、子宫畸形等可根据病史、体征及 B 型超声波检查鉴别。

(七)治疗

应根据患者年龄、生育要求、症状,以及肌瘤的部位、大小、数目全面考虑。

1.随访观察

肌瘤小,无症状,一般不需治疗,特别是近绝经期妇女。绝经后肌瘤多可萎缩或逐渐消失。每 3～6 个月随访一次,若肌瘤明显增大或出现症状可考虑进一步治疗。

2.药物治疗

肌瘤小于 2 个月妊娠子宫大小,症状轻,近绝经年龄或全身情况不宜手术者,可给予药物对症治疗。

(1)雄激素:可对抗雌激素,使子宫内膜萎缩,作用于子宫平滑肌,增强收缩、减少出血,近绝经期可提前绝经。常用药物:丙酸睾酮 25 mg,肌内注射,每 5 天 1 次,经期 25 mg/d,共 3 次,每月总量不超过 300 mg。

(2)促性腺激素释放激素激动剂(GnRH-a):采用大剂量连续或长期非脉冲式给药可产生抑制 FSH 和 LH 分泌的作用,降低雌二醇到绝经水平,以缓解症状并抑制肌瘤生长使其萎缩。但停药后又逐渐增大到原来大小。用药 6 个月以上可产生绝经期综合征、骨质疏松等不良反应,故长期用药受限。一般应用长效制剂,每月皮下注射 1 次。常用药物:亮丙瑞林,每次 3.75 mg,或戈舍瑞林每次 3.6 mg。目前临床多用于:①术前辅助治疗 3～6 个月,待控制症状、纠正贫血、肌瘤缩小后手术,降低手术难度,减少术中出血,避免输血;②对近绝经期患者有提前过渡到自然绝经的作用。

(3)其他药物:米非司酮亦可用于子宫肌瘤治疗,每天 12.5 mg,口服,作为术前用药或提前绝经使用。但不宜长期使用,以防其拮抗糖皮质激素的不良反应。

3.手术治疗

适应证:子宫大于 10 周妊娠大小;月经过多,继发贫血;有膀胱、直肠压迫症状或肌瘤生长较快;保守治疗失败;不孕或反复流产且排除其他原因。可采用经腹、经阴道、经宫腔镜及经腹腔镜下手术。

(1)肌瘤切除术:适用于 35 岁以下希望保留生育功能的患者。多剖腹或腹腔镜下切除;黏膜下肌瘤部分可经阴道或宫腔镜摘除。

(2)子宫切除术:肌瘤大,个数多,症状明显,不要求保留生育功能或怀疑有恶变时,可行全子宫切除术。必要时可于术中行冰冻切片组织学检查。依具体情况决定是否保留双侧附件。术前应行宫颈细胞学检查排除宫颈恶性病变。

(八)子宫肌瘤合并妊娠

子宫肌瘤合并妊娠占肌瘤患者的 0.5%～1%,占妊娠的 0.3%～0.5%,肌瘤小又无症状者常被忽略,故实际发病率高于报道。

1.肌瘤对妊娠及分娩的影响

影响与肌瘤大小及生长部位有关。黏膜下肌瘤可影响受精卵着床导致早期流产;肌壁间肌瘤过大,机械压迫使宫腔变形或内膜供血不足可引起流产。妊娠后期及分娩时胎位异常、胎盘低置或前置、产道梗阻等应行剖宫产术。胎儿娩出后易因胎盘粘连、附着面大或排出困难及子宫收缩不良导致产后出血。

2.妊娠期及产褥期

易发生红色变性,表现为肌瘤迅速长大,剧烈腹痛,发热,白细胞计数升高,通常采用保守治疗能缓解。子宫肌瘤合并妊娠多能自然分娩,但要预防产后出血。若肌瘤阻碍胎儿下降应行剖宫产术,术中是否同时切除肌瘤,需根据肌瘤大小、部位和患者情况决定。

二、子宫内膜癌

子宫内膜癌是发生于子宫内膜的一组恶性上皮肿瘤,以来源于子宫内膜腺体的腺癌最常见。其为女性生殖道三大恶性肿瘤之一,占女性全身恶性肿瘤的 7%,占女性生殖道恶性肿瘤的 20%～30%。近年发病率在世界范围内呈上升趋势。

(一)发病相关因素

病因不十分清楚。目前认为子宫内膜癌可能有两种发病机制。

1.雌激素依赖型

患者在无孕激素拮抗的雌激素长期作用下,发生子宫内膜增生症(单纯型或复杂型,伴或不伴不典型增生),甚至癌变。临床上常见于无排卵性疾病(无排卵性功血、多囊卵巢综合征)、分泌雌激素的肿瘤(颗粒细胞瘤、卵泡膜细胞瘤)、长期服用雌激素的绝经后妇女及长期服用他莫昔芬的妇女。这种类型占子宫内膜癌的大多数,均为子宫内膜样腺癌,肿瘤分化较好,雌激素受体阳性率高,预后好。患者较年轻,常伴有肥胖、高血压、糖尿病、不孕或不育及绝经延迟。大约 20%的子宫内膜癌患者有家族史。

2.非雌激素依赖型

发病与雌激素无明确关系。这类子宫内膜癌的病理形态属少见类型,如子宫内膜浆液性乳头状癌、透明细胞癌、腺鳞癌、黏液腺癌等。多见于老年体瘦妇女,在癌灶周围可以是萎缩的子宫内膜,肿瘤恶性度高,分化差,雌孕激素受体多呈阴性,预后不良。

（二）病理

1.大体检查

不同组织学类型的子宫内膜癌肉眼表现无明显区别。大体可分为弥散型和局灶型。

（1）弥散型：子宫内膜大部分或全部被癌组织侵犯，并突向宫腔，常伴有出血、坏死，较少有肌层浸润。晚期癌灶可侵及深肌层或宫颈，若阻塞子宫颈管可引起宫腔积脓。

（2）局灶型：多见于宫腔底部或宫角部，癌灶小，呈息肉或菜花状，易浸润肌层。

2.镜检及病理类型

（1）内膜样腺癌：占 80％～90％，内膜腺体高度异常增生，上皮复层，并形成筛孔状结构。癌细胞异型明显，核大、不规则、深染，核分裂活跃，分化差的腺癌腺体少，腺结构消失，为实性癌块。按腺癌分化程度分为Ⅰ级（高分化 G1）、Ⅱ级（中分化 G2）、Ⅲ级（低分化 G3）。分级越高，恶性程度越高。

（2）腺癌伴鳞状上皮分化：腺癌组织中有时含鳞状上皮成分，伴化生鳞状上皮成分者被称为"棘腺癌"（腺角化癌），伴鳞癌者被称为"鳞腺癌"，介于两者之间者被称为"腺癌伴鳞状上皮不典型增生"。

（3）浆液性腺癌：又称子宫乳头状浆液性腺癌，占 1％～9％。癌细胞异型性明显，多为不规则复层排列，呈乳头状或簇状生长，1/3 可伴砂粒体。恶性程度高，易有深肌层浸润和腹腔、淋巴及远处转移，预后极差。无明显肌层浸润时，也可能发生腹腔播散。

（4）透明细胞癌：多呈实性片状，腺管样或乳头状排列，癌细胞胞质丰富、透亮，核呈异型性或靴钉状，恶性程度高，易早期转移。

（三）转移途径

多数子宫内膜癌生长缓慢，局限于内膜或宫腔内时间较长，部分特殊病理类型（鳞腺癌）和低分化癌可发展很快，短期内出现转移。其主要转移途径为直接蔓延、淋巴转移，晚期可有血行转移。

1.直接蔓延

癌灶初期沿子宫内膜蔓延生长，向上可沿子宫角至输卵管，向下可累及子宫颈管及阴道。若癌瘤向肌壁浸润，可穿透子宫肌壁，累及子宫肌层，广泛种植于盆腹膜、直肠子宫陷凹及大网膜。

2.淋巴转移

淋巴转移为子宫内膜癌主要转移途径（图 4-5）。当癌肿累及宫颈、深肌层或分化不良时，易早期发生淋巴转移。转移途径与癌肿生长部位有关：宫底部癌灶常沿阔韧带上部淋巴管网，经骨盆漏斗韧带转移至卵巢，向上至腹主动脉旁淋巴结。子宫角或前壁上部病灶沿圆韧带淋巴管转移至腹股沟淋巴结。子宫下段或已累及子宫颈癌灶，其淋巴转移途径与子宫颈癌相同，可累及宫旁、闭孔、髂内、髂外及髂总淋巴结。子宫后壁癌灶可沿宫骶韧带转移至直肠淋巴结。约 10％的子宫内膜癌经淋巴管逆行引流累及阴道前壁。

3.血行转移

晚期患者经血行转移至全身各器官，常见部位为肺、肝、骨等。

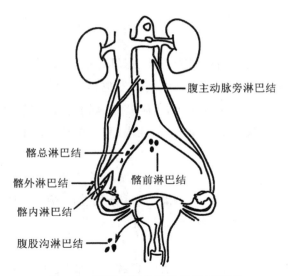

图 4-5　子宫内膜癌淋巴转移示意图

（五）临床表现

1.症状

极早期无明显症状,以后出现阴道流血、阴道排液、疼痛等。

(1)阴道流血:主要表现为绝经后阴道流血,量一般不多。尚未绝经者可表现为月经增多、经期延长或月经紊乱。

(2)阴道排液:多为血性液体或浆液性分泌物,合并感染则有脓血性排液,恶臭。因阴道排液异常就诊者约占 25%。

(3)下腹疼痛及其他:若癌肿累及宫颈内口,可引起宫腔积脓,出现下腹胀痛及痉挛样疼痛。晚期浸润周围组织或压迫神经可引起下腹及腰骶部疼痛,出现贫血、消瘦及恶病质等相应症状。

2.体征

早期子宫内膜癌妇科检查可无异常发现。晚期可有子宫明显增大,合并宫腔积脓时可有明显触痛,子宫颈管内偶有癌组织脱出,触之易出血。癌灶浸润周围组织时,子宫固定或在宫旁触及不规则结节状物。

（六）诊断

除根据临床表现及体征诊断外,病理组织学检查也是确诊的依据。

1.病史及临床表现

对于绝经后阴道流血、绝经过渡期月经紊乱者,均应排除内膜癌后再按良性疾病处理。对以下情况妇女要密切随诊:①有子宫内膜癌发病高危因素者,如肥胖、不育、绝经延迟者;②有长期应用雌激素、他莫昔芬或雌激素增高疾病史者;③有乳癌、子宫内膜癌家族史者。必要时进行分段诊刮送组织病理学检查。

2.B 型超声波检查

该检查可了解子宫大小、宫腔形状、宫腔内有无赘生物、子宫内膜厚度、肌层有无浸润及深度,为临床诊断及处理提供参考。子宫内膜癌超声图像表现为子宫增大,宫腔内有实质不均回声区,宫腔线消失,肌层内有不规则回声紊乱区等。彩色多普勒显像可见混杂的斑点状或棒状血流信号,流速高、方向不定,频谱分析为低阻抗血流频谱。

3.分段诊刮

分段诊刮是最常用、最有价值的诊断方法。分段诊刮的优点是能获得子宫内膜的组织标本进行病理诊断,同时还能鉴别子宫内膜癌和子宫颈管腺癌,也可明确子宫内膜癌是否累及子宫颈管,为制定治疗方案提供依据。

4.其他辅助诊断方法

(1)子宫颈管搔刮及子宫内膜活检:对绝经后阴道流血,子宫颈管搔刮可协助鉴别有无宫颈癌;若B型超声波检查确定宫腔内有明显病变,做宫腔内膜活检也可明确诊断。

(2)细胞学检查:宫颈刮片、阴道后穹隆涂片及子宫颈管吸片取材做细胞学检查,辅助诊断子宫内膜癌的阳性率不高,分别为 50%、65% 及 75%。近年来,通过宫腔冲洗或宫腔吸引涂片等方法准确率可达 90%。但是,细胞学阳性只能作为筛查方法,不能作为确诊依据。

(3)宫腔镜检查:可直接观察宫腔及子宫颈管内有无癌灶存在,以及其大小和部位,直视下取材活检,减少对早期子宫内膜癌的漏诊。但是否有可能促进癌细胞的扩散存在争议。

(4)其他:MRI、CT 等检查及血清 CA125 测定可协助判断病变范围,有子宫外癌肿播散者,其血清 CA125 值明显升高。

(七)鉴别诊断

绝经后及围绝经期阴道流血为子宫内膜癌最常见的症状,故子宫内膜癌应与引起阴道流血的各种疾病鉴别。

1.绝经过渡期功血

其以月经紊乱为主要表现,如经量增多、经期延长及不规则阴道流血。妇科检查无异常发现,应做分段诊刮活体组织检查确诊。

2.老年性阴道炎

其主要表现为血性白带,检查时可见阴道黏膜变薄、充血,或有出血点、分泌物增加等表现,治疗后可好转,必要时可先做抗感染治疗再做诊断性刮宫排除子宫内膜癌。

3.子宫黏膜下肌瘤或内膜息肉

其有月经过多或经期延长症状,可行 B 型超声波检查、宫腔镜及分段诊刮来确定诊断。

4.子宫颈管癌、子宫肉瘤及输卵管癌

其均可有阴道排液增多,或不规则流血。子宫颈管癌因癌灶位于子宫颈管内,子宫颈管变粗、硬或呈桶状。子宫肉瘤可有子宫明显增大、质软。输卵管癌以间歇性阴道排液、阴道流血、下腹隐痛为主要症状,可有附件包块。分段诊刮及 B 型超声波可协助鉴别诊断。

(八)治疗

主要治疗方法为手术、放疗及药物(化学药物及激素)治疗。应根据患者全身情况、癌变累及范围及组织学类型选用和制定适宜的治疗方案。早期患者以手术为主,按手术-病理分期的结果及存在的复发高危因素选择辅助治疗。晚期则采用手术、放射、药物等综合治疗。

1.手术治疗

手术治疗为首选的治疗方法。手术目的:一是进行手术-病理分期,确定病变的范围及与预后相关的重要因素;二是切除癌变的子宫及其他可能存在的转移病灶。术中首先进行全面探查,对可疑病变部位取样做冰冻切片检查,并留腹水或盆腹腔冲洗液进行细胞学检查。对剖视切除的子宫标本,判断有无肌层浸润。手术切除的标本应常规进行病理学检查,癌组织还应行雌、孕激素受体检测,作为术后选用辅助治疗的依据。

Ⅰ期患者应行筋膜外全子宫切除术及双侧附件切除术。具有以下情况之一者,应行盆腔及腹主动脉旁淋巴结切除术或取样:①特殊病理类型,如子宫乳头状浆液性腺癌、透明细胞癌、鳞形细胞癌、未分化癌等;②子宫内膜样腺癌 G3;③肌层浸润深度大于等于 1/2;④癌灶累及宫腔面积超过 50%或有峡部受累。鉴于子宫乳头状浆液性腺癌恶性程度高,以及早期淋巴转移及盆腹腔转移的特点,其临床Ⅰ期手术范围应与卵巢癌相同,除分期探查、切除子宫及双附件外,还应切除大网膜及阑尾。

Ⅱ期应行全子宫或者广泛子宫切除术及双附件切除术,同时行盆腔及腹主动脉旁淋巴结切除术。Ⅲ和Ⅳ期的晚期患者手术范围也与卵巢癌相同,应进行肿瘤细胞减灭手术。

2.放疗

放疗是治疗子宫内膜癌的有效方法之一,分腔内照射及体外照射两种。腔内照射多用后装腔内照射,高能放射源为^{60}Co 或^{137}Cs。体外照射常用^{60}Co 或直线加速器。

(1)单纯放疗:仅用于有手术禁忌证或无法手术切除的晚期子宫内膜癌患者。腔内总剂量为 45~50 Gy。体外照射总剂量为 40~45 Gy。对Ⅰ期 G1,不能接受手术治疗者可选用单纯腔内照射,其他各期均应采用腔内、腔外照射联合治疗。

(2)术前放疗:可缩小癌灶,创造手术条件。对于Ⅱ、Ⅲ期患者根据病灶大小,可在术前加用腔内照射或腔外照射。放疗结束后 1~2 周进行手术。但广泛采用国际妇产科联盟(FIGO)的手术-病理分期以来,术前放疗已很少使用。

(3)术后放疗:最主要的术后辅助治疗,可明显减少局部复发,提高生存率。对已有深肌层浸润、淋巴转移、盆腔及阴道残留病灶的患者术后均应加用放疗。

3.孕激素治疗

孕激素治疗主要用于晚期或复发子宫内膜癌的治疗。其机制可能是孕激素作用于癌细胞并与孕激素受体结合形成复合物进入细胞核,延缓 DNA 和 RNA 复制,抑制癌细胞生长。孕激素以高效、大剂量、长期应用为宜,至少应用 12 周以上方可评定疗效。孕激素受体阳性者有效率可达 80%。常用药物:口服甲羟孕酮 200~400 mg/d;己酸孕酮 500 mg,肌内注射每周 2 次。长期使用可有水钠潴留、水肿或药物性肝炎等不良反应,停药后即可恢复。

4.抗雌激素制剂治疗

适应证与孕激素治疗相同。他莫昔芬为非类固醇抗雌激素药物,亦有弱雌激素作用。他莫昔芬与雌激素竞争受体,抑制雌激素对内膜增生作用,并可提高孕激素受体水平,大剂量可抑制癌细胞有丝分裂。常用剂量为 20~40 mg/d,可先用他莫昔芬两周使孕激素受体含量上升,再用孕激素治疗,或与孕激素同时应用。不良反应有潮热、急躁等类绝经期综合征表现等。

5.化疗

化疗为晚期或复发子宫内膜癌的综合治疗措施之一,也可用于术后有复发高危因素患者的治疗,以期减少盆腔外的远处转移。常用化疗药物有顺铂、多柔比星、紫杉醇、环磷酰胺(CTX)、氟尿嘧啶、丝裂霉素、依托泊苷(VP-16)等,可单独应用或联合应用,也可与孕激素合并使用。子宫乳头状浆液性腺癌术后应给予化疗,方案同卵巢上皮癌。

6.保留生育功能治疗

对于病灶局限在内膜、高分化、孕激素受体阳性的子宫内膜癌,若患者坚决要求保留生育功能,可考虑不切除子宫和双附件,采用大剂量孕激素进行治疗。但是,这种治疗目前仍处在临床研究阶段,不应作为常规治疗手段。治疗前应充分告知患者保留生育功能治疗的利弊,3个月进行一次诊断刮宫,判断疗效以决定后续治疗。

(九)预后

影响预后的因素主要有三方面。

(1)癌瘤生物学恶性程度及病变范围,包括病理类型、组织学分级、肌层浸润深度、淋巴转移及子宫外病灶等。

(2)患者全身状况。

(3)治疗方案选择。

(十)随访

治疗后应定期随访,75%~95%的复发发生在术后2~3年。随访内容应包括详细病史(包括新的症状)、盆腔检查(三合诊)、阴道细胞学涂片、X线片、血清CA125检测等,必要时可做CT及MRI检查。一般术后2~3年每3个月随访一次,3年后每6个月1次,5年后每年1次。

(十一)预防

(1)普及防癌知识,定期体检。

(2)重视绝经后妇女阴道流血和围绝经期妇女月经紊乱的诊治。

(3)正确掌握雌激素应用指征及方法。

(4)对有高危因素的人群进行密切随访或监测。

第五章　妇科内分泌疾病

第一节　女性性早熟和青春期发育延迟

一、性早熟

(一)定义

性早熟指任何一个性征出现的年龄早于正常人群的平均年龄两个标准差,即性征提前出现。提前出现的性征与性别一致时称为"同性性早熟",不一致时称为"异性性早熟"。女孩多于男孩。

临床上,女孩 10 岁前月经来潮或 8 岁前第二性征出现,可诊断为女性性早熟。

(二)分类

1.真性性早熟(中枢性性早熟)

(1)特发性。

(2)中枢神经系统病变:占位性病变(出生缺陷或肿瘤)、感染/炎症、创伤、其他。

2.假性性早熟(外周性性早熟)

(1)外用(口服)雄激素或雌激素。

(2)内源性分泌雌激素的肿瘤或囊肿:①卵巢肿瘤(约 60% 为颗粒细胞瘤);②肾上腺肿瘤;③卵巢囊肿。

(3)严重的甲状腺功能减退。

3.不完全性性早熟

(1)乳房早熟:仅乳房发育而无其他青春期发育表现,无身高突增或骨成熟加速。

(2)阴毛早熟:出现阴腋毛而无分泌雌激素的其他表现,与肾上腺功能初现有关。

(三)发病机制

1.真性性早熟

下丘脑-垂体-卵巢轴提前激活,有排卵且具有生殖能力,第二性征过早出现,骨骼生长加速提前,但骨骺提前闭合,影响最终身高。

2.假性性早熟

非下丘脑-垂体-卵巢轴提前激活引起,由其他来源的雌激素刺激引起,仅有部分性征发育而无性功能成熟。

3.真性性早熟的首发症状

虽然单独的乳房发育或阴毛发育通常是自限性的,但可能是真性性早熟的首发症状。

4.纤维性骨营养不良综合征

该综合征表现为反复发生的卵巢滤泡囊肿、多发性骨纤维性营养不良、大的形状不规则的咖啡色斑块。其卵巢滤泡囊肿是非促性腺激素依赖性的,是由某些特定细胞系的体细胞显性突变导致的,即兴奋性 G 蛋白(Gs)α 亚单位基因突变,造成环磷酸腺苷通路的过度激活,波动的雌激素水平引起性发育及无排卵月经。

(四)诊断要点

1.病史

询问雌激素接触史,脑部有无创伤,生长发育快慢,等等。

2.体检

身高、体重是否超龄,乳房发育级别,甲状腺、生殖器发育情况,有无色斑。

3.内分泌检查

性激素、甲状腺激素、肾上腺激素。

4.骨骼发育指标

(1)骨龄:比实际年龄提前 2 年以上为骨龄提前。真性性早熟骨龄 95% 提前;假性性早熟早期与年龄相符,长时间后骨龄也可提前。

(2)骨矿含量和骨密度。

(3)骨钙素。

5.超声检查

子宫附件、肾上腺。

6.GnRH 兴奋试验

静脉注射 GnRH 100 μg 后 30～60 分钟取血测 FSH 和 LH 的兴奋程度。真性性早熟者的 FSH 和 LH 均较基线升高,但以 LH 增高为主;假性性早熟反应低下。尚无固定的标准结果。

7.颅脑 MRI

必要时选择,以排除脑内肿瘤。

(五)治疗原则

治疗目的是使性早熟的第二性征逐渐消退、骨骼生长减慢,改善最终身高。

1.真性性早熟

GnRH-a 抑制下丘脑-垂体-卵巢轴功能,直至正常月经来潮年龄。GnRH-a 治疗的患儿骨骺融合延迟,有利于改善身高,但又会使垂体分泌的生长激素的峰值降低,故理想的治疗方案是联合使用 GnRH-a 和生长激素治疗。

2.假性性早熟

去除外源性和内源性的雌激素。

3.纤维性骨营养不良综合征

对症治疗。抑制卵巢类固醇激素合成,可采用芳香化酶抑制剂或合成孕激素治疗,GnRH-a 无效。骨骼治疗可采用阿仑膦酸钠。

4.单纯乳房早熟

无须治疗。

二、青春发育延迟

(一)定义

青春发育比正常人群性征初现的平均年龄晚 2 个标准差以上,称为青春发育延迟。一般临床上以 16 岁无月经初潮或者 14 岁无乳房等第二性征发育为发育延迟表现。引起青春发育延迟的原因通常也会导致闭经。

(二)病因及分类

1.体质性青春发育延迟

体质性青春发育延迟,又称特发性青春发育延迟。性征延迟发育是下丘脑促性腺激素释放,使下丘脑-垂体-性腺轴的活动较晚激活所致。一旦青春发育开始,其生长速度及 GH 分泌会变为正常。

2.低促性腺激素性性腺功能低下

(1)中枢神经系统疾病:主要是中枢神经系统的肿瘤(颅咽管瘤、松果体瘤、生殖细胞瘤等)、感染、损伤或先天性缺陷。

(2)单一性促性腺激素缺乏:卡尔曼(Kallmann)综合征是较常见的单一性促性腺激素缺乏。

(3)特发性垂体功能低下矮小症:通常是由下丘脑释放因子缺乏引起的。

(4)功能性促性腺激素缺乏:严重慢性消耗性疾病(如神经性厌食和过度运动)及营养不良等均可能发生青春发育延迟。甲状腺功能减退和皮质醇增多症亦常与青春发育延迟有关。

(5)青春期前高催乳素血症会发生青春发育延迟,但较为少见。

3.高促性腺激素性性腺功能低下

卵巢不能合成和分泌足够的性激素,以及促性腺激素分泌增加,导致 FSH 和 LH 水平升高,E_2 水平低下。此种情况以先天发育异常多见,并常表现为性幼稚。其多为性发育异常疾病。

(三)诊断要点

(1)病史、体格检查、影像学检查及骨龄的估计。

(2)孕激素和雌孕激素试验。

(3)垂体促性腺激素的测定:用于判断是高促性腺激素性性腺功能低下还是低促性腺激素性性腺功能低下。

(4)染色体检查:适用于高促性腺激素性性腺功能低下。

(四)治疗

1.体质性青春发育延迟

原则上不需要特殊处理。

2.原发病因的去除和纠正

若存在中枢神经系统肿瘤,病患可根据情况决定手术或非手术治疗。许多功能性的促性腺激素低下是可以纠正和调整的。对神经性厌食者应鼓励其进食,增加体重;对甲状腺功能减退者则应纠正甲低;治疗皮质醇增多症及高催乳素血症等内分泌异常;严禁青少年吸毒。

3.性腺功能低下的治疗

(1)LHRH:适用于垂体对下丘脑激素 LHRH 反应良好的患者。因价格昂贵,一般只用于已婚想生育者。

(2)尿促性素(hMG):亦只用于婚后有生育要求的患者。

(3)溴隐亭:高催乳素血症所致的青春发育延迟可用溴隐亭治疗。

(4)雌激素:对无生育要求的患者可采用雌激素替代治疗。使用过程中应注意监测骨龄和身高的变化,适时调整剂量以防身高过高或生长受到抑制,必要时可加用生长激素。

4.高促性腺激素性性腺功能低下

用雌激素替代治疗,方法如前述。有 Y 染色体存在者需手术。

第二节　经前期综合征

一、概述

经前期综合征(PMS)是指月经前周期性出现的躯体、精神及行为症状群,影响正常工作和学习,月经来潮后症状迅速消失。PMS 的严重类型称为"经前焦虑症"(PMDD)。

二、临床表现

(一)精神症状

精神紧张、易怒、急躁、情绪波动、不能自制,也可抑郁、情绪淡漠、疲乏、困倦,以及饮食、睡眠和性欲改变等。

(二)躯体症状

头痛多为双侧性,但亦可单侧头痛,疼痛部位不固定,一般位于颞部或枕部,头痛症状于经前数天即出现,伴有恶心甚至呕吐,呈持续性或时发时愈。乳房肿胀及疼痛,以乳房外侧边缘及乳头部位为重,严重者疼痛可放射至腋窝及肩部。盆腔坠胀和腰骶部、背部疼痛。手、足、眼睑的水肿,腹部胀满,少数患者体重明显增加。此外,还可出现便秘、低血糖等表现。

(三)行为改变

注意力不集中、记忆力减退、判断力减弱、工作效率低。有犯罪或自杀倾向。

三、诊断

主要依据为经前期出现的周期性典型症状,出现于月经前1~2周,逐渐加重,至月经前2天左右最重,月经来潮后症状可突然消失。诊断多不困难,必要时可同时记录基础体温(BBT),以了解症状出现与卵巢功能的关系。PMDD 的诊断则需满足美国精神病学协会推荐的《精神疾病诊断与统计手册》(第四版)的严格标准。本病应与精神疾病、偏头痛、围绝经期综合征、子宫内膜异位症等相鉴别,同时应除外心、肝和肾疾病引起的水肿。

四、治疗

主要是对症治疗,强调个体化原则。

(一)心理疏导

精神安慰,适当增加体育锻炼,可对相当一部分患者有效。

(二)饮食调节

高碳水化合物及低蛋白饮食,限盐,限咖啡,补充维生素 E 及维生素 B_6。

(三)药物治疗

1.选择性 5-羟色胺再摄入抑制剂

选择性 5-羟色胺再摄入抑制剂是治疗 PMS 的一线药物,尤其适用于重度 PMS 和 PMDD 的患者。给药时间为月经开始前 14 天至月经来潮或经后停用,也可全月经周期连续服用,连续给药可能优于间断给药。常用药物有氟西汀、帕罗西汀、舍曲林。

2.抗焦虑药

抗焦虑药适用于明显焦虑及易怒的患者。阿普唑仑由于潜在的药物依赖性,通常作为选择性 5-羟色胺再摄入抑制剂无效时的二线用药,于经前开始用至月经来潮 2～3 天。

3.排卵抑制剂

(1)口服避孕药:可以抑制排卵,减少月经周期中激素的波动,主要用于改善躯体症状,如头痛、乳房胀痛、腹痛等。新型含屈螺酮的口服避孕药(如优思明、Yaz)可能更有助于症状改善。

(2)促性腺激素释放激素激动剂(GnRH-a):通过降调节,抑制垂体促性腺激素分泌,抑制排卵,缓解症状。但其价格昂贵,相关的低雌激素症状限制了它的长期应用,低剂量雌激素反向添加治疗可防止部分不良反应。

(3)其他药物:前列腺素抑制剂,可缓解头痛和腹痛;醛固酮受体拮抗剂(螺内酯),可减轻水钠潴留,缓解精神症状;溴隐亭对乳房疼痛有效。

第三节　痛　经

一、定义

痛经为痉挛性无盆腔器质性病变的疼痛,通常发生于初潮后的一年内,原发性痛经仅发生于有排卵周期。

二、发生机制

(一)子宫肌层张力增加,收缩增多

(1)前列腺素增多。

(2)前列腺素 F2α 能强有力地使子宫肌层收缩。

(二)白三烯类

增加痛觉纤维的敏感性。

（三）孕酮下降

黄体萎缩，孕激素水平下降。

三、诊断

（一）病史

1.痛经

开始时间，持续时间，与月经周期的关系，疼痛类型，严重程度。

2.月经史

初潮年龄，是否规律，周期长度，经期长度，经量多少，末次月经。

3.伴随症状

恶心、呕吐、腹胀、腹泻、疲乏。

4.疼痛特征

一般不会进行性加重。

（二）妇科检查

原发性痛经的诊断需要双合诊或肛诊，无异常发现。

（三）实验室检查

与鉴别诊断相关的检查：CA125。

（四）影像学检查

1.超声

排除异位妊娠、卵巢囊肿、子宫肌瘤、宫内节育器异常等。

2.子宫输卵管造影

排除子宫内膜息肉、子宫畸形等。

四、原发性痛经与继发性痛经的鉴别

（一）原发性痛经

（1）发生于有排卵的月经周期。

（2）多数发生于初潮后的一年内。

（3）随月经出现而出现疼痛，持续 1～2 天。

（4）性质为在下腹部持续性疼痛的基础上的波动性、痉挛性疼痛，放射至骶背部及大腿内侧。

（5）妇科检查无异常发现。

（二）继发性痛经

（1）初潮一年以后始出现的痛经，继发性可能增加。

（2）不一定随月经出现，有时始于黄体期并逐渐加重，至月经期达到高峰。

（3）妇科检查异常发现：子宫不规则，阴道后穹隆触痛结节。

（三）以下几种情况高度提示继发性痛经

（1）初潮后的第 1～2 个周期内即出现的痛经，应警惕生殖道梗阻。

（2）25 岁以后开始出现的痛经。

（3）非甾体抗炎药或（和）口服避孕药治疗无效的痛经。

(四)腹腔镜

对非甾体抗炎药及口服避孕药治疗无效的痛经患者,应进行腹腔镜检查,明确诊断并进行相应的处理。

五、患病率

(1)原发性痛经的发生率为60%。

(2)在原发性痛经的患者中,60%的患者为中重度痛经,51%的患者因痛经而活动受限,17%的患者影响正常工作和学习。

(3)原发性痛经的发生率随年龄增长而下降,吸烟可增加原发性痛经的发生率。

六、治疗

根据痛经是否影响学习、工作及社会活动,决定是否需要治疗。

(一)非甾体抗炎药

(1)一线治疗。

(2)应规律应用,为避免对潜在妊娠的影响,应在来月经时开始应用。

(3)主要不良反应:胃肠道不适,极少严重不良反应。

(4)禁忌证:肾功能不全、消化性溃疡、出血倾向等。

(5)药物:双氯芬酸、布洛芬、酮洛芬、甲氯芬那酸、甲芬那酸、萘普生。

(二)口服避孕药(OCs)

周期应用,撤药性出血时偶有痛经,长期连续应用,减少月经次数,对原发痛经患者可能有效。

(三)避孕针剂

长效甲羟孕酮避孕针剂。

(四)手术

对于难治性痛经,骶前神经切除术证据有限,应注意权衡利弊。

(五)其他治疗

证据有限,有待于进一步研究。

(1)针灸,推拿,中药。

(2)饮食:低脂素食、鱼油、各种维生素、镁。

(3)综合治疗。

第四节 异常子宫出血

一、定义

异常子宫出血(AUB)是妇科常见的症状和体征,是一种总的术语,指与正常月经的周期频率、规律性、经期长度、经期出血量有1项不符的、源自子宫腔的异常出血。

二、AUB病因

AUB分为两大类、9个类型,按英语首字母缩写为"PALM-COEIN"。"PALM"存在子宫结构性改变,可采用影像学技术和(或)组织病理学方法明确诊断,而"COEIN"无子宫结构性改变。

具体为子宫内膜息肉所致 AUB(AUB-P)、子宫腺肌病所致 AUB(AUB-A)、子宫平滑肌瘤所致 AUB(AUB-L)、子宫内膜恶变和不典型增生所致 AUB(AUB-M)、全身凝血相关疾病所致 AUB(AUB-C)、排卵障碍相关的 AUB(AUB-O)、子宫内膜局部异常所致 AUB(AUB-E)、医源性 AUB(AUB-I)、未分类的 AUB(AUB-N)。AUB-L 的肌瘤包括黏膜下(SM)和其他部位(O)。

功能失调性异常子宫出血强调的是排除器质性疾病,无排卵性功血即为 AUB-O,有排卵性功血则涉及 AUB-O 和 AUB-E。

三、AUB 病因诊断流程

对 AUB 患者,要通过详细询问月经改变情况,确认其特异的出血模式。功能失调性异常子宫出血常表现为月经稀发、经期延长等。应注意询问性生活情况和避孕措施以除外妊娠或产褥期相关的出血,必要时测定血 HCG 水平。

初诊时进行全身检查及妇科检查,及时发现相关体征,如性征、身高、泌乳、体质量、体毛、腹部包块等,有助于确定出血来源,排除宫颈、阴道病变,发现子宫结构的异常,结合必要的辅助检查以明确 AUB 病因。

(1)确定 AUB 的出血模式。

(2)对月经频发、月经过多、经期延长、不规律月经的诊断。

(3)月经过少是 AUB 的一种出血模式,在临床上常见。其病因可为卵巢雌激素分泌不足、无排卵,或手术创伤、炎症、粘连等导致子宫内膜对正常量的激素不反应。

(4)月经稀发。

(5)经间期出血(IMB):有规律、在可预期的月经之间发生的出血,包括随机出现和每个周期固定时间出现的出血。按出血时间可分为卵泡期出血、围排卵期出血、黄体期出血。

四、AUB 的临床表现及处理

(一)AUB-P

子宫内膜息肉可为单发或多发,AUB 原因中 21%～39%为子宫内膜息肉。临床上70%～90%的子宫内膜息肉有 AUB,表现为 IMB、月经过多、不规则出血、不孕。通常可经盆腔 B 型超声波检查发现,最佳检查时间为周期第 10 天之前。确诊需在宫腔镜下摘除行病理检查。

直径小于 1 cm 的息肉若无症状,1 年内自然消失率约为 27%,恶变率低,可观察随诊;对体积较大、有症状的息肉推荐宫腔镜下息肉摘除及刮宫,盲目刮宫容易遗漏,术后复发风险为3.7%～10.0%;对已完成生育或近期不愿生育者可考虑使用短效口服避孕药或左炔诺孕酮宫内缓释系统(LNG-IUS)以减少复发风险;对于无生育要求、多次复发者,可建议行子宫内膜切除术;对恶变风险大者可考虑子宫切除术。

(二)AUB-A

子宫腺肌病可分为弥漫型和局限型,主要表现为月经过多和经期延长,部分患者可有IMB、不孕。多数患者有痛经。确诊需病理检查,临床上可根据典型症状及体征、血 CA125 水平增高做出初步诊断。盆腔超声检查可辅助诊断,有条件者可行 MRI 检查。

治疗视患者年龄、症状、有无生育要求决定,分药物治疗和手术治疗。对症状较轻、不愿手术者可试用短效口服避孕药、促性腺激素释放激素激动剂治疗 3～6 个月,停药后症状可能复发,复发后还可再次用药。对近期无生育要求、子宫小于孕 8 周大小者也可放置LNG-IUS;对子宫大于孕 8 周大小者可考虑 GnRH-a 与 LNG-IUS 联合应用。对年轻、有生育要求者可用 GnRH-a 治疗 3～6 个月之后酌情给予辅助生殖技术治疗。对无生育要求、症状重、年龄大或药物治疗无效者可行全子宫切除术,卵巢是否保留取决于卵巢有无病变和患者意愿。对有生育要求患者可考虑局部病灶切除及 GnRH-a 治疗后再给予辅助生殖技术治疗。

(三)AUB-L

根据生长部位,子宫平滑肌瘤可分为影响宫腔形态的黏膜下肌瘤与其他肌瘤。子宫平滑肌瘤可无症状,仅在查体时发现,但也常表现为经期延长或月经过多。黏膜下肌瘤引起的 AUB 较严重,通常可经盆腔 B 型超声波检查、宫腔镜检查发现,确诊可通过术后病理检查。

治疗方案取决于患者年龄,症状严重程度,肌瘤大小、数目、位置,有无生育要求等。对 AUB 合并黏膜下肌瘤的妇女,需要行宫腔镜或联合腹腔镜肌瘤剔除术。对以月经过多为主、已完成生育的妇女,短效口服避孕药和 LNG-IUS 可缓解症状。对有生育要求的妇女可采用 GnRH-a、米非司酮治疗 3～6 个月,待肌瘤缩小和出血症状改善后自然妊娠或辅助生殖技术治疗。

(四)AUB-M

子宫内膜恶变和不典型增生所致 AUB 较少见但对女性健康危害大。伴有细胞非典型性的子宫内膜增殖症是癌前病变,癌变率为 8％～29％。常见于多囊卵巢综合征(PCOS)、肥胖、使用他莫昔芬的患者,偶见于有排卵而黄体功能不足者,临床主要表现为不规则子宫出血,可与月经稀发交替发生。少数患者有 IMB 症状,常伴有不孕。确诊应行子宫内膜活检病理检查。对于年龄大于等于 45 岁、长期不规则子宫出血、有子宫内膜癌高危因素(如高血压、肥胖、糖尿病等)、B 型超声波检查提示子宫内膜过度增厚、回声不均匀、药物治疗效果不显著者,应行诊刮并行病理检查,对有条件者首选宫腔镜直视下活检。

对子宫内膜不典型增生应根据内膜病变轻重、患者年龄及有无生育要求选择不同的治疗方案。对年龄大于 40 岁、无生育要求的患者建议行子宫切除术。对年轻、有生育要求的患者,经全面评估和充分咨询后,可采用全周期连续高效合成孕激素子宫内膜萎缩治疗,如甲羟孕酮、甲地孕酮等,3～6 个月后行诊刮加吸宫(以达到全面取材的目的)。如内膜病变未逆转应继续增加剂量,3～6 个月后再复查。如果子宫内膜不典型增生消失则停用孕激素,积极给予辅助生殖技术治疗。在使用孕激素的同时,应对子宫内膜增生的高危因素,如肥胖、胰岛素抵抗同时治疗。子宫内膜恶性肿瘤诊治详见子宫内膜癌章节。

(五)AUB-C

AUB-C 包括再生障碍性贫血、各类型白血病、各种凝血因子异常、各种原因造成的血小板减少等全身性凝血机制异常。研究认为,月经过多的妇女中约 13％有全身性凝血异常。凝血功能异常除月经过多外,也可有 IMB 和经期延长等表现。

治疗应与血液科和其他相关科室共同协商,原则上应以血液科治疗措施为主,妇科协助控制月经出血。妇科首选药物治疗，主要措施为大剂量高效合成孕激素子宫内膜萎缩治疗，有时加用丙酸睾酮减轻盆腔器官充血。氨甲环酸、短效口服避孕药也可能有帮助。药物治疗失败或原发病无治愈可能时，可考虑在血液科控制病情、改善全身状况后行手术治疗。手术治疗包括子宫内膜切除术等。

（六）AUB-O

排卵障碍包括稀发排卵、无排卵及黄体功能不足，主要由下丘脑-垂体-卵巢轴功能异常引起，常见于青春期、绝经过渡期，生育期也可由 PCOS、肥胖、高催乳素血症、甲状腺疾病等引起。

无排卵性 AUB 是由单一雌激素的作用和波动、无孕酮对抗导致的出血，包括雌激素撤退性出血和雌激素突破性出血。在单一雌激素的持久刺激下，子宫内膜增生过长，若有一批卵泡闭锁或大量雌激素对 FSH 产生负反馈作用，使雌激素水平突然下降，内膜则因失去雌激素支持而剥脱，发生雌激素撤退性出血，与外源性雌激素撤药所引起的出血相似。少数无排卵妇女可有规律的月经周期，临床上称"无排卵月经"，多数不排卵女性表现为月经紊乱。失去正常周期和出血自限性，出血间隔长短不一，短者几日，长者数月，常误诊为闭经；出血量多少不一，出血量少者只有点状出血，多者大量出血，不能自止，导致贫血或休克。出血的类型取决于血清雌激素的水平及其下降速度、雌激素对子宫内膜持续作用的时间及子宫内膜的厚度。出血期间一般无腹痛或其他不适。同时，患者可合并贫血表现、多毛、肥胖、泌乳、不孕等。

有排卵性 AUB 患者月经周期中有卵泡发育及排卵，但黄体期孕激素分泌不足或黄体过早衰退导致子宫内膜分泌反应不良和黄体期缩短。神经内分泌调节功能紊乱可导致卵泡期 FSH 不足，LH/FSH 比率异常或 LH 分泌异常等导致卵泡发育不良，雌激素分泌减少，从而对垂体及下丘脑正反馈不足；LH 脉冲峰值不高及排卵峰后 LH 低脉冲缺陷，使排卵后黄体发育不全，孕激素分泌减少；卵巢本身发育不良，卵泡期颗粒细胞 LH 受体缺陷，也使排卵后颗粒细胞黄素化不良，孕激素分泌减少，从而使子宫内膜反应不足。病理表现为分泌期腺体子宫内膜分泌反应欠佳，间质水肿不明显、腺体与间质发育不同步，或在内膜各个部位显示分泌反应不均，如在血管周围的内膜孕激素水平稍高，分泌反应接近正常，远离血管的区域则分泌反应不良。内膜活检显示分泌反应较实际周期日至少落后两天。临床表现为月经前期少量阴道出血，月经周期可缩短或正常。

治疗原则是出血期止血并纠正贫血，血止后调整周期预防子宫内膜增生和 AUB 复发，对有生育要求者促排卵治疗。止血的方法包括孕激素子宫内膜脱落法、大剂量雌激素内膜修复法、短效口服避孕药或高效合成孕激素内膜萎缩法和诊刮。辅助止血的药物包括氨甲环酸、酚磺乙胺、维生素 K 及中药等。对青春期患者以止血、调整月经周期为主；对生育期患者以止血、调整月经周期、促排卵为主；对绝经过渡期患者以止血、调整月经周期、减少经量、防止子宫内膜病变为主。

调整周期的方法主要是后半期孕激素治疗，对青春期及生育年龄患者宜选用天然或接近天然的孕激素（如地屈孕酮），有利于卵巢轴功能的建立或恢复。短效口服避孕药主要适合于有避孕要求的妇女。对已完成生育或近 1 年无生育计划者可放置 LNG-IUS，减少无排卵患者的出血量，预防子宫内膜增生。对已完成生育、药物治疗无效或有禁忌证的患者可考虑子宫内膜切除术或切除子宫。促排卵治疗适用于无排卵、有生育要求的患者，可同时纠正 AUB，具体方法取决于无排卵的病因。

刮宫术可迅速止血,并具有诊断价值,可了解内膜病理,除外恶性病变。对于绝经过渡期及病程长的育龄期患者应首先考虑使用刮宫术,对未婚无性生活史的青少年,除非要除外内膜病变,不轻易行刮宫术,其仅适用于大量出血且药物治疗无效应立即止血或检查子宫内膜组织学者。对于超声提示宫腔内异常者,可在宫腔镜下刮宫,以提高诊断率。

(七)AUB-E

当 AUB 发生在有规律且有排卵的周期,特别是经排查未发现其他原因可解释时,其可能是子宫内膜局部异常导致的。可表现为月经过多、IMB 或经期延长。月经过多可能是调节子宫内膜局部凝血纤溶功能的机制异常所致,而淋漓出血的原因可能是子宫内膜修复的分子机制异常,包括子宫内膜炎症、感染、炎性反应异常和子宫内膜血管生成异常等。目前尚无特异方法诊断子宫内膜局部异常,主要基于在有排卵月经的基础上排除其他异常后而确定。

对此类非器质性疾病引起的月经过多,建议先行药物治疗,推荐的药物治疗顺序如下。①LNG-IUS,适合于近 1 年无生育要求者。②氨甲环酸抗纤溶治疗或非类固醇抗炎药,可用于不愿、不能使用性激素治疗或想尽快妊娠者。③短效口服避孕药。④孕激素子宫内膜萎缩治疗,如炔诺酮 5 mg,每天 3 次,从周期第 5 天开始,连续服用 21 天。刮宫术仅用于紧急止血及病理检查。对于无生育要求者,可以考虑保守性手术,如子宫内膜切除术。

(八)AUB-I

AUB-I 是指使用性激素、放置宫内节育器或使用可能含雌激素的中药保健品等因素而引起的 AUB。突破性出血(BTB)指激素治疗过程中非预期的子宫出血,是 AUB-I 的主要原因。引起 BTB 的原因可能是所用的雌、孕激素比例不当。避孕药的漏服则引起撤退性出血。放置宫内节育器引起经期延长可能与局部前列腺素生成过多或纤溶亢进有关。首次应用 LNG-IUS 或皮下埋置剂的妇女 6 个月内也常会发生 BTB。使用利福平、抗惊厥药及抗生素等也易导致 AUB-I。临床诊断需要仔细询问用药历史、分析服药与出血时间的关系,必要时应用宫腔镜检查,排除其他病因。

有关口服避孕药引起的出血,首先应排除漏服,强调规律服用;若无漏服可通过增加炔雌醇剂量改善出血症状。若由放置宫内节育器所致,治疗首选抗纤溶药物。应用 LNG-IUS 或皮下埋置剂引起的出血可对症处理或期待治疗,做好放置前咨询。

(九)AUB-N

AUB 的个别患者可能与其他罕见的因素有关,如动静脉畸形、剖宫产术后子宫瘢痕缺损、子宫肌层肥大等,但目前尚缺乏完善的检查手段作为诊断依据,也可能存在某些尚未阐明的因素。目前,暂将这些因素归于未分类(AUB-N)。

第五节 闭 经

一、概述

(一)定义

1.原发闭经

满 14 周岁无第二性征发育,或满 16 岁有第二性征发育但未来月经。

2.继发闭经

持续既往月经周期 3 个以上或超过 6 个月未来月经。

3.生理闭经

妊娠、哺乳等。

(二)闭经的原因

(1)下生殖道性闭经。

(2)子宫性闭经。

(3)卵巢性闭经。

(4)垂体性闭经。

(5)下丘脑性闭经。

(6)生殖内分泌轴不协调造成的闭经。

(7)其他内分泌腺体功能异常造成的闭经。

(三)闭经原因的部位诊断

1.孕激素试验

单用孕激素(孕酮 20 mg,肌内注射,每天 1 次,3 天)。

2.有撤退性出血

雌激素水平正常,即生殖内分泌轴有功能但功能异常,考虑无排卵、PCOS 或高催乳素血症等;无撤退性出血则诊断仍不明确,继续进行雌孕激素试验。

3.雌孕激素试验

大剂量雌激素人工周期试验。

4.有撤退性出血

考虑生殖道(下生殖道和子宫性闭经)原因:各种生殖道畸形、宫腔粘连等;仍无撤退性出血则诊断仍不明确,应参考生殖内分泌激素测定。

5.进行生殖激素测定

取血应在孕激素试验之前进行,否则将影响结果的准确性。

(1)FSH、LH 高,E_2 低:卵巢性闭经。

(2)FSH、LH 正常或低,E_2 低:中枢性闭经(垂体下丘脑性闭经)。

(四)部位诊断的用药方法

1.孕酮撤退

为确保效果,应注射针剂,孕酮 20 mg,肌内注射,每天一次,3 天。

2.大剂量雌激素人工周期

戊酸雌二醇 3～4 mg,每天 1 次,21 天,最后 3 天肌内注射孕酮 20 mg,每天 1 次,如无出血,重复一次。

二、下生殖道性和子宫性闭经

(一)诊断

(1)孕激素试验无撤退性出血,雌孕激素试验无撤退性出血。

(2)原发或继发性闭经,第二性征发育好。

（3）既往可有结核、多次或过度刮宫，以及严重产褥感染史。

（4）妇科检查可正常，亦可有增厚、粘连、肿块或子宫缺如。

（5）必要时可试探宫腔有无粘连或瘢痕感；取内膜活检、子宫碘油造影或宫腔镜检查。

（6）基础体温可双相。BBT 上升前雌激素水平相当于晚卵泡期水平，上升 7 天左右时孕酮水平在 3 ng/mL 以上。

（7）病因可为先天性苗勒管发育异常（mayer-Rokitansky-Kuster-Haüser 综合征）、感染、刮宫过度、宫腔粘连（Asherman 综合征）。

（二）处理

（1）若血常规、血沉、胸部 X 线检查、结核菌素试验（OT 试验）等提示体内有活动性结核灶，应行抗结核治疗。

（2）若伴有周期性腹痛疑为宫腔粘连，应在腹痛发作时探查宫腔，分离粘连，并放置宫内避孕器以防止再次粘连，同时可在肝功能、乳腺、血脂等检查正常后试用大剂量雌激素治疗 2～3 个月，若月经畅通即可取出。

（3）若子宫内膜已被破坏，则无特殊治疗方法。

（4）先天性无子宫、无阴道者可于婚前行阴道成形术，但不能生育。

三、卵巢性闭经

（一）性发育异常

性发育异常包括：特纳综合征、XX 单纯性腺发育不全、XY 单纯性腺发育不全、雄激素不敏感综合征和 XO/XY 性腺发育不全等。

（二）卵巢早衰

1.诊断

（1）孕激素试验无撤退性出血，雌孕激素试验有撤退性出血。

（2）雌激素水平低落，血 LH、FSH 水平过高。

（3）40 岁以前继发性闭经为卵巢早衰，可有潮热、出汗、烦躁等更年期症状。

（4）既往可有化疗、放疗、卵巢肿瘤、腮腺炎和盆器手术史，或伴有免疫系统障碍的疾病（如慢性淋巴性甲状腺炎、类风湿病等）。

（5）腹腔镜检查卵巢呈萎缩状。卵巢活检卵泡可见亦可无。

（6）原发闭经者行染色体核型检查有助于性发育异常的诊断。

2.处理

（1）极少有自然好转的可能，可能性为 2％～4％。

（2）可行人工周期替代治疗。

四、高催乳素血症性闭经

孕激素试验有撤退性出血。

五、多囊卵巢综合征

孕激素试验有撤退性出血。

六、下丘脑垂体性闭经

1.诊断

(1)孕激素试验无撤退性出血,雌孕激素试验有撤退性出血。

(2)原发性或继发性闭经。雌激素水平正常或低落,血 LH、FSH 浓度正常或低下,PRL 浓度正常。

(3)伴有嗅觉丧失者为卡尔曼综合征。

(4)器质性病因有希恩综合征、空泡蝶鞍综合征、单一性促性腺激素缺乏症、下丘脑或垂体无功能细胞癌,以及脑炎或颅底损伤后遗症等。应行下丘脑垂体磁共振成像检查、甲状腺及肾上腺皮质功能检查进行鉴别。

(5)下丘脑垂体功能失调的疾病有神经性厌食、精神性闭经、运动性闭经、营养不良等。

(6)特发性。

2.处理

(1)病因治疗:如心理治疗、补充营养、减少运动量,有肿瘤时酌情手术。

(2)诱导排卵:有生育要求者应诱导排卵。孕激素试验阴性者氯米芬(克罗米芬)无效,可用hMG/HCG或 LH-RH 脉冲治疗。采用后者治疗前宜先行 LH-RH 兴奋试验,了解垂体反应性。

(3)人工周期替代治疗:适用于无生育要求的患者。

第六章　女性生殖系统上皮内瘤变

第一节　外阴上皮内瘤变

外阴上皮内瘤变(VIN)指局限外阴皮肤黏膜上皮内的肿瘤性病变,多见于 35～45 岁女性,约 50% 的 VIN 患者伴有其他部位的上皮内瘤变,约 38% 的 VIN 可自然消退,2%～4% 或进展为浸润癌。1986 年,国际外阴阴道病研究学会(ISSVD)将鲍恩病、增殖性红斑、单纯性原位癌等统一命名为 VIN,并根据上皮内细胞异型程度,把 VIN 分为 3 级,2004 年 ISSVD 对 VIN 进行修正,认为 VIN I 主要是 HPV 感染的反应性改变,VIN 主要指高级别的 VIN II～III 级病变。

一、病因

病因不完全清楚,目前认为多数 VIN 与 HPV 感染相关,P53 基因异常可促进分化型 VIN 向鳞癌发展,其他危险因素包括性传播疾病、肛门-生殖道病变、免疫抑制及吸烟等。

二、病理

VIN 主要病理学改变为表面角化上皮层增厚,基底层至棘细胞层出现异型细胞,细胞形态大小不等,胞核大,染色质增多,深染,核分裂象增多。VIN 分为 3 级,低级别上皮内瘤变病变细胞局限于上皮层下 1/3 的为 VIN I 级,高级别上皮内瘤变占据上皮层下 21/3～2/3 的为 VIN II 级,超过 2/3 的为 VIN III 级(包括原位癌)。

依据病理形态与生物学特点可将 VIN 分为两类。

(一)普通型(usual VIN, uVIN)

uVIN 与高危型 HPV 感染相关,病灶中多能检测出 HPV16、HPV18,多发生于生育年龄女性;超过 30% 的病例合并生殖道其他部位病变(以 CIN 最常见),与外阴浸润性疣状癌及基底细胞癌有关。

(二)分化型(differentiated VIN, dVIN)

dVIN 与 HPV 感染无关,病变在硬化苔藓基础上发生,多发生于绝经后妇女;病理形态主要为溃疡、疣状丘疹或过度角化斑片,与外阴角化性鳞癌有关。

三、临床表现

VIN 的临床症状无特异性。一般表现为外阴部隆起的斑片状、丘疹状病变,可比正常皮肤黏膜的皮色深或同色,也可表现为白色、浅红色。瘤变多出现在两侧大小阴唇处,或在尿道口和阴道口黏膜旁,可伴有外阴瘙痒,烧灼不适,甚至发生溃疡,排尿困难。

四、诊断

依据外阴长期瘙痒及妇科检查发现皮肤黏膜的病变可做出初步诊断,确诊需病理检查,对可疑病灶应做多点活检或在术中行快速病理检查,以确定是否有浸润及切缘有无残留病灶。

五、鉴别诊断

应与外阴上皮内非瘤样病变、外阴棘皮病、早期外阴浸润癌相鉴别。

六、处理

治疗目的：消除病灶，缓解临床症状，预防 VIN 恶变。治疗包括局部药物和物理治疗、手术治疗。

(一)局部治疗

1.药物治疗

抗病毒药物如 1‰西多福韦，干扰素凝胶，免疫抑制剂如 5％咪喹莫特，抗肿瘤药物如 5％氟尿嘧啶软膏。

2.物理治疗

治疗前应做组织活检，浸润癌高危者与溃疡者禁用，主要为激光、冷冻、电灼及光动力学治疗，亦可作为病灶广泛年轻患者的辅助治疗。

(二)手术治疗

手术可完全切除病灶并对病灶进行彻底的组织病理学评定，术式包括以下几种类型。

1.局部扩大切除

局部扩大切除适用于病灶局限者。外阴两侧的病灶切除范围应在病灶外 0.5～1.0 cm 处。手术时切除组织边缘需行冷冻切片以确定无残留病灶。若无病灶累及，可保留阴蒂及其正常功能。

2.外阴皮肤切除

外阴皮肤切除适用于年轻患者。切除部分或全部外阴和会阴的皮肤，保留皮下组织，维持外阴形态，缺损区需做大腿或臀部皮肤移植，该方法可较满意地维持外阴的结构和功能。

3.单纯外阴切除

单纯外阴切除适用于老年、广泛性 VIN 病变患者，切除范围包括外阴皮肤及部分皮下组织，与根治性手术的区别在于其不需切除会阴筋膜。

第二节　阴道上皮内瘤变

阴道上皮内瘤变(vaginal intraepithelial neoplasia, VAIN)指局限于阴道上皮层内的不典型增生和原位癌的一组病变，是阴道上皮癌的癌前病变，约 5％的 VAIN 最终发展为浸润癌。VAIN 多见 60 岁以上妇女，多数 VAIN 患者有宫颈上皮内瘤变史，1％～3％的 VAIN 可与宫颈上皮内瘤变同时存在。

一、病理

(一)大体

阴道病灶黏膜可呈正常、糜烂或稍隆起增厚的白斑。阴道镜下，病灶扁平或稍隆起，可伴有点状或镶嵌状改变。碘试验为阳性。

(二)镜下

阴道上皮内瘤变多发生于阴道顶部。VAIN 50％以上病灶呈多灶性或弥漫性分布,按表层内异形细胞分布范围分为:低级别鳞状上皮内瘤变(Ⅰ级),为不典型增生细胞,局限于上皮的下 1/3,核分裂数目少见;高级别鳞状上皮内瘤变(Ⅱ级),为中度不典型增生细胞,局限于上皮的下 2/3,可见异常核分裂数目;Ⅲ级,重度不典型增生细胞,超过上皮全层的 2/3,异常核分裂数目常见,如异型细胞达上皮全层时则为原位癌。

二、病因

病因至今不清。阴道上皮与外阴、宫颈上皮共同起源于泌尿生殖窦,对致癌源的敏感性大致相同。人乳头状瘤病毒感染可能是诱发 VAIN 的主要病因,长期接受免疫抑制剂或放射治疗可能为诱发 VAIN 的高危因素。

三、临床表现

阴道上皮内瘤变可无症状或仅有阴道分泌物增多和(或)接触性阴道出血,在体征上阴道黏膜可无异常,或仅轻度糜烂,门诊难以发现异常。

四、诊断

阴道上皮内瘤变无特殊的症状和体征,确诊应依据病理学检查。

(一)阴道细胞学检查

阴道脱落细胞涂片检查是初步筛选阴道上皮内瘤变的有效方法。阴道细胞涂片异常,应明确该异常细胞是否来自宫颈或外阴。

(二)阴道镜检查

阴道细胞涂片出现异常时,需行此项检查。阴道黏膜涂抹 3％醋酸可发现阴道上皮病灶变为白色镶嵌状。范围广泛的病灶应做多点活检,应注意阴道穹隆部,约 28％的 VAIN 在该处发现隐匿病灶。

(三)病理检查

若阴道黏膜上有明显的病灶,应直接行活检送病理检查;如阴道黏膜无明显异常,可在阴道镜或碘液涂抹阳性处行活检送病理检查。

五、鉴别诊断

阴道上皮内瘤变应与如下疾患鉴别。

(一)阴道炎或阴道上皮萎缩

症状与体征往往与阴道上皮内肿瘤相似,主要靠病理检查鉴别。炎症可见细胞增生,核浆比例增大,核分裂少,且多在深层。

(二)人乳头状瘤病毒感染

其病理表现为细胞不典型增生,位于中、浅层,并出现挖空细胞。

六、处理

VAIN 治疗强调个体化,综合考虑病灶情况、患者情况,决定治疗方法。对 VAIN Ⅰ,经阴道镜活检排除高级病变后,密切随访;对 VAIN Ⅱ/Ⅲ,应尽早诊断,及时治疗,以降低发展为浸润癌风险,可采用非手术治疗和手术治疗。

（一）非手术治疗

1.局部治疗

将5％的氟尿嘧啶软膏置阴道内，每天1次，5天为1个疗程。每两周重复1个疗程，可多疗程应用。

2.物理治疗

凡阴道上皮角化过度、局部化疗不敏感、化疗失败病例，均可采用二氧化碳激光治疗。激光治疗阴道上皮内瘤变成功率在80％左右。

3.放射治疗

放射治疗适用于年老、病变范围广泛或其他治疗无效者。

（二）手术治疗

手术治疗多用于VAINⅢ或子宫颈癌切除子宫后的阴道残端VAIN者。手术方式包括阴道病灶切除术、阴道顶端或全阴道切除术。对单灶性的病灶可采用局部或部分阴道切除术。

第三节　宫颈上皮内瘤变

子宫颈癌起源于宫颈上皮内瘤变，两者病因相同，均为高危型HPV感染所致。

宫颈上皮内瘤变是与宫颈浸润癌密切相关的一组子宫颈病变，常发生于25～35岁妇女。大部分低级别CIN可自然消退，但高级别CIN具有癌变潜能，可能发展为浸润癌，被视为癌前病变。CIN反映了子宫颈癌发生、发展中的连续过程，通过筛查发现CIN，及时治疗高级别病变，是预防子宫颈癌行之有效的措施。

CIN还包括腺上皮内瘤变，但比较少见，本节仅介绍宫颈鳞状上皮内瘤变。

一、发病相关因素

流行病学调查发现CIN和子宫颈癌与以下因素相关。

（一）人乳头状瘤病毒感染

HPV在25～35岁女性中最为常见，这一时间段也是女性感染暴露率最高的时期。目前已知HPV共有120多种型别，30余种与生殖道感染有关，其中高危型HPV感染与CIN和子宫颈癌发病密切相关。接近90％的CIN和99％以上的子宫颈癌组织发现有高危型HPV感染，常见的高危型HPV型别包括16、18、31、33、35、39、45、51、52、56和58，常见的低危型HPV型别包括6、11、42、43、44，低危型HPV一般不诱发癌变。约70％的子宫颈癌与HPV16和18型感染相关。高危型HPV产生病毒癌蛋白，其中E6和E7分别作用于宿主细胞的抑癌基因P53和Rb，使其失活或降解。在P53基因突变细胞中，E7蛋白还可起到抗凋亡的作用，由此发生的一系列分子事件最终导致癌变。

（二）性行为及分娩次数

多个性伴侣、初次性生活小于16岁、早年分娩、多产与子宫颈癌发生有关。青春期宫颈发育尚未成熟，对致癌物较敏感。分娩次数增多，宫颈创伤概率也增加，分娩及妊娠内分泌及营养也有改变，患子宫颈癌的危险增加。孕妇免疫力较低，HPV-DNA检出率很高。

(三)与高危男性接触

与患有阴茎癌、前列腺癌或其性伴侣曾患子宫颈癌的高危男子性接触的妇女,也易患子宫颈癌。

(四)免疫抑制状态

接受器官移植后使用免疫抑制剂和感染 HIV 也是发生子宫颈癌及高级别宫颈上皮内瘤变的危险因素。

(五)其他

吸烟可增加感染 HPV 的可能性。

二、临床表现

CIN 患者一般无明显症状,偶有阴道分泌物增加、接触后出血。体检时宫颈外观可无异常,或仅见柱状上皮异位。

三、病理学诊断和分级

CIN 分为 3 级,反映了 CIN 发生的连续病理过程(图 6-1)。

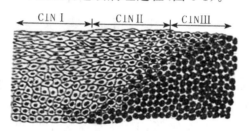

图 6-1　CIN 分级

Ⅰ级:轻度异型。上皮下 1/3 层细胞核增大,核质比例略增大,核染色稍加深,核分裂象少,细胞极性正常。

Ⅱ级:中度异型。上皮下 1/3～2/3 层细胞核明显增大,核质比例增大,核深染,核分裂象较多,细胞数量明显增多,细胞极性尚存。

Ⅲ级:重度异型和原位癌。病变细胞占据 2/3 层以上或全部上皮层,细胞核异常增大,核质比例显著增大,核形不规则,染色较深,核分裂象多,细胞拥挤,排列紊乱,无极性。

目前,CIN 的病理学分级采用二级分级,即低级别病变(CIN Ⅰ)和高级别病变(CIN Ⅱ和 CIN Ⅲ)。

四、诊断

遵循细胞学联合 HPV、阴道镜和组织病理学检查"三阶梯式诊断"模式。

(一)宫颈细胞学检查

宫颈细胞学检查是 CIN 及早期子宫颈癌筛查的基本方法,也是诊断的必需步骤。相对于高危 HPV 检测,细胞学检查特异性高,但敏感性较低。可选用巴氏涂片法或液基细胞涂片法。筛查应在 21 岁以后开始,对于小于 21 岁的女性,无论何时开始性生活都不建议筛查。年龄为 21～29 岁的女性,仅使用宫颈细胞学检查进行筛查,筛查频率为每 3 年 1 次。年龄大于等于 30 岁的女性,首选宫颈细胞学检查联合高危型 HPV-DNA 检测进行筛查,筛查频率为每 5 年 1 次;如果单独使用宫颈细胞学检查进行筛查,筛查频率为每 3 年 1 次。宫颈细胞学检查的报告形式主要有巴氏五级分类法和 TBS 分类系统。巴氏五级分类法简单,但其各级之间的区别无严格客观标准,也不能很好地反映组织学病变程度。推荐使用 TBS 分类系统,该系统较好地结合了细胞学、组织学与临床处理方案。

(二)高危型 HPV-DNA 检测

相对于细胞学检查,其敏感性较高,特异性较低。可与细胞学检查联合应用于子宫颈癌筛查,也可用于细胞学检查异常的分流。当细胞学为意义未明的非典型鳞状细胞时进行高危型 HPV-DNA 检测,阳性者行阴道镜检查,阴性者 12 个月后行细胞学检查。其也可作为子宫颈癌初筛的方法,但由于年轻妇女的 HPV 感染率较高,且大多为一过性感染,推荐用于 30 岁以后的女性。

(三)阴道镜检查

若细胞学检查为 ASCUS 且高危 HPV-DNA 检测阳性、低级别鳞状上皮内病变及以上,应做阴道镜检查。阴道镜检查时,如果无法完整评估转化区的状态,则需要行子宫颈管搔刮术,以防遗漏子宫颈管内病变。

(四)宫颈活组织检查

宫颈活组织检查为确诊宫颈鳞状上皮内瘤变的最可靠方法。任何肉眼可见病灶,均应做单点或多点活检。若无明显病变,可选择在宫颈转化区 3、6、9、12 点处活检,或在宫颈黏膜碘试验(又称"Schiller 试验")不染色区/涂抹醋酸后的醋酸白上皮区取材,或在阴道镜下取材以提高确诊率。

五、治疗

(一)CIN Ⅰ

约 60% 的 CIN Ⅰ 会自然消退。若细胞学检查为低级别鳞状上皮内病变或意义未明的非典型鳞状细胞,可在 1 年后复查细胞学和高危型 HPV-DNA 检测。若细胞学检查为高级别鳞状上皮内病变或不排除高度病变的非典型鳞状细胞(ASC-H),阴道镜检查满意者可在 1 年和两年后复查细胞学和高危型 HPV-DNA 检测,阴道镜检查不满意或 ECC 阳性者,推荐行宫颈锥切术。

(二)CIN Ⅱ 和 CIN Ⅲ

约 20% 的 CIN Ⅱ 会发展为 CIN Ⅲ,5% 发展为浸润癌,故所有的 CIN Ⅱ 和 CIN Ⅲ 均需要治疗。对阴道镜检查满意者可用物理治疗或行宫颈锥切术;对阴道镜检查不满意、复发性、ECC 发现的 CIN Ⅱ 和 CIN Ⅲ 通常采用宫颈锥切术,包括宫颈环形电切术(LEEP)和冷刀锥切术。对经宫颈锥切术确诊、年龄较大、无生育要求、强烈要求切除子宫的 CIN Ⅲ 患者也可考虑行全子宫切除术。

第七章　妊娠滋养细胞疾病

第一节　妊娠滋养细胞的发育与分化

妊娠滋养细胞由胚胎的胚外层细胞演化而来。孕卵着床时，囊胚最外层与子宫内膜接触的一层扁平细胞演变为细胞滋养细胞(cytotrophoblast, CT)。受精后 7～8 天，着床部位的细胞滋养细胞又分化出合体滋养细胞(syncytiotrophoblast, ST)。由于这两种细胞出现于绒毛形成以前，故被称为"绒毛前滋养细胞"。

在细胞滋养细胞与子宫蜕膜之间的合体滋养细胞，相互融合失去细胞膜形成多核细胞团，出现腔隙后合体滋养细胞排列成柱状结构，被称为"合体滋养细胞柱"，是绒毛的雏形。约在受精后 12 天，细胞滋养细胞侵入合体滋养细胞柱内，形成初级绒毛。在受精第 13 天或 14 天，由细胞滋养细胞构成的细胞滋养细胞柱向四周扩展，形成细胞滋养细胞壳。约受精后 2 周，胚外中胚层长入合体滋养细胞柱内，初级绒毛演变成次级绒毛，合体滋养细胞柱之间的腔隙也演变成绒毛间隙。绒毛形成后，位于绒毛表面的滋养细胞被称为"绒毛滋养细胞"，而其他部位的滋养细胞被称为"绒毛外滋养细胞"。

细胞滋养细胞为滋养干细胞，具有增殖活性和分化能力。合体滋养细胞为分化成熟细胞，合成妊娠相关的各种激素，并承担胎儿和母亲间的物质交换。细胞滋养细胞有两种分化形式，位于绒毛表面的细胞滋养细胞直接分化为合体滋养细胞，位于绒毛外与胎盘床相连的锚定绒毛部位的细胞滋养细胞则分化为中间型滋养细胞(intermediate trophoblast, IT)。中间型滋养细胞可分为 3 个细胞亚群：绒毛型中间型滋养细胞、种植部位中间型滋养细胞及绒毛膜型中间型滋养细胞。种植部位中间型滋养细胞能侵入蜕膜和子宫肌层，浸润并替代螺旋小动脉内皮细胞，绒毛膜型中间型滋养细胞起固定胎盘的作用，而绒毛型中间型滋养细胞是一种可向其余两种细胞分化的过渡期细胞。

在正常妊娠时，滋养细胞具有增生活跃、侵袭和破坏母体组织及血管等特性。当滋养细胞异常增生和侵袭时，便形成各种滋养细胞疾病。其中，葡萄胎形成与绒毛滋养细胞异常有关，绒癌形成与绒毛前滋养细胞异常有关，胎盘部位滋养细胞肿瘤形成与种植部位中间型滋养细胞异常有关。

(1)妊娠滋养细胞由胚胎胚外层细胞演化而来，分为细胞滋养细胞、合体滋养细胞和中间型滋养细胞。

(2)当滋养细胞异常增生和侵袭时，便形成各种滋养细胞疾病。

第二节　葡萄胎

葡萄胎因妊娠后胎盘绒毛滋养细胞增生、间质水肿,而形成大小不一的水泡,水泡间借蒂相连成串,形如葡萄而得名,也称为"水泡状胎块"。葡萄胎可分为完全性葡萄胎和部分性葡萄胎两类。

一、病理

(一)完全性葡萄胎

大体检查水泡状物如葡萄,大小不一,直径为数毫米至数厘米,其间有纤细的纤维素相连,常混有血块和蜕膜碎片。水泡状物占满整个宫腔,未见胎儿及其附属物。镜下见:①可确认的胚胎或胎儿组织缺失;②绒毛水肿;③弥漫性滋养细胞增生;④种植部位滋养细胞呈弥漫和显著的异型性。

(二)部分性葡萄胎

部分性葡萄胎仅部分绒毛呈水泡状,可见胚胎或胎儿组织,胎儿多已死亡,且常伴发育迟缓或多发性畸形。镜下见:①有胚胎或胎儿组织存在;②局限性滋养细胞增生;③绒毛大小及其水肿程度明显不一;④绒毛呈显著的扇贝样轮廓,间质内可见滋养细胞包涵体;⑤种植部位滋养细胞呈局限和轻度的异型性。

二、临床表现

(一)完全性葡萄胎

由于超声检查等诊断技术的进步,葡萄胎患者常在妊娠早期未出现症状或仅有少量阴道流血时,就已得到诊治,症状典型者已经少见。完全性葡萄胎的典型症状如下。

1.停经后阴道流血

80%以上患者会出现阴道流血,其为最常见的症状。一般在停经8～12周开始出现不规则阴道流血,量多少不定。若大血管破裂,可造成大出血和休克,甚至死亡。葡萄胎组织有时可自行排出,但排出前和排出时常伴有大量流血。反复的阴道流血若不及时治疗,可继发贫血和感染。

2.子宫异常增大、变软

因葡萄胎迅速增长及宫腔内积血,半数以上患者的子宫大于停经月份,质地变软,并伴HCG水平异常升高。约1/3患者的子宫与停经月份相符,另有少数患者子宫小于停经月份,可能与水泡退行性变、停止发育有关。

3.妊娠呕吐

妊娠呕吐多发生于子宫异常增大和HCG水平异常升高者,出现时间一般较正常妊娠早,症状严重且持续时间长。发生严重呕吐且未及时纠正时可导致水电解质平衡紊乱。

4.子痫前期征象

子痫前期征象多发生于子宫异常增大者,可在妊娠24周前出现高血压、蛋白尿和水肿,但子痫罕见。若早期妊娠出现子痫前期征象,要考虑葡萄胎的可能。

5.甲状腺功能亢进

约 7% 的患者可出现轻度甲状腺功能亢进表现,如心动过速,皮肤潮湿和震颤,血清游离 T_3、T_4 水平升高,但突眼少见。

6.腹痛

腹痛为葡萄胎增长迅速和子宫过度快速扩张所致,表现为阵发性下腹痛,一般不剧烈,能忍受,常发生于阴道流血之前。若发生卵巢黄素化囊肿扭转或破裂,可出现急性腹痛。

7.卵巢黄素化囊肿

卵巢黄素化囊肿由大量 HCG 刺激卵巢使卵泡内膜细胞发生黄素化而造成,常为双侧,但也可为单侧,大小不等,最小仅在光镜下可见,最大直径可在 20 cm 以上。囊肿表面光滑,活动度好,切面为多房,囊壁薄,囊液清亮或呈琥珀色。光镜下见囊壁为内衬 2~3 层黄素化卵泡内膜细胞。黄素化囊肿一般无症状。由于子宫异常增大,其在葡萄胎排空前一般较难通过妇科检查发现,多由 B 型超声波检查做出诊断。黄素化囊肿常在葡萄胎清宫后 2~4 个月自行消退。

(二)部分性葡萄胎

大多部分性葡萄胎没有完全性葡萄胎的典型症状,程度也常较轻。阴道流血常见,但子宫多数与停经月份相符甚至更小,一般无子痫前期征象、卵巢黄素化囊肿、腹痛等,妊娠呕吐也较轻。

三、自然转归

在正常情况下,葡萄胎排空后血清 HCG 逐渐下降,首次降至正常的平均时间为 9 周,最长一般不超过 14 周。若葡萄胎排空后 HCG 持续异常,要考虑妊娠滋养细胞肿瘤可能。完全性葡萄胎发生子宫局部侵犯和(或)远处转移的概率分别约为 15% 和 4%。当出现下列高危因素之一时应视为高危葡萄胎:①HCG>100 000 U/L;②子宫明显大于相应孕周;③卵巢黄素化囊肿直径大于 6 cm。另外,年龄大于 40 岁和重复葡萄胎也视为高危因素。

部分性葡萄胎发生子宫局部侵犯的概率约为 4%,一般不发生转移。与完全性葡萄胎不同,部分性葡萄胎缺乏明显的临床或病理高危因素。

四、诊断

凡有停经后不规则阴道流血、子宫大于停经月份者,要考虑葡萄胎可能。若早期妊娠出现子痫前期征象、妊娠剧吐、甲亢征象、阴道排出葡萄样水泡组织等,则支持诊断。常选择下列辅助检查以进一步明确诊断。

(一)超声检查

B 型超声波检查是诊断葡萄胎的一项可靠、敏感的辅助检查,通常采用经阴道彩色多普勒超声。完全性葡萄胎的典型超声图像为子宫大于相应孕周,无妊娠囊或胎心搏动,宫腔内充满不均质密集状或短条状回声,呈"落雪状",水泡较大时则呈"蜂窝状"。常可测到双侧或一侧卵巢囊肿。彩色多普勒超声检查可见子宫动脉血流丰富,但子宫肌层内无血流或仅有稀疏血流信号。部分性葡萄胎可在胎盘部位出现由局灶性水泡状胎块引起的超声图像改变,有时还可见胎儿或羊膜腔,胎儿通常畸形。由于部分性葡萄胎和妊娠早期的完全性葡萄胎超声表现常不典型,容易造成误诊。当临床表现典型,结合 B 型超声波检查,常常可以确诊。

(二)人绒毛膜促性腺激素测定

血清 HCG 测定是诊断葡萄胎的另一项重要辅助检查。正常妊娠时,滋养细胞在孕卵着床后数天便开始分泌 HCG。随孕周增加,血清 HCG 滴度逐渐升高,停经 8～10 周达高峰,持续1～2周后逐渐下降。但在患葡萄胎时,血清 HCG 滴度常明显高于正常孕周的相应值,而且在停经 8～10 周以后继续上升。约 45% 的完全性葡萄胎患者的血清 HCG 水平在10 万 U/L以上,最高可达 240 万 U/L。大于 8 万 U/L支持诊断。但也有少数葡萄胎,尤其是部分性葡萄胎因绒毛退行性变,HCG 升高不明显。

临床上常用抗 HCG 抗体或抗 HCG-β 亚单位单克隆抗体检测血清或尿 HCG 水平。近年发现,HCG 并不是单一分子,除规则 HCG(regular HCG)外,还有其他结构变异体,包括高糖化 HCG(hyperglycosylated HCG,HCG-H)、HCG 游离 β 亚单位等。正常妊娠时,HCG 的主要分子为规则 HCG,而在患滋养细胞疾病时则产生更多的 HCG 结构变异体。因此,同时测定规则 HCG 及其结构变异体,有助于滋养细胞疾病的诊断和鉴别诊断。

(三)DNA 倍体分析

流式细胞计数是最常用的倍体分析方法。完全性葡萄胎的染色体核型为二倍体,部分性葡萄胎为三倍体。

(四)母源表达印迹基因检测

部分性葡萄胎拥有双亲染色体,所以表达父源印迹、母源表达印迹基因(如 P57KIP2),而完全性葡萄胎无母源染色体,故不表达该类基因。因此,检测母源表达印迹基因可区别完全性和部分性葡萄胎。

(五)其他检查

如 X 线片、血细胞和血小板计数、肝肾功能等。

五、鉴别诊断

(一)流产

葡萄胎病史与流产相似,容易混淆。完全性葡萄胎与先兆流产的鉴别比较容易,B 型超声波检查可以确诊。但部分性葡萄胎与不全流产或稽留流产不仅临床表现相似,在病理检查时也因绒毛水肿、滋养细胞增生不明显等造成鉴别困难,需要通过 DNA 倍体分析和 P57KIP2 免疫组化染色等检查进行鉴别。

(二)双胎妊娠

子宫大于相应孕周的正常单胎妊娠,HCG 水平也略高于正常,与葡萄胎相似,但双胎妊娠无阴道流血,B 型超声波检查可以确诊。

六、处理

(一)清宫

葡萄胎诊断一经成立,应及时清宫。但清宫前应注意有无休克、子痫前期、甲状腺功能亢进及贫血等合并症,出现时应先对症处理,稳定病情。清宫应由高年资医师操作。一般选用吸刮术,其具有手术时间短、出血少、不易发生子宫穿孔等优点。葡萄胎清宫时出血较多,子宫大而软,容易穿孔,所以清宫应在手术室内进行,在输液、备血准备下,充分扩张子宫颈管,选用大号吸管吸引。待葡萄胎组织大部分被吸出、子宫明显缩小后,改用刮匙轻柔刮宫。为减少出血和预防子宫穿孔,可在术中应用缩宫素静脉滴注。缩宫素可能会引起滋养细胞转移,甚至导致肺栓塞,虽然目前尚无证据证实这一风险,但常推荐在充分扩张子宫颈管和开始吸宫后使用缩宫素。子宫小于妊娠 12 周可以一次刮净,子宫大于妊娠 12 周或术中感到一次刮净有困难时,可于 1 周后行第二次刮宫。

在清宫过程中,极少数患者因子宫异常增大、缩宫素使用不当及操作不规范等因素,可有滋养细胞进入子宫血窦造成肺动脉栓塞的情况,甚至出现急性呼吸窘迫、急性右心衰竭,要及时给予心血管及呼吸功能支持治疗,一般在 72 小时内恢复。急性呼吸窘迫可由甲状腺功能亢进、子痫前期等合并症引起。安全起见,建议子宫大于妊娠 16 周或有合并症者到有治疗经验的医院进行清宫。

组织学是葡萄胎的最终诊断依据,所以葡萄胎每次刮宫的刮出物,必须送组织学检查。应注意选择近宫壁种植部位、新鲜无坏死的组织送检。

(二)卵巢黄素化囊肿的处理

囊肿在葡萄胎清宫后会自行消退,一般不需要处理。若发生急性蒂扭转,可在 B 型超声波检查或腹腔镜下做穿刺吸液,囊肿多能自然复位。若扭转时间较长、发生坏死,则需做患侧附件切除术。

(三)预防性化疗

不常规推荐。研究显示,预防性化疗可降低高危葡萄胎发生妊娠滋养细胞肿瘤的概率,故预防性化疗仅适用于有高危因素和随访困难的完全性葡萄胎患者。预防性化疗应在葡萄胎排空前或排空时实施,选用甲氨蝶呤、氟尿嘧啶或放线菌素-D 等单一药物,一般采用多疗程化疗至 HCG 阴性。部分性葡萄胎不做预防性化疗。

(四)子宫切除术

单纯子宫切除不能预防葡萄胎发生子宫外转移,只能避免葡萄胎侵入子宫肌层局部,所以不作为常规处理。对于年龄接近绝经、无生育要求者可行全子宫切除术,两侧卵巢可以保留。当子宫小于妊娠 14 周大小时可直接切除子宫。手术后仍需定期随访。

七、随访

对葡萄胎患者清宫后必须定期随访,以便尽早发现滋养细胞肿瘤并及时处理。随访应包括以下内容。①定期 HCG 测定:葡萄胎清宫后每周一次,直至连续 3 次阴性,以后每个月一次,共 6 个月,然后再每两个月一次,共 6 个月,自第一次阴性后共计 1 年;②询问病史:月经状况,有无阴道流血、咳嗽、咯血等症状;③妇科检查:必要时可选择 B 型超声波、X 线片或 CT 检查等。

葡萄胎患者随访期间应避孕一年。HCG 成对数下降者阴性后 6 个月可以妊娠,但 HCG 下降缓慢者,应延长避孕时间。妊娠后,应在妊娠早期做 B 型超声波检查和 HCG 测定,以明确是否可以正常妊娠,产后也需随访 HCG 至正常。避孕方法可选用避孕套或避孕药,不选用宫内节育器,以免混淆子宫出血的原因或造成穿孔。

第三节　妊娠滋养细胞肿瘤

60%的妊娠滋养细胞肿瘤继发于葡萄胎妊娠,30%继发于流产,10%继发于足月妊娠或异位妊娠。其中,侵蚀性葡萄胎全部继发于葡萄胎妊娠,绒癌可继发于葡萄胎妊娠,也可继发于非葡萄胎妊娠。换言之,葡萄胎妊娠后可发生侵蚀性葡萄胎或绒癌,而非葡萄胎妊娠后可发生绒癌。侵蚀性葡萄胎恶性程度一般不高,大多数仅造成局部侵犯,仅 4%的患者并发远处转移,预后较好。绒癌恶性程度极高,发生转移早而广泛,在化疗药物问世以前,其病死率在90%以上。随着诊断技术及化疗的发展,绒癌患者的预后已得到极大的改善。

一、病理

侵蚀性葡萄胎的大体检查可见子宫肌壁内有大小不等的水泡状组织,子宫腔内可有原发病灶,也可没有原发病灶。当病灶接近子宫浆膜层时,子宫表面可见紫蓝色结节。病灶可穿透子宫浆膜层或侵入阔韧带内。镜下可见水泡状组织侵入肌层,有绒毛结构及滋养细胞增生和异型性。但绒毛结构也可退化,仅见绒毛阴影。

绝大多数绒癌原发于子宫体,极少数可原发于输卵管、宫颈、阔韧带等部位。绒癌的大体检查可见肿瘤侵入子宫肌层内,可突向子宫腔或穿破浆膜层,为单个或多个,大小不等,无固定形态,与周围组织分界清,质地软而脆,海绵样,暗红色,伴明显出血坏死。镜下见细胞滋养细胞和合体滋养细胞成片状高度增生,不形成绒毛或水泡状结构,并广泛侵入子宫肌层造成出血坏死。肿瘤不含间质和自身血管,瘤细胞靠侵蚀母体血管而获取营养物质。

二、临床表现

(一)无转移滋养细胞肿瘤

该类肿瘤大多数继发于葡萄胎妊娠。

1.阴道流血

在葡萄胎排空、流产或足月产后,有持续的不规则阴道流血,量多少不定。也可表现为一段时间的正常月经后再停经,然后又出现阴道流血。长期阴道流血者可继发贫血。

2.子宫复旧不全或不均匀性增大

在葡萄胎排空后 4~6 周,子宫尚未恢复到正常大小,质地偏软。也可受肌层内病灶部位和大小的影响,表现出子宫不均匀性增大。

3.卵巢黄素化囊肿

由于 HCG 的持续作用,在葡萄胎排空、流产或足月产后,双侧或一侧卵巢黄素化囊肿持续存在。

4.腹痛

一般无腹痛,但当子宫病灶穿破浆膜层时可引起急性腹痛及腹腔内出血症状。若子宫病灶坏死、继发感染,也可引起腹痛及脓性白带。黄素化囊肿发生扭转或破裂时也可出现急性腹痛。

5.假孕症状

由于 HCG 及雌、孕激素的作用,表现为乳房增大,乳头及乳晕着色,甚至有初乳样分泌,外阴、阴道、宫颈着色,生殖道质地变软。

(二)转移性滋养细胞肿瘤

转移性滋养细胞肿瘤更多见于非葡萄胎妊娠后或为经组织学证实的绒癌。肿瘤主要经血行播散,转移发生早而且广泛。最常见的转移部位是肺,其次是阴道,以及盆腔、肝和脑等。滋养细胞的生长特点之一是破坏血管,所以各转移部位症状的共同特点是局部出血。

转移性滋养细胞肿瘤可以同时出现原发灶和继发灶症状,但也有不少患者原发灶消失而转移灶发展,仅表现为转移灶症状,若不注意常会误诊。

1.肺转移

肺转移可无症状,仅通过 X 线片或肺 CT 做出诊断。典型表现为胸痛、咳嗽、咯血及呼吸困难。这些症状常急性发作,但也可呈慢性持续状态达数月之久。在少数情况下,可有肺动脉滋养细胞瘤栓形成,造成急性肺梗死,出现肺动脉高压、急性肺功能衰竭及右心衰竭。

2.阴道转移

转移灶常位于阴道前壁及穹隆,呈紫蓝色结节,破溃时引起不规则阴道流血,甚至大出血。一般认为系宫旁静脉逆行性转移所致。

3.肝转移

肝转移为不良预后因素之一,多同时伴有肺转移。病灶较小时可无症状,也可表现为右上腹部或肝区疼痛、黄疸等,若病灶穿破肝包膜可出现腹腔内出血,导致死亡。

4.脑转移

脑转移预后凶险,为主要的致死原因。一般同时伴有肺转移和(或)阴道转移。转移初期多无症状。脑转移的形成可分为 3 个时期:首先,为瘤栓期,出现猝然跌倒、暂时性失语、失明等;其次,为脑瘤期,瘤组织增生侵入脑组织形成脑瘤,出现头痛、喷射样呕吐、偏瘫、抽搐直至昏迷;最后,进入脑疝期,因脑瘤增大及周围组织出血、水肿,颅内压进一步升高,脑疝形成,最终死亡。

5.其他转移

其他转移包括脾、肾、膀胱、消化道、骨等,症状视转移部位而异。

三、诊断

(一)临床诊断

根据葡萄胎排空后或流产、足月分娩、异位妊娠后出现阴道流血和(或)转移灶及其相应症状和体征初步诊断,结合 HCG 测定等检查最终确诊。

1.血清 HCG 测定

HCG 水平是妊娠滋养细胞肿瘤的主要诊断依据。影像学证据支持诊断,但不是必需的。对于葡萄胎后滋养细胞肿瘤,凡符合下列标准中的任何一项且排除妊娠物残留或再次妊娠即可诊断为妊娠滋养细胞肿瘤:①HCG 测定 4 次高水平呈平台状态(±10%),并持续 3 周或更长时间,即 1、7、14、21 天;②HCG 测定 3 次上升(>10%),并至少持续 2 周或更长时间,即 1、7、14 天。

非葡萄胎后滋养细胞肿瘤的诊断标准：足月产、流产和异位妊娠后 HCG 多在 4 周左右转为阴性，若超过 4 周血清 HCG 仍持续高水平，或一度下降后又上升，在除外妊娠物残留或再次妊娠后，可诊断妊娠滋养细胞肿瘤。

2.超声检查

超声检查是诊断子宫原发病灶最常用的方法。在声像图上，子宫可正常大小或不同程度增大，肌层内可见高回声团块，边界清但无包膜，或肌层内有回声不均区域或团块，边界不清且无包膜，也可表现为整个子宫呈弥漫性增高回声，内部伴不规则低回声或无回声。彩色多普勒超声主要显示丰富的血流信号和低阻力型血流频谱。

3.X 线片

X 线片为常规检查。肺转移的最初 X 线征象为肺纹理增粗，以后发展为片状或小结节阴影，典型表现为棉球状或团块状阴影。转移灶以右侧肺及中、下部较为多见。X 线片明确的肺转移支持妊娠滋养细胞肿瘤诊断。

4.CT 和磁共振检查

CT 和磁共振检查对发现肺部较小病灶和脑、肝等部位的转移灶有较高的诊断价值。磁共振主要用于脑、腹腔和盆腔病灶诊断。对 X 线片阴性者，应常规检查胸部 CT；对 X 线片或胸部 CT 阴性者，应常规检查脑、肝 CT 或磁共振。

5.其他检查

如血细胞和血小板计数、肝肾功能等。

(二)组织学诊断

若在子宫肌层内或子宫外转移灶组织中见到绒毛或退化的绒毛阴影，则诊断为侵蚀性葡萄胎；若仅见成片滋养细胞浸润及坏死出血，未见绒毛结构，则诊断为绒癌。若原发灶和转移灶诊断不一致，只要在任一组织切片中见有绒毛结构，均诊断为侵蚀性葡萄胎。

组织学证据对于妊娠滋养细胞肿瘤的诊断不是必需的，但有组织学证据时应以组织学诊断为准。

四、治疗

治疗原则为采用以化疗为主、手术和放疗为辅的综合治疗。必须在明确临床诊断的基础上，根据病史、体征及各项辅助检查的结果，做出正确的临床分期，并根据预后评分将患者评定为低危或高危(低危通常包括小于等于 6 分的Ⅰ～Ⅲ期患者，高危通常包括大于等于 7 分的Ⅰ～Ⅲ期和Ⅳ期患者)，再结合骨髓功能、肝肾功能及全身情况等评估，制定合适的治疗方案，以实施分层治疗。

(一)化疗

常用的一线化疗药物有甲氨蝶呤(MTX)、放线菌素 D(Act-D)、5-氟尿嘧啶(5-Fu)、环磷酰胺、长春新碱、依托泊苷等。低危患者选择单一药物化疗，高危患者选择联合化疗。

1.单一药物化疗

目前常用的单药化疗药物及用法见表 7-1。

表 7-1　推荐常用单药化疗药物及用法

药物	剂量、给药途径、疗程日数	疗程间隔
MTX	0.4 mg/(kg·d)，肌内注射，连续 5 日	2 周
Weekly MTX	50 mg/m²，肌内注射	1 周
MTX+	1 mg/(kg·d)，肌内注射，第 1、3、5、7 日	2 周
四氢叶酸(CF)	0.1 mg/(kg·d)，肌内注射，第 2、4、6、8 日	
	(24 小时后用)	
MTX	250 mg，静脉滴注，维持 12 小时	
Act-D	10～12 μg/(kg·d)，静脉滴注，连续 5 日	2 周
5-Fu	28～30 mg/(kg·d)，静脉滴注，连续 8～10 日	2 周

疗程间隔一般指上一疗程化疗的第 1 天至下一疗程化疗的第 1 天之间的间隔时间。这里特指上一疗程化疗结束至下一疗程化疗开始的间隔时间。

2.联合化疗

首选 EMA-CO 方案或以氟尿嘧啶为主的联合化疗方案。

3.疗效评估

在每一疗程化疗结束后，应每周测一次血清 HCG，并结合妇科检查和影像学检查。在每疗程化疗结束至 18 天内，血 HCG 下降至少 1 个对数称为有效。

4.毒副作用防治

化疗的主要毒副作用为骨髓抑制，其次为消化道反应，以及肝、肾功能损害和脱发等。所以，化疗前应先检查骨髓及肝、肾功能等，用药期间严密观察，注意防治。

5.停药指征

HCG 连续 3 次为阴性后，对低危患者至少给予 1 个疗程的化疗；对于化疗过程中 HCG 下降缓慢和病变广泛者，可给予 2～3 个疗程的化疗；对高危患者继续化疗 3 个疗程，其中第一疗程必须为联合化疗。

(二)手术

手术主要用于辅助治疗，在控制大出血等各种并发症、切除耐药病灶、减少肿瘤负荷和缩短化疗疗程等方面有作用，在一些特定的情况下应用。

1.子宫切除

对于无生育要求的无转移患者在初次治疗时可选择全子宫切除术，并在术中给予单药单疗程辅助化疗，也可多疗程至血 HCG 水平正常。对于大病灶、耐药病灶或病灶穿孔出血者，可在化疗的基础上行全子宫切除术，对生育期年龄妇女应保留卵巢。对于有生育要求者，若穿孔病灶不大，可做病灶切除加子宫修补术；若耐药病灶为单个，子宫外转移灶已得到控制，血 HCG 水平不高，可考虑做病灶切除术。

2.肺叶切除术

对于多次化疗未能吸收的、孤立的耐药病灶，血 HCG 水平不高，可考虑行肺叶切除术。肺转移灶吸收后形成的纤维化结节可以在 HCG 转阴后在 X 线片上较长时间存在，所以在决定手术前应注意鉴别。

(三)放射治疗

放射治疗应用较少,主要用于肝、脑转移和肺部耐药病灶的治疗。

(四)耐药复发病例的治疗

几乎全部无转移和低危转移患者均能治愈,但尚有 20% 左右的高危转移病例出现耐药和复发,并最终死亡。对这类患者如何治疗仍然是当今滋养细胞肿瘤治疗的一大难题。其策略包括:①治疗前准确分期和评分,给予规范的化疗方案,以减少耐药和复发;②采用由有效二线化疗药物组成的联合化疗方案,常用药物有异环磷酰胺、铂类、博来霉素、紫杉醇等,由这些药物组成的化疗方案主要有 EP-EMA(EMA-CO 中的 CO 被顺铂和依托泊苷替代)、PVB(顺铂、长春新碱、博来霉素)、BEP(博来霉素、依托泊苷、顺铂)、VIP(依托泊苷、异环磷酰胺、顺铂或卡铂)、TP/TE(紫杉醇、顺铂/紫杉醇、依托泊苷)等;③采用综合治疗和探索新的治疗手段。

五、随访

治疗结束后应严密随访,第 1 次在出院后 3 个月时,然后每 6 个月 1 次直至 3 年,此后每年 1 次直至 5 年,以后可每两年 1 次。也可Ⅰ～Ⅲ期低危患者随访 1 年,高危患者包括Ⅳ期随访两年。随访内容同葡萄胎。随访期间应严格避孕,一般于化疗停止大于等于 12 个月后方可妊娠。

第四节　胎盘部位滋养细胞肿瘤

胎盘部位滋养细胞肿瘤(placental site trophoblastic tumor, PSTT)指起源于胎盘种植部位的一种特殊类型的滋养细胞肿瘤。临床罕见,占妊娠滋养细胞肿瘤的 1%～2%。多数不发生转移,预后良好。

一、病理

大体检查见肿瘤可为突向宫腔的息肉样组织,也可侵入子宫肌层或向子宫外扩散,切面呈黄褐色或黄色。镜下见肿瘤几乎完全由中间型滋养细胞组成,无绒毛结构,呈单一或片状侵入子宫肌纤维之间,仅有灶性坏死和出血。免疫组化染色见部分肿瘤细胞 HCG 和人胎盘催乳素阳性。

二、临床表现

该病绝大多数发生于生育期年龄,绝经后罕见,发病年龄多在 31～35 岁。可继发于足月产、流产和葡萄胎,但后者相对少见,偶尔合并活胎妊娠。症状多表现为闭经后不规则阴道流血或月经过多。体征为子宫均匀性或不规则增大。仅少数病例发生子宫外转移,受累部位包括肺、阴道、脑、肝、肾及盆腔和腹主动脉旁淋巴结。一旦发生转移,预后不良。

三、诊断

症状、体征不典型,容易误诊。主要靠组织学诊断,可通过刮宫标本做出诊断,但在多数情况下需靠手术切除的子宫标本才能准确诊断。常用的辅助检查如下。

(一)血清 HCG 测定

多数血清 HCG 阴性或轻度升高,其水平与肿瘤负荷不成比例,无评估预后的价值。但检测 HCG 游离 β 亚单位常升高。

(二)HPL 测定

血清 HPL 一般为轻度升高或阴性,但免疫组化通常为阳性。

(三)超声检查

B 型超声波检查表现为类似于子宫肌瘤或其他滋养细胞肿瘤的声像图,彩色多普勒超声检查可显示子宫血流丰富。

胎盘部位滋养细胞肿瘤容易漏诊,也会与绒癌、上皮样平滑肌瘤等疾病混淆,有异常阴道流血的生育年龄妇女患者应警惕本疾病的发生。

四、临床分期和高危因素

参照 FIGO 分期中的解剖学分期,但预后评分系统不适用。一般认为,与 PSTT 预后相关的高危因素为:①肿瘤细胞有丝分裂指数大于 5 个/10HP;②距先前妊娠时间大于 2 年;③有子宫外转移。

五、处理

手术是首选的治疗方法,原则是切除一切病灶,可行全子宫切除术及双侧附件切除术。年轻妇女若病灶局限于子宫、卵巢外观正常,可保留卵巢。不推荐保留生育功能,但对年轻希望生育、Ⅰ期且病灶局限者,可采用刮宫、宫腔镜或局部病灶切除等方法,并予以化疗。这类治疗尚缺乏大样本临床资料支持,需充分知情同意和严密随访,发现异常应及时手术。有高危因素的患者术后应给予辅助性化疗。因 PSTT 对化疗的敏感性不及侵蚀性葡萄胎和绒癌,故应选择联合化疗,首选的化疗方案为 EMA-CO。而对于无高危因素的患者一般不主张术后辅助性化疗。

六、随访

治疗后应随访,随访内容同妊娠滋养细胞肿瘤。该病通常缺乏肿瘤标志物,所以随访时临床表现和影像学检查更有价值。

第八章 子宫内膜异位症与子宫腺肌病

第一节 子宫内膜异位症

一、概述

子宫内膜异位症是指具有功能的子宫内膜组织在子宫腔外的部位生长,引起病理进展,并出现症状。在组织学上其是良性疾病,在临床表现上具有浸润、转移、复发等恶性行为,是妇科临床的常见病及多发病。

二、诊断要点

(一)临床表现

(1)多发病于中青年妇女。

(2)无症状患者占 20%～30%。

(3)痛经是主要症状,多为继发性、周期性,并进行性加重。

(4)性交痛和慢性盆腔疼痛亦有发生。

(5)原发或继发不孕患者占 17%～30%。

(6)月经失调可表现为多样性,如周期缩短、经期延长、经量增多等。

(7)肠道症状有便秘或腹泻、里急后重、便血等。

(8)泌尿道症状有尿频、尿急、尿痛、血尿等。

(二)妇科检查

子宫位置正常或后位、大小正常或增大、活动或固定,可在一侧或双侧扪及囊性包块,壁厚、张力大,与周围粘连固定;子宫直肠陷凹或宫骶韧带可扪及一个或多个质硬的结节,常伴有触痛。

(三)辅助检查

1.B 型超声波检查

子宫后方可见两侧包块,无回声中有点状强回声,囊壁厚,边界不清,欠活动。

2.腹腔镜检查

腹腔镜检查是目前诊断子宫内膜异位症的最佳方法。通过直接观察病灶,了解病变的范围及程度,进行临床分期。腹膜可见红色、透蓝、水泡、缺损等改变,盆腔可见粘连等改变,卵巢可见囊肿。

3.CA125 检测

子宫内膜异位症患者 CA125 呈中度表达,腹腔液高于血清。

4.免疫学检测

子宫内膜异位症患者血液、宫颈黏液、阴道分泌物和子宫内膜的抗子宫内膜抗体及抗磷脂抗体均有升高。

三、治疗原则

(一)药物治疗

1.假孕疗法

炔诺酮 2.5 mg,每天 1 次,口服,以后逐周增加,至第 4 周增至每天 10 mg,连续服用 6 个月,同时每天口服炔雌醇 0.06 mg。

2.高效孕激素治疗

醋酸甲羟孕酮 30 mg,每天 1 次,口服,连续服用 6 个月;己酸羟孕酮 250 mg,每两周 1 次,肌内注射,连续 6 个月。

3.假绝经治疗

(1)达那唑:月经第 1～3 天开始服用,用量为 400～800 mg/d,连服 3～6 个月,停药后 4～6 周恢复排卵。不良反应为体重增加明显、肝功能异常、雄激素反应、痤疮、多毛、溢脂、声音改变等。

(2)孕三烯酮:月经第 1 天开始服用,每次 2.5 mg,每周 2 次,用药 3～6 个月。不良反应为体重轻度增加、肝功能异常、突破性出血等。

(3)促性腺激素释放激素激动剂:以诺雷德为例,月经第 1 天开始,用量为 3.6 mg,每 4 周 1 次,肌内注射,连续 6 个月。不良反应为潮热、肝功能异常、阴道干燥、骨质疏松等。反向添加治疗建议利维爱2.5 mg,每天 1 次,口服,第 3 个月始,连续 4 个月。

(二)手术治疗

1.保留生育功能手术

该手术适用于年轻,有生育要求的轻、中度病例。手术范围包括剥除囊肿、切除或烧灼病灶、分离粘连、输卵管整形、子宫悬吊、单侧附件切除等。

2.保留卵巢功能手术

该手术适用于年轻,无生育要求的中、重度病例。手术范围包括切除子宫、卵巢病变及输卵管,但保留一侧卵巢或双侧卵巢。

3.根治性手术

该手术适用于年龄较大,无生育要求的重度病例。手术范围包括切除子宫、双侧附件及盆腔内病灶等。

第二节　子宫腺肌病

一、概述

子宫内膜存在于子宫肌层内引起病变,称为子宫腺肌病。子宫腺肌病常合并子宫内膜异位症、子宫肌瘤。子宫肌层内病灶多呈弥漫性,亦可局限于肌层形成团块,称子宫腺肌瘤。

二、诊断要点

(一)临床表现

1.痛经

痛经是主要症状,多为继发性,进行性加重,常为痉挛性,致使患者难以忍受。多见于30～50岁的妇女。

2.月经失调

月经失调可表现为经期延长、经量增多等,亦可有淋漓不净者。

(二)妇科检查

子宫增大呈球形,质地较硬,可有压痛,亦可有质硬的结节样突起。月经期子宫可增大,质地变软,压痛明显。

(三)辅助检查

1.B型超声波检查

子宫增大明显,后壁增厚为主,肌层不均匀光点。

2.腹腔镜检查

直接观察病灶,并可取得肌层活检。

3.CA125检测

部分子宫腺肌症患者CA125呈中度表达。

三、治疗原则

(一)药物治疗

目前尚无根治本病的有效药物,对症状轻者可用非甾体抗感染药等对症治疗;对年轻,有生育要求的轻、中度病例,可用促性腺激素释放激素激动剂,从月经第1天开始,用量为3.6 mg,每4周1次,肌内注射,连续6个月。

(二)手术治疗

对年龄较大、无生育要求的重度病例可行切除子宫的手术;对年轻、有生育要求的轻、中度病例,可试行局部病灶切除手术,但术后易复发。

第九章　盆底功能障碍性疾病与生殖器官损伤性疾病

第一节　阴道前壁膨出

阴道前壁膨出多由膀胱膨出和尿道膨出所致,前者常见。膀胱膨出指各种原因引起阴道支持组织失去正常的支托作用,导致膀胱及其相邻的阴道前壁失去支持力量,而离开原来的解剖位置,严重者可脱出于阴道口外,形成膀胱膨出(阴道前壁膨出)。膀胱膨出多发生于经产妇、长期体力劳动者、慢性咳嗽者及老年妇女。阴道前壁膨出常伴有不同程度的子宫脱垂。

一、病因

阴道前壁主要靠耻骨尾骨肌、膀胱宫颈筋膜和会阴隔膜的支托作用而保持正常位置。有关资料显示,分娩损伤是膀胱膨出最常见的病因。分娩,特别是第二产程延长和助产手术分娩时,上述支托组织及软产道极度伸展、扩张,肌纤维拉长甚至撕裂,导致损伤。产后过早参加体力劳动,特别是重体力劳动,导致支托组织不能恢复正常,使得膀胱底部失去支持力,和膀胱紧连的阴道前壁向下膨出,在阴道口或阴道口外可见,称为膀胱膨出。若支持尿道的膀胱宫颈筋膜受损严重,尿道紧连的阴道前壁下 1/3 以尿道口为支点向下膨出,称为尿道膨出。阴道前壁膨出多发生于经产妇,未产妇罕见。除此之外,还有体质因素和严重体力劳损,如肥胖、长期超负荷体力劳动和慢性支气管炎导致慢性咳嗽等,这些因素可以长期增加腹内压力,加速和加重脱垂的进展。另外,绝经后盆腔组织器官的退行性变,对膀胱膨出的形成也有一定的作用;盆底组织先天发育不良,亦可造成支托作用的减弱。

二、临床表现

此病多发于经产妇,未产妇罕见。

(1)轻者无明显症状,或仅有轻度压迫感、质块感、下坠感及腰骶部不适。重者自觉下坠、腰酸明显,并有块状物自阴道脱出,实为膨出的阴道前壁。长久站立、剧烈活动或增加腹压时块状物增大,早期经平卧休息后肿物可缩小或回纳,病程长时肿物不能完全回纳。

(2)多数患者有不同程度的尿失禁,在咳嗽、屏气、大笑、体力劳动时,腹压增加,可不自主地有尿液溢出,称为压力性尿失禁,也称张力性、应力性尿失禁。少部分患者可出现排尿困难而引发尿潴留,甚至并发尿路感染,出现尿频、尿急、尿痛等尿路感染症状。

(3)阴道前壁膨出长期摩擦,可引起磨损,有感染症状。

(4)如伴子宫脱垂或直肠膨出可有相关症状。

第二节　阴道后壁膨出

阴道后壁膨出常伴直肠膨出,常见于经产妇,这是因为阴道后壁、直肠阴道间隔和直肠前壁薄弱,向前突入阴道穹隆,在阴道口能见到膨出的阴道后壁黏膜。

一、病因

阴道后壁膨出病因与阴道前壁膨出病因类似,阴道分娩时的损伤是其主要原因,先天性或老年退行性盆底组织支托作用减缩也是原因之一。分娩后,若受损的耻骨尾骨肌、直肠、阴道筋膜或会阴隔膜等盆底支持组织未能修复,直肠向阴道后壁中段逐渐膨出,在阴道口能见到膨出的阴道后壁黏膜。老年女性盆底肌肉及肛门内括约肌力弱,便秘患者排便时用力,可加重直肠膨出。阴道穹隆处支持组织薄弱可形成直肠子宫陷凹疝,阴道后穹隆向阴道内脱出,甚至脱出至阴道口外,内有小肠,称为直肠膨出。

二、临床表现

患者多有密产、产程延长、产后过早参加重体力劳动情况,以及慢性咳嗽病史,常伴有子宫脱垂。

(一)症状

轻者可无自觉症状。仅在阴道口看到阴道后壁黏膜患者,多无自觉症状,当阴道后壁明显凸出阴道口时,有外阴摩擦感,随着病程的进展,可逐渐出现下腹下坠感、腰酸、腰痛,并在久立或行走时加剧,平卧休息后减轻,严重者平卧位无法缓解。多数患者有大便不畅,排便困难,有的甚至要用手指向后推压膨出直肠方能排便。可有长期便秘,排便时增加腹压可加剧膨出程度,造成恶性循环,直肠膨出内有粪便潴留,从而又使直肠膨出加剧。重者多伴有子宫脱垂和膀胱膨出,并有相关临床症状。部分患者可伴有痔疮。少数患者有大便失禁。

(二)体征

常见会阴陈旧性裂伤,阴道口及会阴松弛,阴道后壁呈半球形块状突向阴道口,用力屏气增加腹压时突出更加明显,抬高臀部时肿块可缩小;肛诊时手指向前可进入凸向阴道的直肠盲袋内,并可感到有潴留的粪便,直肠前壁松弛;如直肠括约肌功能受损,嘱患者做缩肛动作时,则无括约感或括约感减弱;如损伤发生在位置较高处的耻骨尾骨肌纤维,阴道窥器检查可发现阴道后穹隆呈球状膨出,增加腹压时球状物增大,伴直肠膨出时可见两个突出的球状物。触诊时可查明疝囊袋。如合并膀胱膨出可有相应体征。

三、诊断

对于中老年妇女主诉有经常性的肛门坠胀感、慢性排便困难,应怀疑直肠膨出,尤其伴有子宫脱垂病史时,应想到伴发直肠膨出的可能性,并给予仔细检查以确诊。妇检时可探及突向阴道内的直肠盲袋,手指向后压迫盲袋消失,合并直肠膨出时可在子宫直肠陷凹探及含有肠管回声的疝囊,嘱患者用力屏气时疝囊增大,抬高臀部时疝囊缩小,甚至消失。根据病史及体征,阴道后壁膨出不难诊断。

阴道后壁膨出分度(以最大脱垂状态时的膨出程度来判断)如下。

Ⅰ度膨出:阴道后壁膨出的球状物达处女膜缘,但仍在阴道口内。

Ⅱ度膨出:阴道后壁膨出的球状物部分脱出于阴道口外。

Ⅲ度膨出:阴道后壁完全膨出于阴道口外,直肠膨出形成球状盲袋。

四、鉴别诊断

(一)子宫脱垂

轻者多无临床症状,重者可出现不同程度的腰骶部疼痛及下坠感,在久立、负重、走路、久蹲后症状加剧。患者自觉有肿块自阴道脱出,且脱出程度逐渐加重,甚至完全脱出于阴道口外,休息时也不能自动回缩,非经手还纳不能复位。妇科检查脱出物下端中央可见到宫颈外口,探针能经此孔进入宫腔,而直肠膨出在脱出物上方可触及位置正常的子宫,肛诊时指尖可进入膨出的盲袋内。

(二)直肠脱垂

患者常感肛门坠胀,在增加腹压时有肿物自肛门脱出,肛诊时觉肛门括约肌松弛,而直肠膨出部位位于阴道口,阴道后壁有球形膨出。

(三)直肠狭窄

患者也常有便秘和肛门坠胀感,还有粪便排不净的感觉,因而常有里急后重感。检查时肛门及阴道口无肿块脱出,但肛诊时感肛门括约肌松弛,直肠管腔狭窄,管壁僵硬。患者多有肛门及直肠手术、损伤史。

(四)直肠癌

早期可无明显症状和体征,随着肿瘤的不断增大刺激直肠,感觉直肠内有轻度不适,肿瘤继续增大,可使直肠管腔狭窄,产生大便变细、便秘等症状。此外,患者还有腹泻、便血、腹胀及消瘦、恶病质等表现。肛诊时可触及肿块。

五、处理

对仅有阴道后壁膨出而无症状者,不需治疗。对有症状的阴道后壁膨出伴会阴陈旧性裂伤者,应行阴道后壁及会阴修补术。修补阴道后壁,应将肛提肌裂隙及直肠筋膜缝合于直肠前,以缩紧肛提肌裂隙。对阴道后壁裂伤严重者,应多游离阴道后壁,将两宫骶韧带缝合,缩窄阴道。加用医用合成网片或生物补片可加强局部修复,对重度膨出修复有减少复发的作用。

六、预防

除先天性盆底组织发育不良外,本病的预防重于治疗。应针对病因,做好女性五期保健(青春期、月经期、孕期、产褥期及哺乳期)。提高助产技术,加强产后体操锻炼,避免产后重体力劳动。积极预防和治疗使腹压增加的疾病。对重度子宫脱垂者,在行全子宫切除术的同时应进行盆底重建,以免术后发生穹隆膨出和直肠膨出。

第三节　子宫脱垂

子宫脱垂,指由分娩损伤、长期腹压增加,如慢性咳嗽、经常便秘、超负荷运动及盆底组织发育不良或退行性改变等,造成子宫从正常位置沿阴道下降,宫颈外口达坐骨棘水平以下,甚至全部脱出于阴道口外。子宫脱垂常伴发阴道前壁膨出(膀胱膨出)和阴道后壁膨出(直肠膨出)。

一、病因

(1)妊娠、分娩,特别是困难的阴道分娩,盆腔筋膜、韧带和肌肉可能因过度牵拉而被削弱其支撑力量。若产后过早参加体力劳动,特别是重体力劳动,将影响盆底组织的恢复,导致未复旧的子宫有不同程度的下移。

(2)慢性咳嗽、腹水、频繁举重或者便秘造成腹腔内压力增加,可导致子宫脱垂。肥胖,尤其是腹型肥胖,也可致腹压增加导致子宫脱垂。绝经后出现的支持结构的萎缩也是常见病因。

(3)医源性原因包括没有充分纠正手术时所造成的盆腔支持结构的缺损。

二、临床表现

(一)症状

患者多有密产、难产、阴道助产、慢性咳嗽、长期便秘和超负荷劳动等病史。轻者多无临床症状,重者可出现不同程度的腰骶部疼痛及下坠感,在久立、负重、走路、久蹲后症状加剧。自觉有肿块自阴道脱出,且脱出程度逐渐加重,甚至完全脱出于阴道口外,休息时也不能自动回缩,非经手还纳不能复位。当肿物嵌顿于阴道口外无法还纳时,脱出物组织可出现淤血、水肿。由于长期暴露于阴道口外,可因摩擦而发生宫颈或阴道壁糜烂、溃疡,甚至继发感染,可有大量脓性分泌物。常伴压力性尿失禁,排尿困难,常有尿潴留,需经手还纳脱出的肿物才能排尿通畅。由于经常性排尿困难并有尿潴留,故尿路感染症状常见。便秘现象常见,大便困难,有时需用手向内、向后推扶阴道后壁方能排便。

(二)体征

阴道口松弛,常见陈旧性会阴裂伤;嘱患者用力向下屏气或咳嗽以增加腹压时,可见宫颈阴道段连同其后部由阴道壁包裹着的一实性肿块(宫颈及子宫体)沿阴道向下移动,严重时通过手指触摸能感觉到子宫全部脱出于阴道口外,并可见不自主性溢尿,再用食、中两指压迫尿道两侧,重复试验时,无尿液溢出;肿块表面,尤其是宫颈可有水肿、糜烂、溃疡,继发感染时表面有多量脓性分泌物,触之易出血;重度脱垂时常伴有膀胱、直肠膨出并有相应体征。

三、诊断

子宫脱垂好发于中老年妇女,发病率以50～60岁人群最高。对于有多产、密产、助产、长期腹压增加等病史的中老年妇女,结合临床症状和检查不难诊断,妇科检查时应注意子宫脱垂的程度,并进行分度,同时观察是否伴有膀胱、直肠膨出,是否伴有肠疝。彩色超声波检查时,探头置于下腹,检查时嘱患者用力屏气,可见宫体波自盆腔内正常位置缓慢向下移动,直至完全消失,此系子宫自盆腔内完全脱垂于阴道口外所致。

子宫脱垂分度(以患者最大脱垂状态时子宫下降的程度来判断)如下(图9-1)。

Ⅰ度轻型:宫颈外口距处女膜缘小于4 cm,但未达处女膜缘。

重型:宫颈外口达处女膜缘,阴道口可见到宫颈。

Ⅱ度轻型:宫颈已脱出于阴道口外,但宫体仍在阴道内。

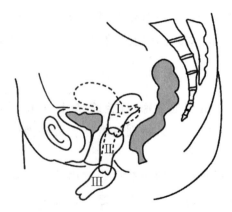

图 9-1　子宫脱垂分度

重型：宫颈及部分宫体脱出于阴道口外。

Ⅲ度：宫颈及宫体全部脱出于阴道口外。

目前国际上多采用 POP-Q 评价系统。

四、鉴别

(一)阴道前、后壁膨出

患者常将阴道前、后壁膨出误认为子宫脱垂,通过检查不难鉴别。

(二)阴道壁囊肿

子宫位置正常,囊壁薄,囊性,边界清楚,位置固定,用力屏气也不移动位置,肿块也无明显增大,导尿后肿块不会缩小。

(三)宫颈肌瘤

宫颈肌瘤为生长于宫颈部位的平滑肌瘤,多数为一唇肌瘤,检查可发现颈管粗大,颈管在穹隆部的位置明显不对称,宫颈外口偏向一侧,另一唇则被压迫变薄,正常大小的子宫被顶入腹腔。

(四)子宫黏膜下肌瘤

子宫黏膜下肌瘤为鲜红色球状肿块,质地硬,表面找不到宫颈口,但在其周围或一侧可扪及扩张变薄的宫颈边缘,沿此边缘可触及脱出物之蒂向宫腔延伸。

(五)慢性子宫内翻

内翻于阴道内的子宫黏膜呈深红色,触之易出血,脱出物表面看不到宫颈开口。但在左、右两侧各可见到一小凹陷,此为双输卵管开口位置。肛查及超声检查盆腔内无子宫。

(六)前庭大腺囊肿

前庭大腺开口堵塞,分泌物潴留而形成前庭大腺囊肿。囊肿常位于一侧大阴唇后下方,向大阴唇外侧突出,囊肿较大时,阴道口常被挤向另一侧,妇科检查子宫位置正常。患者常感分泌物增多,有时觉外阴部疼痛。

五、处理

治疗以安全、简单和有效为原则。

（一）非手术治疗

1.盆底肌肉锻炼和物理方法

该方法可增加盆底肌肉群的张力。盆底肌肉（肛提肌）锻炼适用于国内分期轻度或者POP-Q 分期Ⅰ度和Ⅱ度的子宫脱垂者。嘱咐患者行收缩肛门运动，用力收缩盆底肌肉 3 秒以上后放松，每次 10～15 分钟，每天 2～3 次。

2.放置子宫托

子宫托是一种支持子宫和阴道壁并使其维持在阴道内而不脱出的工具。以下情况尤其适用于子宫托治疗：患者全身状况不适宜做手术；妊娠期和产后。若膨出面溃疡，手术前应促进溃疡面的愈合。

子宫托也可能造成阴道刺激和溃疡。子宫托应间断性取出、清洗并重新放置，否则会出现瘘的形成、嵌顿、出血和感染等严重后果。

（二）手术治疗

对脱垂超出处女膜、有症状的患者可考虑手术治疗。根据患者的年龄、生育要求及全身健康状况行个体化治疗。手术的主要目的是缓解症状，恢复正常的解剖位置和脏器功能，有满意的性功能并能够维持效果。可以选择以下常用的手术方法，合并压力性尿失禁患者应同时行膀胱颈悬吊手术或悬带吊术。

1.曼氏手术（Manchester 手术）

曼氏手术包括阴道前、后壁修补、主韧带缩短及宫颈部分切除术，适用于年龄较轻、宫颈延长的子宫脱垂患者。

2.阴道前、后壁修补术

该修补术适用于年龄较大、无须考虑生育功能的患者，但重度子宫脱垂患者的术后复发概率较高。

3.阴道封闭术

阴道封闭术分阴道半封闭术（又称"LeFort 手术"）和阴道全封闭术。该手术将阴道前、后壁分别剥离长方形黏膜面，然后将阴道前、后壁剥离创面相对缝合以部分或完全封闭阴道。术后失去性交功能，故仅适用于年老体弱不能耐受较大手术者。

4.盆底重建手术

阴道穹隆或宫骶韧带悬吊，通过吊带、网片和缝线固定于骶骨前或骶棘韧带上，可经阴道、腹腔镜或开腹完成。

六、预防

除先天性盆底组织发育不良外，本病的预防重于治疗。应针对病因，做好女性五期保健（青春期、月经期、孕期、产褥期及哺乳期）。提高助产技术，加强产后体操锻炼，避免产后重体力劳动，积极预防和治疗使腹压增加的疾病。

第十章　女性生殖器官发育异常

第一节　女性生殖器官发生的胚胎学

在受精时染色体决定性别,但在胚胎发育早期,男、女性生殖系统是相似的,在胚胎6周时,男、女胚胎都具有两套生殖管道,这一阶段称为性未分化期。自胚胎期8周左右,女性生殖系统开始分化。女性生殖系统发生过程,包括生殖腺的发生、生殖管道的发生和外生殖器的发生。

一、生殖腺的发生

在胚胎第3～4周时,卵黄囊内胚层内出现多个大于体细胞的生殖细胞,称为原始生殖细胞。胚胎第4～5周时,体腔背面肠系膜基底部两侧各出现两个由体腔上皮增生形成的隆起,称为泌尿生殖嵴,外侧隆起为中肾,内侧隆起为生殖嵴。在胚胎第6周末,原始生殖细胞沿肠系膜迁移至生殖嵴并被性索包围,形成原始生殖腺。原始生殖腺向睾丸或卵巢分化,取决于有无睾丸决定因子。目前研究认为,Y染色体短臂性决定区可能是睾丸决定因子所在的部位。缺乏Y染色体短臂性决定区基因决定了卵巢及其生殖细胞的发育和形成。因此,若无睾丸决定因子,在胚胎第8周时,原始生殖腺即分化为卵巢。从性染色体为XY的女性患者中发现有Y染色体短臂性决定区的突变或缺失,从性染色体为XX的男性患者中发现有Y染色体短臂性决定区基因的存在,均证实Y染色体短臂性决定区在生殖腺分化中起关键作用,可能是决定性腺发育的调节基因之一。

二、生殖管道的发生

在性未分化期,男、女胚胎都具有两套生殖管道,其中一对为中肾管,为男性生殖管道始基,另一对为中肾旁管,为女性生殖管道始基。两套管道的分化受到睾丸间质细胞产生的雄激素和睾丸支持细胞产生的抗中肾旁管激素调控。女性胎儿体内无这两种激素,故中肾管退化,中肾旁管充分发育形成女性内生殖器。生殖腺发育为卵巢时,中肾管退化,两侧中肾旁管头段形成两侧输卵管,两侧中段和尾段开始并合,构成子宫及阴道上段。初并合时保持有中隔分为两个腔,约在胎儿12周末中隔消失,成为单一内腔。中肾旁管最尾端与泌尿生殖窦相连,并同时分裂增殖,形成一实质圆柱状体,称为阴道板。随后阴道板由上向下穿通,形成阴道腔。阴道腔与泌尿生殖窦之间有一层薄膜为处女膜。内生殖器的韧带则由生殖嵴的残余部分和中肾体的系膜合并形成。

三、外生殖器的发生

胚胎初期的泄殖腔,分化为后方的直肠与前方的泌尿生殖窦。泌尿生殖窦两侧隆起为泌尿生殖褶。褶的前方左右相会合呈结节形隆起,称为生殖结节,长大以后称为初阴;褶外侧隆起为左右阴唇阴囊隆起。若生殖腺为卵巢,约在第12周末生殖结节发育成阴蒂,两侧泌尿生殖褶不合并,形成小阴唇,左右阴唇阴囊隆起,发育成大阴唇。尿生殖沟扩展,并与尿生殖窦下段共同形成阴道前庭。若生殖腺为睾丸,在雄激素作用下,初阴伸长形成阴茎,两侧的尿生殖褶沿阴茎腹侧面,从后向前合并成管,形成尿道海绵体部,左右阴唇阴囊隆起移向尾侧并相互靠拢,在中线处连接形成阴囊。

外生殖器分化虽受性染色体支配,但外生殖器向雌性分化是胚胎发育自然规律,不需雌激素作用,而向雄性分化必须有雄激素即睾酮的作用。因此,在分化前切除胚胎生殖腺,胚胎不受睾丸或卵巢产生的激素影响,其外生殖器必然向雌性分化,而给予雄激素则向雄性分化。外生殖器向雄性分化依赖睾酮,睾酮还需通过与外阴局部靶器官组织中的 5α-还原酶作用,演化为二氢睾酮,与外阴细胞中相应的二氢睾酮受体相结合后,才能使外阴向雄性分化。因此,即使睾丸分泌睾酮,若外阴局部组织中缺乏 5α-还原酶或无二氢睾酮受体存在,外生殖器仍向女性转化,表现为两性畸形。

女性生殖系统组织胚胎学形成过程的任何一个环节发生异常都可能导致畸形。常见发育异常有:①正常管道形成受阻所致的异常,包括处女膜闭锁、阴道横隔、阴道纵隔、阴道闭锁和宫颈闭锁等;②中肾旁管演化物发育不全所致的异常,包括无子宫、无阴道、子宫发育不良、单角子宫、始基子宫、输卵管发育异常等;③中肾旁管演化物融合障碍所致的异常,包括双子宫、双角子宫和纵隔子宫等。

第二节 外生殖器发育异常

一、处女膜闭锁

处女膜闭锁又称无孔处女膜,临床上较常见,系泌尿生殖窦上皮未能贯穿前庭部所致。在青春期初潮前无任何症状。初潮后因经血无法排出,可在多次月经来潮后,经血逐渐积聚,造成子宫、输卵管积血,甚至腹腔内积血(图 10-1),患者可因此出现周期性腹痛。输卵管伞端多因积血而粘连闭锁,故经血较少进入腹腔。处女膜闭锁女婴在新生儿期多无临床表现。偶有幼女因大量黏液积聚在阴道内,导致处女膜向外凸出而被发现。

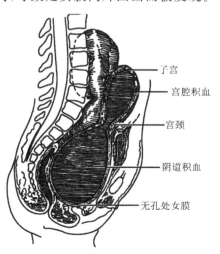

子宫

宫腔积血

宫颈

阴道积血

无孔处女膜

图 10-1 处女膜闭锁并阴道、宫腔积血

绝大多数处女膜闭锁患者因无月经来潮，且伴有进行性加剧的周期性下腹痛而就诊。严重者伴有便秘、肛门坠胀、尿频或尿潴留等症状。检查时见处女膜向外膨隆，表面呈紫蓝色，无阴道开口。当用示指放入肛门内，可扪到阴道内有球状包块向直肠前壁突出。直肠-腹部诊时，在下腹部可扪及位于阴道包块上方的另一较小包块（为经血潴留的子宫），压痛明显。若用手往下按压此包块，可见处女膜向外膨隆更明显。盆腔超声检查能发现子宫及阴道内有积液。确诊后应立即手术治疗。先用粗针穿刺处女膜正中膨隆部，抽出褐色积血，证实诊断后，将处女膜做"X"形切开，引流积血。积血大部分排出后，常规检查宫颈是否正常，但不宜进一步探查宫腔以免引起上行性感染。吸尽积血后，切除多余的处女膜瓣，使切口呈圆形，再用 3-0 可吸收缝线缝合切口边缘黏膜，以保持引流通畅和防止创缘粘连。术后留置导尿管 1~2 天，外阴部放置消毒垫，每天外阴护理 1~2 次，直至积血排净。术后给予广谱抗生素和甲硝唑。

二、两性畸形

性发育异常是一组较为复杂的问题，直到现在，国际上尚缺少统一的分类标准。按照利昂·斯佩洛夫（Leon Speroff）提出的分类标准，其可分为女性假两性畸形、男性假两性畸形、真两性畸形和性腺发育不全。男、女性别可根据性染色体、生殖腺结构、外生殖器形态及第二性征加以区分。外生殖器出现两性畸形，均是胚胎或胎儿在宫腔内接受过高或不足量雄激素刺激导致的。根据发病原因，两性畸形分为女性假两性畸形、男性假两性畸形和生殖腺发育异常三类。生殖腺发育异常包括真两性畸形、混合型生殖腺发育不全和单纯型生殖腺发育不全三种类型。

（一）女性假两性畸形

患者染色体核型为 46,XX，生殖腺为卵巢，子宫、卵巢和阴道均存在，外生殖器出现部分男性化。男性化程度取决于胚胎暴露于高雄激素时期的早晚和雄激素数量，患者可表现为阴蒂中度粗大，严重时可有阴唇后部融合和出现阴茎。雄激素过高的原因包括先天性肾上腺皮质增生、非肾上腺来源。

1.先天性肾上腺皮质增生

先天性肾上腺皮质增生又称肾上腺生殖综合征，为常染色体隐性遗传病，是最常见类型。基本病变为胎儿肾上腺合成皮质醇的酶缺乏，其中以 21-羟化酶缺乏最常见，比例约占 95%，最终导致 17a-羟孕酮无法转化为皮质醇。皮质醇合成量减少对下丘脑和垂体负反馈作用消失，导致垂体促肾上腺皮质激素分泌增加，刺激肾上腺增生，促使其分泌皮质醇量趋于正常，但同时也刺激肾上腺网状带产生异常大量雄激素，致使女性胎儿外生殖器不同程度男性化。此外，酶缺乏可导致皮质激素生物合成中的中间代谢产物聚集，部分产物具有生物活性，如皮质酮，可导致高血压和低血钾。患者出生时即有阴蒂肥大，阴唇融合遮盖阴道口和尿道口，仅在阴蒂下方见一小孔，尿液由此排出。严重者两侧大阴唇肥厚，形成皱褶，并有程度不等的融合，状似阴囊，但其中无睾丸；子宫、卵巢、阴道均存在，但阴道下段狭窄，难以发现阴道口。随着婴儿长大，男性化日益明显，阴毛和腋毛出现较早，至青春期乳房不发育，内生殖器发育受抑制，无月经来潮。幼女期身高增长快，但因骨骺愈合早，至成年时反较正常妇女矮小。实验室检查可发现血雄激素含量增高，血皮质醇偏低，尿 17-酮类固醇（17-KS）呈高值，血雌激素、FSH 皆呈低值，血清 ACTH 及 17a-羟孕酮均显著升高。

2.非肾上腺来源

孕妇于妊娠早期服用具有雄激素作用的药物,人工合成孕激素、达那唑或甲睾酮等都有不同程度的雄激素作用。若将此类药物用于妊娠早期保胎或在服药过程中受孕,均可导致女胎外生殖器男性化,类似先天性肾上腺皮质增生所致畸形,但程度轻,且在出生后男性化不再加剧,至青春期月经来潮,还可有正常生育。实验室检查时,患者的血雄激素和尿 17-KS 值均在正常范围。

(二)男性假两性畸形

患者染色体核型为 46,XY,生殖腺为睾丸,无子宫,阴茎极小、生精功能异常,无生育能力。男性假两性畸形系男性胚胎或胎儿在母体中缺少雄激素刺激发育所致。发病机制:①促进生物合成睾酮的酶缺失或异常;②外周组织 5α-还原酶缺乏;③外周组织和靶器官缺少雄激素受体或受体功能异常。男性假两性畸形多为外周组织雄激素受体缺乏,临床将此病称为雄激素不敏感综合征,属 X 连锁隐性遗传,常在同一家族中发生。根据外阴组织对雄激素不敏感程度,又分为完全型和不完全型两种。

1.完全型外生殖器畸形

该类型患者为女性,又称睾丸女性化综合征。患者体内睾酮经芳香化酶转化为雌激素,至青春期乳房发育丰满,但乳头小,乳晕较苍白,阴毛、腋毛多缺如,阴道为盲端,较短浅,无子宫。两侧睾丸正常大小,位于腹腔内、腹股沟或偶在大阴唇内。血睾酮、FSH、尿 17-KS 均为正常男性水平,血 LH 较正常男性高,雌激素略高于正常男性。

2.不完全型外生殖器畸形

该类型较完全型少见,外阴多呈两性畸形,表现为阴蒂肥大或短小阴茎,阴唇部分融合,阴道极短或仅有浅凹陷。至青春期可出现阴毛、腋毛增多和阴蒂继续增大等男性改变。

对于这类患者要注意性腺恶变问题,恶变的发生率约为 5%,但随年龄增加,发生率增加,30 岁后性腺恶变的发生率可达到 25%。

(三)生殖腺发育异常

1.真两性畸形

患者体内睾丸和卵巢两种生殖腺同时存在,称为真两性畸形,是两性畸形中最罕见的一种。可能一侧生殖腺为卵巢,另一侧为睾丸;可能每侧生殖腺内同时含卵巢及睾丸两种组织,称为卵睾;也可能一侧为卵睾,另一侧为卵巢或睾丸。染色体核型多为 46,XX,这些患者占真两性畸形患者的 80%~90%,2/3 被当作男婴抚养。其次为 46,XX/46,XY 嵌合型。46,XY 较少见。临床表现与其他两性畸形相同,外生殖器多为混合型,或以男性为主/女性为主,但多有能勃起的阴茎,而乳房几乎均为女性型。体内同时有略高雌激素和雄激素水平。核型为 46,XX 者,体内雌激素水平达正常男性两倍。多数患婴出生时阴茎较大,往往按男婴抚育。但若能及早确诊,绝大多数患者仍以按女婴抚育为宜。个别有子宫患者在切除睾丸组织后,不但可有月经来潮,还具有正常生育能力。

2.混合型生殖腺发育不全

染色体核型为 45,X 与另含有一个 Y 的嵌合型,以 45,X/46,XY 多见。其他如:45,X/47,XYY;45,X/46,XY/47,XXY 亦有报道。混合型系指一侧为异常睾丸,另一侧为未分化生殖腺、生殖腺呈索状痕迹或生殖腺缺如。患者外阴部分男性化,表现为阴蒂增大,外阴不同程度融合,尿道下裂。睾丸侧有输精管,未分化生殖腺侧有输卵管、发育不良子宫和阴道,不少患者有特纳综合征的躯体特征。出生时多以女婴抚养,但至青春期往往出现男性化,女性化者极少。若出现女性化时,应考虑为生殖腺分泌雌激素肿瘤所致。

3.单纯型生殖腺发育不全

染色体核型为 46,XY,但生殖腺未能分化为睾丸而呈索状,故无雄激素分泌,中肾旁管亦不退化,患者表型为女性,但身体较高大,有发育不良子宫、输卵管,青春期乳房及毛发发育差,无月经来潮。

(四)诊断

1.病史和体检

应首先询问患者母亲在孕早期有无服用高效孕酮或达那唑类药物史,家族中有无类似畸形史,并详细体检。注意喉结、行为举止、乳腺发育情况、阴茎大小、尿道口位置,以及是否有阴道和子宫。直肠-腹部诊扪及子宫,说明多系女性假两性畸形,但应除外真两性畸形。若在腹股沟部、大阴唇或阴囊内扪及生殖腺,则为睾丸组织,但仍不能排除真两性畸形。

2.实验室检查

染色体核型为 46,XX,血雌激素低值,血雄激素高值,尿 17-KS 及 17α-羟孕酮均高值者,为先天性肾上腺皮质增生;染色体核型为 46,XY,血 FSH 值正常,LH 值升高,血睾酮在正常男性值范围,雌激素高于正常男性但低于正常女性者,为雄激素不敏感综合征。

3.生殖腺活检

真两性畸形常需通过腹腔镜检或剖腹探查取生殖腺活检,方能确诊。

(五)治疗

确诊后应根据患者原社会性别、本人愿望及畸形程度予以矫治。原则上除阴茎发育良好者外,均宜按女性抚育。

1.先天性肾上腺皮质增生

确诊后立即开始并终身给予可的松类药物,抑制促肾上腺皮质激素过量分泌,防止外阴进一步男性化及骨骺提前闭合,还可促进女性生殖器官发育和月经来潮,甚至有受孕和分娩可能。肥大阴蒂应部分切除,仅保留阴蒂头,接近正常女性阴蒂大小。对外阴部有融合畸形者,应予以手术矫治,使尿道外口和阴道口分别显露在外。

2.雄激素不敏感综合征

对完全型及不完全型,均按女性抚育为宜。对完全型患者,待青春期发育成熟后切除双侧睾丸防止恶变,术后长期给雌激素维持女性第二性征;对不完全型有外生殖器男性化畸形患者,应提前做整形术并切除双侧睾丸。对阴道过短影响性生活者,应行阴道成形术。

3.混合型生殖腺发育不全或单纯型生殖腺发育不全

染色体核型含有 XY 者的生殖腺发生恶变可能较高,且发生年龄偏小,应在确诊后尽早切除未分化生殖腺。

4.真两性畸形

性别的确定主要取决于外生殖器功能状态,应将不需要的生殖腺切除,保留与其性别相适应的生殖腺。除阴茎粗大、能勃起且具有能推纳入阴囊内的睾丸的患者可按男性抚育外,仍以按女性抚育为宜。

第三节 阴道发育异常

一、先天性无阴道

先天性无阴道系双侧中肾旁管发育不全,阴道板及阴道索未能腔化所致。常合并泌尿道发育异常,几乎所有患者均合并无子宫或仅有始基子宫,极个别患者有发育正常的子宫,卵巢一般正常。

(一)临床表现及诊断

患者于青春期后一直无月经来潮,或因婚后性交困难而就诊。检查时见外阴和第二性征发育正常,但无阴道口或仅在阴道外口处见一浅凹陷,有时可见到泌尿生殖窦内陷形成约2 cm短浅阴道盲端。直肠-腹部诊和盆腔B型超声波检查不能发现子宫。有发育正常子宫者,表现为青春期时因宫腔积血而出现周期性腹痛。直肠-腹部诊扪及增大、有压痛的子宫。约15%患者合并泌尿道畸形。临床应与完全型雄激素不敏感综合征相鉴别。后者染色体核型为46,XY,阴毛和腋毛极少,血睾酮值升高。

(二)治疗

对有性生活需求的先天性无阴道成年女性患者,有短浅阴道者可先用机械扩张法,即按顺序由小到大使用阴道模型局部加压扩张,可逐渐加深阴道长度,直至能满足性生活要求为止。阴道模型夜间放置日间取出,便于工作和生活。对不适宜机械扩张或机械扩张无效者,行阴道成形术。手术方法有多种,常用腹膜代阴道法,以乙状结肠阴道成形术效果较好。

对有发育正常子宫的患者,月经初潮时即应行阴道成形术,同时引流宫腔积血并将人工阴道与子宫相接,以保留生育功能。无法保留子宫者应予切除。

二、阴道闭锁

阴道闭锁由泌尿生殖窦未参与形成阴道下段所致。其可分为下段闭锁型和完全闭锁型,以前者常见,闭锁常位于阴道下段,长2~3 cm,其上正常。

(一)临床表现及诊断

症状与处女膜闭锁相似,无阴道开口,但闭锁处黏膜表面色泽正常,亦不向外膨隆,肛查扪及向直肠凸出的阴道积血包块,其位置较处女膜闭锁高。

(二)治疗

应尽早手术。术时应先切开闭锁段阴道,并游离积血下段的阴道黏膜,再切开积血包块,排净积血后,利用已游离的阴道黏膜覆盖创面。术后定期扩张阴道以防瘢痕挛缩。

三、阴道横隔

阴道横隔系两侧中肾旁管会合后的尾端与尿生殖窦相接处未贯通或部分贯通所致。横隔可位于阴道内任何部位,以上、中段交界处居多,厚度约为1 cm,两侧均覆盖鳞状上皮。多数横隔为不完全型。

(一)临床表现及诊断

完全型横隔较少见,多数是隔中央或侧方有一小孔,月经血自小孔排出。横隔位于上段者,不影响性生活,常于偶行妇科检查时发现。位置较低者少见,多因性生活不满意而就医。

(二)治疗

可采用手术治疗,将横隔切开并切除其多余部分,最后缝合切缘以防粘连形成。术后短期放置模具防止瘢痕挛缩。若分娩时发现横隔阻碍胎先露部下降:横隔薄者,当胎先露部下降至横隔处并将横隔撑得极薄时,将其切开后胎儿即能经阴道娩出;横隔厚者,应行剖宫产术。

四、阴道纵隔

阴道纵隔系双侧中肾旁管会合后,其中隔未消失或未完全消失所致。阴道纵隔有两类:完全纵隔形成双阴道,常合并双宫颈、双子宫;如果纵隔偏向一侧形成阴道斜隔,则该侧阴道完全闭锁,因经血潴留形成阴道侧方包块。阴道斜隔常伴有同侧泌尿系发育异常,这类患者多为双宫体、双宫颈,称为阴道斜隔综合征。

(一)临床表现及诊断

绝大多数阴道纵隔患者无症状,有些是因性交困难而就诊。若斜隔导致该侧阴道完全闭锁,可出现痛经。斜隔盲端的积血也可继发感染。另一些患者可能晚至分娩时产程进展缓慢才确诊。

(二)治疗

斜隔妨碍经血排出或纵隔影响性交时,应将其切除,创面缝合以防粘连。若临产后发现纵隔阻碍胎先露部下降,可沿隔的中部切断,分娩后缝合切缘止血。因阴道纵隔不孕者,切除纵隔可能提高受孕机会。

第四节　子宫发育异常

一、先天性宫颈闭锁

先天性宫颈闭锁较罕见。

(一)临床表现及诊断

若患者子宫内膜有功能,青春期后可因宫腔积血而出现周期性腹痛,经血还能经输卵管逆流入腹腔,引起盆腔子宫内膜异位症和子宫腺肌病。

(二)治疗

可手术穿通宫颈,使子宫与阴道相通。但手术后人工形成的子宫颈管极易粘连、再次闭合,导致宫腔再次积血而须切除子宫。对宫颈未发育者,宜行子宫切除术。

二、子宫未发育或发育不全

(一)先天性无子宫

先天性无子宫系两侧中肾旁管中段及尾段未发育和汇合所致,常合并无阴道,卵巢发育正常,第二性征不受影响。直肠-腹部诊扪不到子宫。

(二)始基子宫

始基子宫又称痕迹子宫,系两侧中肾旁管会合后不久即停止发育所致,常合并无阴道。子宫极小,无宫腔。

(三)子宫发育不良

子宫发育不良又称幼稚子宫,系中肾旁管会合后短时期内即停止发育所致。子宫较正常小,有时极度前屈或后屈。宫颈呈圆锥形,相对较长,宫体与宫颈之比为1:1或2:3。患者月经量较少,不育。直肠-腹部诊可扪及小而活动的子宫。治疗可用小剂量雌激素加孕激素序贯用药,用药期间子宫可能会稍变大。一般可自月经第5天开始每晚口服妊马雌酮0.625 mg或戊酸雌二醇1 mg,连服20天。服药后11天加服甲羟孕酮8 mg,每天1次,连用10天,共服6～12个周期,定期测子宫径线。

三、子宫体发育异常

子宫体发育异常临床上较常见。常见类型如下。

(一)双子宫

双子宫系两侧中肾旁管完全未融合,各自发育形成两个子宫和两个宫颈所致,阴道也完全分开,左、右侧子宫各有单一的输卵管和卵巢。患者无自觉症状,通常在人工流产、产前检查,甚至分娩时偶然发现。早期人工流产时可能误刮未孕侧子宫,以致漏刮胚胎,妊娠继续。妊娠者在妊娠晚期胎位异常率增加,分娩时未孕侧子宫可能阻碍胎先露部下降,子宫收缩乏力较多见,使剖宫产率增加。偶见两侧子宫同时妊娠、各有一胎儿者,这种情况属双卵受精。亦有双子宫、单阴道,或阴道内有一纵隔者,患者可能因阴道纵隔妨碍性交,出现性交困难或性交痛就诊。

(二)双角子宫和鞍状子宫

因子宫底部融合不全呈双角者,称为双角子宫;子宫底部稍下陷呈鞍状,称为鞍状子宫。双角子宫一般无症状,仅妊娠时易发生胎位异常,以臀先露居多。双角子宫一般不需要治疗,对于反复发生流产者,应行子宫整形术。

(三)纵隔子宫

纵隔子宫系两侧中肾旁管融合不全,在宫腔内形成纵隔所致。从子宫底至宫颈内口将宫腔完全隔为两部分为完全纵隔,仅部分隔开为不完全纵隔。纵隔子宫易发生不孕、流产、早产和胎位异常;若胎盘附着在隔上,可出现产后胎盘滞留。纵隔子宫外形正常,经子宫输卵管造影或宫腔镜检查确诊。如果未对生育结果造成不良影响,一般可不处理。对有不孕和反复流产的患者,可在腹腔镜监视下切除纵隔,术后宫腔内置金属IUD,防止创面形成粘连。

(四)单角子宫

单角子宫系一侧中肾旁管发育,另一侧中肾旁管未发育或未形成管道所致。未发育侧的卵巢、输卵管、肾常同时缺如。妊娠可发生在单角子宫,患者可无症状,但不孕、流产、早产发生率高。

(五)残角子宫

一侧中肾旁管发育正常,另一侧发育不全可形成残角子宫,可伴有该侧泌尿系统发育畸形。检查时易将残角子宫误诊为卵巢肿瘤。多数残角子宫与对侧正常宫腔不相通,仅有纤维带相连;偶亦有两者间有狭窄管道相通者。若残角子宫内膜无功能,一般无症状,无须治疗;若内膜有功能且与正常宫腔不相通,往往因宫腔积血而出现痛经,甚至并发子宫内膜异位症,须切除残角子宫。若妊娠发生在残角子宫内,人工流产时无法探及,至妊娠16～20周时破裂而出现典型输卵管妊娠破裂症状,若不及时手术切除破裂的残角子宫,患者可因大量内出血而死亡。

第五节　输卵管发育异常

一、分类

（1）单侧输卵管缺失：因该侧中肾旁管未发育。

（2）双侧输卵管缺失：常见于无子宫或始基子宫患者。

（3）单侧（偶尔双侧）副输卵管：为输卵管分支，具有伞部，内腔与输卵管相通或不通。

（4）输卵管发育不全、闭塞或中段缺失：类似结扎术后的输卵管。

二、病因

输卵管发育异常可能是不孕的原因，亦可能导致输卵管妊娠，临床罕见，几乎均为手术时偶然发现。除输卵管部分节段缺失可整形吻合外，其他均无法手术。希望生育者需借助辅助生育技术。

第六节　卵巢发育异常

一、分类

（1）单侧卵巢缺失：见于单角子宫。

（2）双侧卵巢缺失：极少，一般为卵巢发育不全，卵巢外观细长而薄，色白质硬，甚至仅为条状痕迹，见于特纳综合征患者。

（3）多余卵巢：罕见，一般多余卵巢远离卵巢部位，可位于腹膜后。

（4）偶尔卵巢可分裂为几个部分。

二、治疗

若卵巢发育异常影响卵巢内分泌功能，治疗方法以激素替代治疗为主。

第十一章　女性性传播疾病

第一节　淋　病

淋病是由淋病奈瑟球菌引起的泌尿生殖系统化脓性感染,也可表现为眼、咽、直肠的感染及全身的感染。淋病传染性强,潜伏期短,可导致多种并发症和后遗症。淋病奈瑟球菌是呈肾形的革兰阴性双球菌,常成双排列,离开人体不易生存,一般消毒剂易将其杀死。

一、传染途径

人是淋病奈瑟球菌的唯一天然宿主,因此淋病患者及淋病奈瑟球菌携带者是淋病的最主要传染源。成人主要通过性交直接接触传染,极少经间接传染;儿童多为间接传染;新生儿多在分娩通过软产道时接触污染的阴道分泌物而被传染。口交及肛交可导致淋菌性咽喉炎及淋菌性直肠炎。通过性接触,女性较男性更易感染,与男性淋病患者发生性关系的女性,50%～80%发生淋菌性宫颈炎;与女性淋病患者发生一次性关系的男性,20%～25%感染淋病。

二、发病机制

淋病奈瑟球菌对柱状上皮及移行上皮有特殊的亲和力。淋病奈瑟球菌的外膜主要成分有膜蛋白Ⅰ、Ⅱ、Ⅲ,脂多糖及菌毛。菌毛、膜蛋白Ⅱ及淋病奈瑟球菌所产生的IgA1蛋白酶可促使淋病奈瑟球菌黏附于柱状上皮及移行上皮而被上皮细胞吞饮,淋病奈瑟球菌在上皮细胞内大量繁殖,引起细胞损伤、崩解,淋病奈瑟球菌逸至黏膜下层。与此同时,淋病奈瑟球菌的脂多糖内毒素与体内补体协同作用,介导免疫反应,共同引起局部炎症反应,导致局部中性粒细胞浸润、黏膜细胞脱落溶解,形成脓液。镜下见黏膜及黏膜下组织充血、水肿、渗出、坏死、上皮脱落、白细胞聚集。在女性体内,淋病奈瑟球菌首先侵犯子宫颈管、尿道、尿道旁腺及前庭大腺,然后沿生殖道黏膜上行,引起子宫内膜炎、输卵管炎、盆腔腹膜炎及播散性淋病。急性淋病治疗不当、迁延不愈或反复发作,可致输卵管粘连、阻塞、积水,导致不孕或输卵管妊娠。

三、临床表现

潜伏期为1～10天,平均为3～5天,50%～70%妇女感染淋病奈瑟球菌后无临床症状,易被忽略,但仍具有传染性。

(一)下生殖道感染

淋病奈瑟球菌感染最初引起子宫颈管黏膜炎、尿道炎、前庭大腺炎,也称为无并发症淋病。宫颈管黏膜炎表现为阴道脓性分泌物增多,外阴瘙痒或灼热感,偶有下腹痛。检查见宫颈明显充血、水肿、糜烂,有脓性分泌物从宫颈口流出,宫颈触痛,触之易出血。尿道炎表现为尿频、尿痛、尿急,排尿时尿道口有灼热感。检查见尿道口红肿、触痛,经阴道前壁向耻骨联合方向挤压尿道或尿道旁腺,可见脓性分泌物流出。若有前庭大腺炎,腺体开口处红肿、触痛、溢脓,若腺管阻塞可形成脓肿。由于淋病奈瑟球菌可同时感染以上部位,临床表现往往为多处症状同时存在。

(二)上生殖道感染

若无并发症淋病未经治疗,淋病奈瑟球菌可上行感染盆腔脏器,导致淋菌性盆腔炎,引起子宫内膜炎、输卵管炎、输卵管积脓、盆腔腹膜炎,甚至形成输卵管卵巢脓肿、盆腔脓肿,称为女性并发症淋病。10%~20%无并发症淋病可发展为并发症淋病,若在月经期性交,产后、宫腔手术后感染淋病奈瑟球菌,则易发生并发症淋病。其多在经期或经后1周内发病,起病急,突然寒战、高热、头痛、恶心、白带增多、双侧下腹疼痛。若经期发病可有经期延长、经量增多。若输卵管伞端开放,脓液由管腔流入直肠子宫陷凹,刺激该处腹膜而产生肛门坠痛。体格检查下腹两侧深压痛,若有盆腔腹膜炎则下腹部出现肌紧张及反跳痛。妇科检查宫颈外口可见脓性分泌物流出,宫颈充血、水肿、举痛,双侧附件增厚、压痛。若有输卵管卵巢脓肿,可触及附件囊性包块,压痛明显。

(三)播散性淋病

播散性淋病指淋病奈瑟球菌通过血循环传播,引起全身淋病奈瑟球菌性疾病,病情严重,若不及时治疗可危及生命。1%~3%淋病可发生播散性淋病,早期菌血症期可出现高热、寒战、皮损、不对称的关节受累及全身不适、食欲缺乏等全身症状,晚期表现为永久损害的关节炎、心内膜炎、心包炎、胸膜炎、肺炎、脑膜炎等全身病变。确诊主要根据临床表现和血液、关节液、皮损等处淋病奈瑟球菌培养结果。

四、诊断

根据不良的性接触史、临床表现及下列实验室检查可做出诊断。

(一)分泌物涂片检查

取子宫颈管分泌物涂片,行革兰染色,急性期可见中性粒细胞内有革兰阴性双球菌。此法对女性患者的检出率较低,仅为40%~60%,且子宫颈管分泌物中有些细菌与淋病奈瑟球菌相似,可有假阳性,只能作为筛查手段。

(二)淋病奈瑟球菌培养

淋病奈瑟球菌培养是诊断淋病的"金标准"方法。取子宫颈管分泌物送培养,先拭去宫颈口分泌物,然后用棉拭子插入子宫颈管1.5~2 cm,转动并停留20~30秒,取出的子宫颈管分泌物应注意保湿、保温,立即接种,培养阳性率为80%~90.5%。若需要确证试验,可对培养的淋病奈瑟球菌行糖发酵试验及直接免疫荧光染色检查。

(三)核酸检测

PCR及连接酶链反应检测淋病奈瑟球菌DNA片段,核酸检测方法的敏感性及特异性虽高,但只能在具备一定条件的单位开展,操作过程中应注意防止污染造成的假阳性。

五、治疗

治疗原则是及时、足量、规范应用抗生素。由于耐青霉素及喹诺酮的菌株增多,目前选用的抗生素以第三代头孢菌素为主。无并发症淋病推荐大剂量单次给药方案,以使有足够血药浓度杀死淋病奈瑟球菌,推荐治疗药物的治愈率在98%左右。并发症淋病应连续每天给药,保持足够治疗时间。20%~40%淋病同时合并沙眼衣原体的双重感染,衣原体检查的费用高于治疗费用,因此对淋病患者,若不进行衣原体的筛查,可同时应用抗衣原体药物。对患者的性伴侣应进行检查及治疗,在检查治疗期间禁止性生活。

六、治愈标准

治疗结束后两周内,在无性接触史情况下符合下列标准为治愈。

(1)临床症状和体征全部消失。

(2)在治疗结束后 4～7 天取子宫颈管分泌物涂片及培养复查淋病奈瑟球菌阴性。

七、预后

急性期淋病若能早期、及时、正确治疗可以完全治愈。无并发症淋病经单次大剂量药物治疗,治愈率在 95% 以上,若延误治疗或治疗不当,可产生并发症或播散性淋病,因此应在急性期积极治疗。

八、性伴侣的处理

在症状发作期间或确诊前 60 天内与患者有过性接触的所有性伴侣,均应做淋病奈瑟球菌和沙眼衣原体的检查和治疗。

九、淋病合并妊娠

妊娠对淋病的表现无明显影响,但淋病对母儿均有影响。妊娠早期感染淋病奈瑟球菌可引起流产;晚期可引起绒毛膜羊膜炎而致胎膜早破、早产、胎儿宫内发育迟缓。分娩时由于产道损伤、产妇抵抗力差,产褥期淋病奈瑟球菌易扩散,引起产妇子宫内膜炎、输卵管炎,严重者可有播散性淋病。约 1/3 新生儿通过未治疗孕妇的软产道时可感染淋病奈瑟球菌,出现新生儿淋菌性眼炎,若治疗不及时,可发展成角膜溃疡、角膜穿孔而失明。淋病合并妊娠的处理:多数有淋病的孕妇无症状,而妊娠期淋病严重影响母儿健康,因此对高危孕妇在产前检查时应取子宫颈管分泌物行淋病奈瑟球菌培养,以便及时诊断、及时治疗。妊娠期忌用喹诺酮类或四环素类药物。可选用头孢曲松钠 250 mg,单次肌内注射;头孢噻肟 1 g,单次肌内注射;头孢克肟 400 mg,单次口服;大观霉素 4 g,单次肌内注射。对所有淋病孕妇所生的新生儿应用 1% 硝酸银液滴眼,预防淋菌性眼炎。

第二节　梅　毒

梅毒是由梅毒螺旋体引起的侵犯多系统的慢性性传播疾病。梅毒螺旋体几乎可累及全身各器官,可产生各种症状和体征,临床表现复杂,并可通过胎盘传染给胎儿,导致流产、早产、死产和先天梅毒,危害极大。梅毒螺旋体在体外干燥条件下不易生存,一般消毒剂及肥皂水即能将其杀死。但其耐寒力强,4 ℃存活 3 天,−78 ℃保存数年,仍具有传染性。

一、传播途径

(一)性接触直接传播

性接触直接传播是最主要的传播途径,占 95%。未经治疗的患者在感染后 1 年内最具传染性,随病期延长,传染性越来越小,病期超过 4 年者基本无传染性。

(二)非性接触传播

少数患者可因医源性途径、接吻、哺乳等直接接触患者的皮肤黏膜而感染;偶有可能经接触污染的物品等间接感染;个别患者可通过输入有传染性梅毒患者的血液而感染。

(三)垂直传播

患梅毒的孕妇,即使病期超过4年,其梅毒螺旋体仍可通过妊娠期的胎盘感染胎儿,导致先天梅毒。新生儿也可在分娩通过软产道时受传染,但不属先天梅毒。

二、分型及分期

根据传播途径不同,梅毒分为获得性梅毒(后天梅毒)及胎传梅毒(先天梅毒),前者指由性传播或非性传播而感染的梅毒,后者指由宫腔内垂直传播而感染的梅毒。本节主要介绍获得性梅毒。获得性梅毒根据病程分为早期梅毒和晚期梅毒。早期梅毒包括一期梅毒、二期梅毒及早期潜伏梅毒,病程在两年以内;晚期梅毒包括三期梅毒及晚期潜伏梅毒,病程在两年以上。潜伏梅毒指梅毒未经治疗或用药剂量不足,无临床症状,梅毒血清反应阳性,没有其他可以引起梅毒血清反应阳性的疾病存在,脑脊液正常。感染期限在两年以内为早期潜伏梅毒,两年以上为晚期潜伏梅毒。

三、临床表现

梅毒的发病是梅毒螺旋体与机体免疫力相互作用的复杂过程。随梅毒螺旋体与免疫力的消长,梅毒的表现多种多样,症状和体征时隐时现,进展缓慢,病程长。

(一)一期梅毒

一期梅毒主要表现为硬下疳及硬化性淋巴结炎。梅毒螺旋体经皮肤黏膜的擦伤处侵入机体,数小时即沿淋巴管达附近淋巴结,2~3天后侵入血循环,经过2~4周潜伏期,在入侵部位形成硬下疳,此为一期梅毒。硬下疳可出现在外阴、阴道、宫颈、肛门、口唇、乳房等部位,初起为小红斑或丘疹,进而形成硬结,表面破溃形成溃疡。典型硬下疳为单发、1~2cm、圆形或椭圆形的无痛性溃疡,边界清楚,边缘稍高出皮面,创面清洁,有浆液性渗出物(含有大量梅毒螺旋体),基底呈红色的糜烂面,触之具软骨样硬度。硬下疳出现1~2周后局部淋巴结肿大,多为单侧,大小不等,较硬,无痛,不化脓,不破溃,不粘连,称为硬化性淋巴结炎。此时,机体产生的抗体杀灭大部分梅毒螺旋体,硬下疳经2~8周(多在6~8周)可自然消失,不留痕迹或遗留浅表瘢痕。但由于梅毒螺旋体未被全部杀死,进入无症状的潜伏期。硬下疳初期,梅毒血清反应大多呈阴性,以后阳性率逐渐升高,硬下疳出现6~8周后,血清反应全部变为阳性。

(二)二期梅毒

二期梅毒主要表现为皮肤梅毒疹。若一期梅毒未经治疗或治疗不规范,潜伏期梅毒螺旋体继续增殖,由淋巴系统进入血循环而达全身,可引起二期早发梅毒,表现为皮肤黏膜及系统性损害,常发生在硬下疳消退后3~4周(感染后9~12周),少数可与硬下疳同时出现。皮肤黏膜损害包括:①各种皮疹,包括斑疹、斑丘疹、丘疹鳞屑性梅毒皮疹及脓疱疹等,常出现于躯干、四肢,也可在面部与前额部,皮疹特点为多形性、对称、泛发。皮疹持续2~6周可自然消退。②扁平湿疣,多见于皮肤相互摩擦和潮湿的外阴及肛周。③梅毒性白斑,多见于颈部。④梅毒性脱发,呈虫蚀状,多发生于颞部。此外,尚可见骨关节损害、眼梅毒、神经梅毒等系统性损害。此期血清学试验几乎100%为阳性。

此时大部分梅毒螺旋体又可被机体产生的抗体杀灭,小部分进入潜伏期。当机体抵抗力下降,梅毒螺旋体又可进入血循环,再现二期梅毒症状,称为二期复发梅毒。

（三）三期梅毒

三期梅毒主要表现为永久性皮肤黏膜损害，并可侵犯多种组织器官，危及生命。基本损害为慢性肉芽肿，因动脉内膜炎所致缺血而使局部组织坏死。早期梅毒未经治疗或治疗不规范，经 3～30 年潜伏期，约 1/3 患者可进展到晚期梅毒。

(1)皮肤黏膜梅毒，皮肤黏膜破坏性大，愈合后留有萎缩性瘢痕，表现为结节性梅毒疹、梅毒性树胶肿、近关节结节。

(2)骨梅毒，表现为骨膜炎、骨髓炎、关节炎、腱鞘炎。

(3)眼梅毒，表现为虹膜炎、虹膜睫状体炎、视网膜炎、角膜炎。

(4)晚期心血管梅毒，表现为主动脉炎、主动脉关闭不全、主动脉瘤。

(5)晚期神经梅毒，表现为梅毒性脑膜炎、脑血管梅毒、麻痹性痴呆、脊髓痨、视神经萎缩。

若梅毒未经治疗，感染后 10～30 年约 10％的患者发生晚期心血管梅毒、10％的患者合并神经梅毒，晚期梅毒可以致命。

四、实验室检查

（一）病原学检查

检测早期梅毒皮肤黏膜损害处，如硬下疳、梅毒疹渗出物或淋巴结穿刺液有无梅毒螺旋体。常用暗视野显微镜观察运动活泼的螺旋体，也可采用直接荧光抗体试验检查。在取皮损渗出物时注意先用生理盐水棉球清洁，然后挤压出血清渗出物，玻片接触渗出物后，用不同方法进行病原学检查。

（二）梅毒血清学检查

梅毒螺旋体进入机体后产生两种抗体：①非特异的抗脂质抗体（反应素）。梅毒螺旋体表面的类脂质及破坏宿主细胞释放的类脂物质，刺激机体产生抗脂质抗体——反应素。②抗梅毒螺旋体特异抗体。

(1)非梅毒螺旋体抗原试验：①性病研究实验室试验；②快速血浆反应素环状卡片试验；③甲苯胺红血清不加热试验，原理是采用牛心磷脂作为抗原检测受检者有无抗心磷脂抗体。由于操作简便，抗体滴度可反映疾病进展情况，适用于普查、婚检、产前检查等筛查及疗效观察和判定有无复发或再感染，敏感度高而特异性低，感染 4 周即可出现阳性，但可有假阳性。一期梅毒阳性率为 75％～85％，二期梅毒为 100％，三期梅毒可有部分假阴性。

(2)梅毒螺旋体抗原试验：①荧光梅毒螺旋体抗体吸收试验，因方法复杂已很少用。②梅毒螺旋体颗粒凝集试验。③梅毒螺旋体血凝试验，直接用经过处理的梅毒螺旋体作为抗原检测受检者是否存在特异性抗体，具有快速、敏感、特异性强的特点，用于证实试验，由于抗体存在时间长，抗体滴度与疾病活动无关，不适用于疗效观察。

（三）脑脊液检查

对怀疑神经梅毒者应行脑脊液检查。神经梅毒患者脑脊液中淋巴细胞大于等于 $10 \times 10^6/L$，蛋白量大于 50 mg/dL，性病研究实验室试验阳性。

五、诊断及鉴别诊断

主要依据性病接触史、临床表现及实验室检查。若患者有性病接触史及典型的临床表现为疑似病例，若同时血清学试验阳性或暗视野显微镜检查发现梅毒螺旋体则为确诊病例，若脑脊液检查阳性为神经梅毒。一期梅毒硬下疳需与生殖器疱疹、贝赫切特综合征、外阴癌、宫颈癌鉴别。二期梅毒需与尖锐湿疣、药疹鉴别。

六、治疗

以青霉素治疗为主,用药要尽早、足量、规范。在首剂治疗过程中大量梅毒螺旋体被杀灭,释放异性蛋白质,可能导致头痛、发热、肌肉痛等,称为吉海反应。

(一)早期梅毒

早期梅毒包括一期梅毒、二期梅毒及早期潜伏梅毒。

1.青霉素

苄星青霉素 240 万 U,分两侧臀部肌内注射,每周 1 次,共 2～3 次;普鲁卡因青霉素 80 万 U,每天 1 次,肌内注射,连用 15 天。

2.青霉素过敏者

头孢曲松 1 g,每天 1 次,肌内注射或静脉给药,连用 10 天;盐酸四环素 500 mg,每天 4 次,口服,连用 15 天;多西环素 100 mg,每天 2 次,口服,连用 15 天;米诺环素 100 mg,每天 2 次,连服 15 天;红霉素 500 mg,每天 4 次,连服 15 天,但红霉素效果差。

(二)晚期梅毒

晚期梅毒包括三期皮肤、黏膜、骨骼梅毒,晚期潜伏梅毒或不能确定病期的潜伏梅毒及二期复发梅毒。

1.青霉素

苄星青霉素 240 万 U,分两侧臀部肌内注射,每周 1 次,共 3 次,总量 720 万 U;普鲁卡因青霉素 80 万 U,每天 1 次,肌内注射,连用 20 天。也可根据情况,两周后进行第二个疗程。

2.青霉素过敏者

盐酸四环素 500 mg,每天 4 次,口服,连用 30 天;多西环素 100 mg,每天 2 次,口服,连用 30 天;米诺环素 100 mg,每天 2 次,连服 15 天;红霉素 500 mg,每天 4 次,连服 30 天。

(三)性伴侣的治疗

性伴侣应进行梅毒的检查及治疗,治疗期间禁止性生活。

七、随访

梅毒经充分治疗后,应随访 2～3 年。第 1 年每 3 个月随访 1 次,以后每半年随访 1 次,包括临床及血清非梅毒螺旋体抗原试验。若在治疗后 6 个月内梅毒的症状及体征持续存在或血清学检查抗体滴度增高 4 倍或以上,应视为治疗失败或再感染,除重新加倍治疗外,还应考虑做脑脊液检查,以观察有无神经梅毒。多数一期梅毒在 1 年内,二期梅毒在两年内血清学试验转阴。少数晚期梅毒血清非梅毒螺旋体抗体滴度低水平持续 3 年以上,可判为血清固定,但应严格定期观察,若滴度上升,则予复治。

八、治愈标准

一期梅毒(硬下疳)、二期梅毒及三期梅毒(包括皮肤、黏膜、骨骼、眼、鼻等)损害消退、症状消失为临床治愈。若抗梅毒治疗后两年内,梅毒血清学试验由阳性转为阴性,脑脊液检查阴性为血清治愈。

第三节 尖锐湿疣

尖锐湿疣是由人乳头状瘤病毒（HPV）感染引起的鳞状上皮增生性疣状病变。目前发现HPV有100多个型别，其中30多个型别与生殖道感染有关。HPV除可引起生殖道尖锐湿疣外，还与生殖道恶性肿瘤有关。根据引起生殖道肿瘤的可能性将其分为低危型及高危型。低危型有6,11,40,42,43,44,61；高危型有16,18,31,33,35,39,45,56,58。生殖道尖锐湿疣主要与低危型HPV6、11有关。HPV在自然界普遍存在，促使HPV感染的危险因素有过早性交、多个性伴侣、免疫力低下、高性激素水平、吸烟等。尖锐湿疣往往与多种性传播疾病，如淋病、滴虫病、梅毒、外阴阴道假丝酵母菌病、衣原体感染等并存。

一、传播途径

主要的传播途径是经性交直接传播，也可通过污染的物品间接传播。尖锐湿疣患者的性伴侣中约60%发生HPV感染。HPV感染的母亲所生新生儿可患喉乳头瘤，但其传播途径尚无定论，一般认为是通过母亲软产道感染。

二、发病机制

HPV通过性交损伤的皮肤黏膜到达基底层细胞。由于HPV的型别、存在状态、机体的免疫状态不同而结局迥异。若感染低危型HPV，病毒进入宿主细胞后，其DNA游离于宿主染色体外，HPV在基底层细胞脱衣壳，在分化细胞（主要为棘层细胞）进行DNA复制，在颗粒细胞合成衣壳蛋白并包装病毒基因组，在角质层细胞出现完整病毒体，当角质层细胞死亡、脱落，释放病毒体，再感染周围正常细胞。病毒体的大量复制刺激上皮细胞增生，因而显微镜下呈现表皮增生、变厚，临床表现为尖锐湿疣。若感染高危型HPV，其DNA整合到宿主细胞染色体，不能产生完整的病毒体，HPV E6、E7转化基因表达，导致上皮内瘤样变及浸润癌的发生。整合感染时尖锐湿疣的表现常不明显。

虽然HPV感染多见，美国青年女性感染率为30%～50%，但机体产生的细胞免疫及体液免疫可清除HPV。因此，HPV感染后，大部分感染者的HPV被清除，只有一部分人群呈HPV潜伏感染，少数人呈亚临床HPV感染，极少数发生临床可见的尖锐湿疣。潜伏感染指皮肤黏膜肉眼观正常，醋酸试验、阴道镜等检查为阴性，但分子生物学检查发现HPV；亚临床HPV感染指无肉眼可见的疣灶，但细胞学、醋酸试验、阴道镜、病理检查发现HPV感染的改变。

三、临床表现

潜伏期为3周～8个月，平均为3个月。患者以20～29岁年轻妇女多见。临床症状常不明显，多因外阴赘生物就诊，部分患者有外阴瘙痒、烧灼痛或性交后出血。病变以性交时容易受损伤的部位多见，如舟状窝附近、大小阴唇、肛门周围、阴道前庭、尿道口，也可累及阴道和宫颈。50%～70%外阴尖锐湿疣伴有阴道、宫颈尖锐湿疣。尖锐湿疣初起为单个或多个淡红色小丘疹，顶端尖锐，呈乳头状突起，随病变进展，病灶逐渐增大、增多，可呈菜花状、鸡冠状或团块状，表面凹凸不平，呈尖峰状，疣体常呈白色、粉红色或污灰色，柔软，质脆，表面可有破溃或感染。少数免疫能力下降或妊娠期患者疣体可过度增生成为巨大型尖锐湿疣。

发生尖锐湿疣后，由于 HPV 与机体免疫因素的相互作用，10%～30%患者的病变可自然消退，部分患者病变持续不变，部分患者病变进一步发展。宫颈病变多为亚临床 HPV 感染，临床见不到明显病变，可借助阴道镜及醋酸试验协助发现。

四、诊断

典型病例，肉眼即可做出诊断。对外阴有尖锐湿疣者，应仔细检查阴道及宫颈以免漏诊，并且常规行宫颈细胞学检查，以发现宫颈上皮内瘤变。对体征不典型者，进行辅助检查以确诊。

五、辅助诊断方法

(一)细胞学检查

细胞学涂片中可见挖空细胞、角化不良细胞或角化不全细胞及湿疣外底层细胞。细胞学检查特异性较高，但敏感性低。挖空细胞的特点为细胞体积大、核大、单核或双核、核变形或不规则、轻度异型性、细胞核周围空晕。挖空细胞形成的机制，可能是 HPV 在细胞核内复制，使细胞核增大；细胞质内线粒体肿胀、破裂，糖原溶解、消失，形成核周空泡。挖空细胞是 HPV 感染后细胞受损害的退行性变。免疫组织化学研究提示挖空细胞核内或核周有 HPV 颗粒。

(二)醋酸试验

在组织表面涂以 3%～5%醋酸液，3～5 分钟后组织变白为阳性，不变色为阴性，但醋酸试验在皮肤炎症时可有假阳性。醋酸试验的机制可能为醋酸使感染上皮细胞中的蛋白质凝固而呈白色。

(三)阴道镜检查

阴道镜检查有助于发现亚临床病变，尤其对宫颈病变颇有帮助。辅以醋酸试验可提高阳性率。宫颈涂以 3%醋酸液后，阴道镜下可见：病变部位为许多指状突起，每个突起的半透明表皮下都有中央血管袢；移行区内外可见上皮雪白发亮，或呈白色斑块，表面隆起不平，点状血管呈花坛状或呈细小镶嵌；若病变明显，表面布满毛刺或珊瑚样突起的病灶，涂以 3%醋酸液后，组织水肿变白如雪塑状。

(四)病理检查

主要表现为鳞状上皮增生，呈乳头状生长，常伴有上皮脚延长、增宽。表层细胞有角化不全或过度角化；棘细胞层高度增生，有挖空细胞出现，为 HPV 感染的特征性改变；基底细胞增生；真皮乳头水肿，毛细血管扩张，周围有慢性炎细胞浸润。

(五)核酸检测

可采用 PCR 及核酸 DNA 探针杂交检测 HPV，后者包括 Southern 印迹杂交、原位杂交及斑点杂交。

六、治疗

尚无根除 HPV 方法，治疗仅为去除外生疣体，改善症状和体征。应根据疣体的部位、大小、数量，患者是否可以自行用药，经济状况及医师经验而选择治疗方法。

(一)局部药物治疗

(1)0.5%足叶草毒素酊外用，每天 2 次，连用 3 天后停药 4 天，为 1 疗程，可用 1～4 个疗程。此药刺激性小,患者可自行用药。

(2)50%三氯醋酸外涂,每周1次,通过对蛋白的化学凝固作用破坏疣体。一般1～3次后病灶可消退,用药6次未愈应改用其他方法。

(3)5%咪喹莫特霜,每周3次,用药6～10小时后洗掉,可连用16周。患者能自行用药,多在用药后8～10周疣体脱落。此药为外用免疫调节剂,通过刺激局部产生干扰素及其他细胞因子而起作用。

(二)物理或手术治疗

物理治疗有微波、激光、冷冻。对数目多、面积广及其他治疗失败的尖锐湿疣可用微波刀或手术切除。但冷冻治疗不适用于阴道尖锐湿疣。

(三)干扰素

干扰素具有抗病毒及调节免疫作用,由于其费用高、给药途径不方便、可有全身不良反应,不推荐常规应用,多用于病情严重、病变持续存在或反复复发的患者。常用基因工程重组干扰素(γIFN)α-2a,剂量为100万U,病灶内局部注射。目前发现全身用药效果差,不推荐全身应用。

(四)HPV亚临床感染的处理

由于HPV感染存在自限性,目前的治疗方法均不能有效消灭病毒,对HPV亚临床感染不推荐治疗,但应密切随访及预防向他人传染。

(五)性伴侣的处理

性伴侣应进行尖锐湿疣的检查,并告知患者尖锐湿疣具有传染性,推荐使用避孕套阻断传播途径。但目前也有学者认为避孕套在预防HPV感染中的作用不大。

七、治愈标准

尖锐湿疣的治愈标准是疣体消失,其预后一般良好,治愈率较高,但各种治疗均有复发可能,多在治疗后的3个月内复发,复发率为25%。治疗后需随访,在治疗后的3个月内每两周随访1次。对反复发作的顽固性尖锐湿疣,应及时取活检排除恶变。

八、尖锐湿疣合并妊娠

妊娠期由于细胞免疫功能下降、类固醇激素水平增加、局部血液循环丰富,尖锐湿疣的临床表现更加明显,生长迅速,不但数目多、体积大,而且多区域、多形态,有时巨大尖锐湿疣可阻塞产道。此外,妊娠期尖锐湿疣组织脆弱,阴道分娩时容易导致大出血。产后尖锐湿疣迅速缩小,甚至自然消退。妊娠期HPV感染可引起新生儿喉乳头瘤及眼结膜乳头瘤。尖锐湿疣合并妊娠的治疗:对病灶较小者,采用局部药物治疗,选用50%三氯醋酸,禁用咪喹莫特、足叶草毒素;对病灶较大者,采用冷冻、烧灼、激光等去除病灶。对仍有皮损/病灶较大阻塞产道/经阴道分娩可能导致大出血者,行剖宫产术结束分娩。

第十二章 女性性功能障碍

第一节 女性性功能的神经内分泌调节

性生活作为生理过程,其完成不仅涉及生殖系统,而且有赖于身体其他系统的参与,尤其是神经系统调控及内分泌系统调节。

性反应的神经调控基本是反射性调控。研究表明,调控性反应的初级中枢位于腰骶部脊髓,来自生殖器或其他性敏感区的刺激,通过感觉神经传入初级中枢,再由中枢通过传出神经达到性器官引起性兴奋。第二级中枢位于下丘脑和间脑,该中枢除对下一级脊髓中枢有直接调控作用外,还能通过分泌促性腺激素释放激素参与性反应的调控。第三级中枢即最高中枢位于大脑皮层和边缘系统,包括扣带回、海马、伏隔核及杏仁核等部位。大脑皮质通过接受下级中枢和来自全身外周感觉器官传入的神经冲动,经综合处理后,产生性兴奋的加强或抑制。人类大脑不仅能接受触、视、听、嗅、味等感觉器官的性刺激,还能通过来自自身的性幻想、性思念、性回忆等心理活动达到性唤起和性兴奋。通常非条件性刺激主要由脊髓低级中枢完成反射,而条件性刺激由大脑皮层高级中枢参与,在正常情况下,两种刺激通过三级中枢协调起作用。研究表明,神经系统参与性反应的调控,要靠神经递质传递才能完成。神经递质分为中枢性和外周性,根据功能又分为刺激性和抑制性。中枢性刺激性神经递质有多巴胺、缩宫素等,中枢性抑制性神经递质有 5-羟色胺、阿片类等。外周性刺激性神经递质有乙酰胆碱、一氧化氮(NO)等,外周性抑制性神经递质有去甲肾上腺素、内皮素等。

除神经系统调控外,性激素在女性性反应调节中起重要作用。雄激素是调节女性性功能最重要的性激素,可作用于中枢神经系统并影响性行为,还可通过促进一氧化氮合成引起生殖器血管平滑肌松弛,与女性性欲、性兴奋及性高潮密切相关。雌激素和孕激素对促进女性生殖器官分化成熟及功能维持起关键作用。雌激素还能促进中枢和外周神经传递,降低感觉阈值,通过血管保护和血管扩张增加阴蒂和阴道血流,通过增加阴道一氧化氮合酶活性提高局部一氧化氮浓度,促进性反应。动物实验发现,注射雌、孕激素可直接诱发性兴奋。但对于人类,雌、孕激素是否有类似的直接作用尚有待证实。

第二节 女性性功能障碍

女性性功能障碍指女性性反应周期一个或几个环节发生障碍,或出现与性交有关的疼痛。女性性功能障碍的诊断主要依靠临床判断,应注意的是这种障碍必须已造成患者心理痛苦或双方性生活困难,不存在频率或严重程度方面的最低规定,同时要考虑到患者的文化程度、宗教信仰、社会习俗和伦理等背景,这些因素均会影响患者的性欲和性期望。

　　女性性功能障碍发生率的流行病学资料较少,资料的获得也比较困难,报道的发生率差异较大。据国外报道,女性性功能障碍的总发生率约为40％,围绝经期和绝经后妇女的发生率可达50％,但造成心理痛苦者只有12％～25％。在各类女性性功能障碍中,以性欲障碍和性高潮障碍为常见。对美国1 749名18～59岁女性志愿者的调查资料显示,43％有性功能障碍,其中22％为性欲障碍,14％为性唤起障碍,7％为性交痛。丹麦的调查资料发现,志愿者中性欲缺乏占42％,性交时无快感占20％。对13 882名40～80岁妇女性态度和性行为的全球性调查显示,缺乏性兴趣和性高潮障碍的发生率分别是26％～48％和18％～41％。国内资料不多,近年对540名23～55岁健康妇女的调查发现,性生活不满意占55.5％,性高潮困难占39.7％,性交频率每月少于2次占31.75％。

一、分类及临床特征

　　女性性功能障碍的分类基本依据性反应周期划分。国际上比较普遍采用的是美国精神病学协会的《精神疾病诊断与统计手册》和世界卫生组织《国际疾病分类》的相关标准。1994年,我国将其分为性欲减退、性交疼痛、阴道痉挛(性恐惧症)和性高潮缺乏。1998年,美国泌尿系统疾病性功能健康委员会在综合各种分类的基础上,提出新的分类法。根据这一分类,女性性功能障碍分为四类,各类及其临床特征如下。

(一)性欲障碍

　　性欲障碍包括低反应性性欲障碍和性厌恶。低反应性性欲障碍指持续或反复发生的性幻想或性欲望低下/缺如,并引起心理痛苦。性厌恶指持续或反复发生的恐惧性性厌恶和避免与性伴侣性接触,并引起心理痛苦。

(二)性唤起障碍

　　性唤起障碍指持续或反复发生不能获得/维持足够的性兴奋,并引起心理痛苦。具体表现为性活动时主观上持续缺乏性愉悦和性兴奋,客观上部分或完全缺乏阴道湿润和生殖器充血。

(三)性高潮障碍

　　性高潮障碍指足够的性刺激和性兴奋后,持续或反复发生性高潮困难、延迟、缺如,并引起心理痛苦。

(四)性交疼痛障碍

　　(1)性交痛:反复或持续发生与性交相关的生殖器和盆腔疼痛。

　　(2)阴道痉挛:反复或持续发生阴道外1/3段肌肉不自主痉挛以干扰/阻止阴茎插入,并引起心理痛苦。

　　(3)其他性交痛:反复或持续发生由非性交性刺激引起的生殖器疼痛。

　　上述每种性功能障碍均又分为终身性(原发性)和获得性(继发性)、完全性和境遇性、器质性和功能性。

　　①女性性欲可在性兴奋后才出现,因此认为只有在整个性活动中始终没有性欲才定义为性欲障碍;②主观性性唤起几乎与盆腔血管充血无相关性,主诉缺乏主观性性唤起的妇女仍有明显的生殖器充血,因此应将性唤起障碍分成生殖器、主观性及持续性性唤起障碍三种亚型;③性高潮障碍只限于有强烈主观性性唤起后仍缺乏性高潮的情况;④性交困难的定义反映阻

止性交的可能性大小,阴道括约肌紧张度有可变性,以及缺乏阴道痉挛时的客观指标,因此定义阴道痉挛性疼痛障碍只注重疼痛的特征,而忽略是否有肌肉痉挛;⑤性交疼痛分为插入阴道时局部疼痛和性交过程中疼痛。

二、相关因素

与女性性功能障碍发病相关的因素很多,涉及解剖、生理、生化、病理、心理甚至社会,其中心理-社会因素起重要作用。

(一)心理-社会因素

羞怯、忧郁、焦虑、畏惧、紧张、憎恨、悲痛等情感因素,均可抑制女性性欲和性唤起,引起这些心理反应的原因很多,如受宗教或传统保守观念影响,既往痛苦或创伤性性经历的回忆,夫妻关系和家庭成员不和睦,工作过度劳累、过度紧张或压力过大等。

(二)年龄和绝经因素

随着年龄增加和绝经,女性体内雌激素水平不断下降,出现进行性生殖器官萎缩、盆腔血流量减少、盆底肌肉张力降低及阴道萎缩和干燥等,这些均影响女性性功能。但少部分绝经后妇女可能因体内雄、雌激素比例相对增高,不再担心妊娠等原因,性欲减退并不明显。

(三)手术因素

各种妇科手术均可能影响女性性功能。最常见的是双侧卵巢切除导致卵巢去势,女性体内 50% 的雄激素来自卵巢。低雌、孕激素造成的生殖道萎缩也可影响性功能。外阴根治术直接破坏外生殖器解剖,对性功能影响极大。子宫和阴道手术也可因改变阴道解剖结构和盆腔血流及破坏盆腔神经等原因影响性功能。乳腺癌根治术可因性敏感区和体型破坏,或因心理因素影响性功能。

(四)放疗因素

因妇科肿瘤实施放射治疗,能引起卵巢去势和阴道粘连或顺应性改变,影响性功能。

(五)神经性因素

许多中枢和外周神经系统的疾病和损伤,均可引起女性性功能障碍,如脊髓损伤或退行性病变、癫痫、糖尿病性神经病变等。

(六)血管性因素

高血压病、动脉粥样硬化、心脏病、糖尿病等疾病,能影响髂动脉及其分支的血流,减少会阴部血供,导致性刺激时进入阴道和阴蒂的血流明显减少,称为阴道充血和阴蒂勃起供血不足综合征。

(七)妊娠和产后因素

妊娠期因对胎儿关心和自身体型改变,引起女性性功能减退;产褥期因会阴疼痛、阴道分泌物减少及生殖器尚未复旧等因素,影响女性性功能。

(八)妇科和泌尿系统疾病

一些妇科疾病能影响女性性功能,如子宫内膜异位症、外阴阴道炎症、压力性尿失禁等。

(九)药物性因素

药源性性功能障碍发生率在 20% 左右。任何能改变人精神状态、神经传导、生殖系统血流和血管舒缩功能及性激素水平的药物,均可能影响女性性功能。

(十)性知识、性技巧缺乏

其包括不了解女性性反应特点、缺乏适当性刺激和交流技巧、选择不适宜的时间和地点等。

三、诊断

虽然已有各种客观或量化的物理方法测定女性性反应,但目前女性性功能障碍的诊断主要通过综合病史、性功能评估、体格检查等进行。

(一)病史采集

病史采集的内容包括患者年龄、文化程度、职业、宗教信仰、自我性别确认、性取向、既往性经历、月经史、生育史、精神病及全身其他疾病史、手术外伤史、化疗放疗史、药物应用史及有无吸毒等。采集病史时要注意环境的舒适和保密性。

(二)性功能评估

可采用卡普兰(Kaplan)等提出的女性性功能积分表进行性功能评估,内容主要包括 4 周内性交次数、性欲强度、性高潮次数、阴蒂感觉、性交不适感等。

(三)情感及相关问题评价

对患者与性伴侣情感关系、在性活动时对自我体型的自信心和有性需求时与性伴侣交流的能力等做出评价。

(四)心理检查

心理检查包括与性有关的各种心理、社会状态的评定。

(五)盆腔及全身检查

细致的妇科检查有助于明确生殖器官的发育情况和有无器质性病变。另外,还应对心血管、呼吸、运动、神经、直肠及泌尿系统进行检查。

(六)实验室检查

目前,用于测定女性性反应的方法主要包括生殖器血流测定,阴道容积、压力和顺应性测定,阴道湿润度测定,盆底肌张力测定,功能磁共振脑部成像。虽然这些测定方法比较客观甚至量化,但由于女性的主观上性唤起和生殖道客观的性反应并不始终一致,妇女更多地依据主观感受来评价自身的性生活满意度,所以各种物理测定的方法有临床局限性。

性激素测定,有关高血压病、糖尿病等全身性疾病的检查及神经系统检查等有助于了解器质性病变。

四、治疗

(一)心理治疗

多数性功能障碍为功能性,由心理因素造成。即使是器质性性功能障碍,也多伴有心理因素,因此心理治疗很重要。在全面掌握病情特点和明确性功能障碍类型的基础上综合分析,准确判断患者性心理障碍的类型和程度,结合其个性特征、行为模式及文化、宗教等背景,制定有针对性的治疗方案。具体方法有精神分析疗法、催眠疗法、婚姻疗法及集体疗法等。

(二)一般治疗

一般治疗包括:提供有关性的基本知识和技巧,鼓励阅读介绍性知识的书籍;建议性生活时双方相互沟通,商量改变性交姿势、性生活时间及地点;提供使注意力分散的技巧,如性幻想、使用背景音乐、录像或电视;推荐使用润滑剂;等等。

(三)行为疗法

依据条件反射学说和社会学理论,改正人们的不良行为。常用的方法有以下四种。

1.性感集中训练

性感集中训练,即训练自己在性生活中的主观感觉。整个训练可分 3 个阶段:第一阶段的重点是指导女方集中精力体验由男方爱抚身体所激发的感觉,但不能触及生殖器和乳房;第二阶段的重点是生殖器刺激,但避免性交;第三阶段又称"无需求性交阶段",在对生殖器刺激已发生良好反应的基础上,开始性交,重点是无需求(不追求性高潮)和以调整愉悦为定向的性体验。

2.自我刺激训练

指导患者通过手淫或借助振荡器获得性高潮。成功的性高潮体验,有助于增强患者性欲和树立自信心。自我刺激成功后,让性伴侣加入,帮助患者体验与性伴侣在一起的性高潮。

3.盆底肌肉锻炼

训练患者模拟排尿和紧急停尿的动作,即交替收缩和舒张盆底肌肉,通过这种训练提高骨盆底肌群的张力和性交时阴道的敏感性。

4.脱敏疗法

脱敏疗法是针对阴道痉挛采用的治疗方法,也称为"阴道扩张法",即利用一系列大小不等的阴道扩张器从小到大逐渐扩张阴道,也可指导患者自己或性伴侣用手指做类似的练习。该方法原理是通过由小到大的对阴道循序渐进的插入,患者了解阴道的容纳能力很大,性生活时阴茎插入不会造成损伤,消除对阴茎插入的一切焦虑和紧张。

(四)药物治疗

1.外周作用药物

通过介导血流和松弛血管平滑肌等机制直接作用于局部,促进生殖器充血和阴道湿润。主要药物有磷酸二酯酶-5 抑制剂、前列腺素 E_1 激动剂、L-精氨酸等。但临床试验表明,外周作用药物对女性的作用不及男性,可能与女性的主观性性唤起与客观性性唤起并不一致有关。由于受性激素水平的影响,这类药物对绝经后妇女的作用不及绝经前妇女,限制其临床应用。

2.中枢作用药物

鉴于女性的性体验更多依赖于主观上的性唤起,使用中枢作用药物可能比男性更为合适。中枢作用药物可通过作用于各种中枢性神经递质受体来提高大脑皮层和下丘脑的性兴奋,从而促进性欲和性反应。主要药物有黑皮质素激动剂、多巴胺激动剂等。

3.性激素

临床对照试验表明,雄激素可明显改善手术卵巢切除妇女的性生活,但对长期使用的不良反应尚有待观察。雌、孕激素补充治疗也可通过改善泌尿生殖道萎缩、血管舒缩症状提高性反应。性激素可全身用药,也可局部用药。

4.抗抑郁药

通过增强多巴胺和抑制 5-羟色胺、催乳素等作用,提高性欲,如丁胺苯丙酮、曲唑酮、氟西汀等。

(五)原发病治疗

许多女性性功能障碍由各种器质性疾病引起,只有积极治疗原发病,才能消除性功能障碍。但要注意许多治疗原发病的药物本身也可引起性功能障碍,使用时应综合考虑。

第十三章　不孕与生殖技术

第一节　不孕症

不孕症指育龄夫妇有正常性生活,未避孕而 1 年未孕。对年龄大于 35 岁的女性,如果试孕 6 个月未孕就应开始诊疗。从未妊娠者称为"原发性不孕";有过妊娠而后未避孕 1 年未孕者称为"继发性不孕";由男方因素造成的不孕称为"不育";反复流产和异位妊娠而未能获得活婴属于不育范畴。不孕夫妇的受孕能力低于正常人群,将其定义为"生殖力降低"更为准确。

不孕症发病率因国家、民族和地区不同存在差别,我国不孕症发病率为 7%~10%。世界卫生组织已将不孕症归为疾病,不孕症患者夫妇承受着来自心理、生理、家庭和社会的压力,需要积极处理。

一、正常妊娠的条件

(一)女性受孕必须具备的条件

(1)下丘脑-垂体-卵巢轴功能正常,卵子能正常发育成熟、排卵,黄体功能健全。

(2)生殖系统发育正常、通畅,性生活正常,输卵管功能良好,可捡拾卵子,使之进入输卵管,并在壶腹部与精子相遇、受精,受精卵能移行至子宫腔。

(3)子宫内膜有与内分泌同步、协调的周期性改变,适合于胚胎着床、发育。

(二)男性生育必须具备的条件

(1)下丘脑-垂体-睾丸轴功能正常,精子能正常发育成熟。

(2)生殖系统发育及功能正常,性交功能正常,能正常射精,精子能正常到达阴道,穿过子宫颈管,到达输卵管与卵子受精。

二、原因

不孕的原因复杂,夫妇任何一方或双方异常都可导致不孕,另有部分夫妇以目前的诊断技术不能发现异常而归为不明原因不孕。在不孕原因中,女方因素占 40%~50%,男方因素占 25%~40%,不明原因占 10%~20%。

(一)女方因素

女方因素以排卵障碍和输卵管因素为主。

1.排卵障碍

排卵障碍约占女方因素的 40%,排卵障碍的主要原因如下。

(1)下丘脑-垂体-卵巢轴功能低下,表现为内源性雌激素低落,垂体促性腺激素 FSH、LH 水平低下,病变在下丘脑或垂体,可能原因有精神应激、环境改变、过度运动、神经性厌食、下丘脑及垂体肿瘤等功能障碍或器质性病变。

(2)卵巢病变,垂体功能正常或亢进,病变在卵巢,如先天性卵巢发育不良、多囊卵巢综合征、卵巢早衰、卵巢不敏感综合征等。

（3）其他内分泌腺功能异常也能影响卵巢功能，如高催乳素血症、甲状腺功能异常，导致垂体促性腺激素分泌异常，抑制排卵。

2.输卵管因素

输卵管因素约占女方因素的40％，慢性输卵管炎（淋病奈瑟球菌、结核分枝杆菌、沙眼衣原体）、子宫内膜异位症是引起输卵管伞端闭锁、积水或输卵管黏膜破坏的主要原因。

3.子宫内膜异位症

子宫内膜异位症占女方因素的10％。典型的症状为痛经和不孕，引起不孕的机制不完全清楚，可能与免疫机制紊乱引起的排卵障碍、输卵管功能异常及子宫内膜容受性改变等多个环节有关。

4.子宫因素

宫颈黏液分泌异常、宫颈炎症及宫颈解剖结构异常，影响精子上游；子宫内膜病变，如子宫内膜炎、内膜息肉、结核、粘连，导致受精卵植入障碍；子宫黏膜下肌瘤和体积较大的肌壁间肌瘤等也可导致不孕。

5.生殖道发育畸形

生殖道发育畸形主要有纵隔子宫、鞍状子宫、单角子宫和双子宫，以及先天性输卵管发育异常等，均可引起不孕和流产。

（二）男方因素

男方因素主要是生精异常和输精障碍。

1.精子发生和成熟障碍

男性不育最常见的原因，表现为精子形态异常（畸精）、运动异常（弱精）或数量降低（少精），甚至无精。可能的原因有睾丸肿瘤、内分泌异常、染色体异常及精索静脉曲张等。

2.输精障碍

输精管堵塞，可以是先天性的或遗传缺陷，也可以由泌尿生殖道、生殖道手术瘢痕引起。

3.性功能异常

外生殖器发育不良或勃起障碍、早泄、不射精、逆行射精等使精子不能正常射入阴道内，可造成男性不育。

4.免疫因素

在男性生殖道免疫屏障被破坏的条件下，精子、精浆在体内产生抗精子抗体，使射出的精子产生凝集而不能穿过宫颈黏液。

（三）不明原因不孕

不明原因不孕指男女双方均可能存在不孕因素，占不孕病因的10％～20％。患者夫妇有正常排卵，HSG显示子宫输卵管形态正常，精液分析亦在正常范围。不明原因不孕夫妇可能有异常情况，存在如卵子质量、输卵管功能或精子功能异常，目前的临床检查方法尚不能发现不孕的原因。

三、检查步骤与诊断

通过男女双方全面检查找出不孕原因是诊断不孕症的关键。

(一)男方检查

1.询问病史

询问内容包括:不育时间;了解性生活情况、性交频率、有无勃起和(或)射精困难;既往有无慢性疾病,如结核、腮腺炎等;个人职业和环境暴露史,吸烟、酗酒和吸毒史,药物使用及家族史;等等。

2.体格检查

检查外生殖器有无畸形、感染和病变。

3.精液分析

精液分析是评估男性生殖力的核心指标,为不孕夫妇初诊的第一步检查。男方一般需在检查前禁欲 2~7 天。为获得理想的结果最好重复一次精液分析,2 次检查间隔至少 1 个月。精液分析正常值[《世界卫生组织人类精液检查与处理实验室手册》(第五版)]:精液体积≥1.5 mL,pH 值≥7.2,精子浓度 ≥15×10^6/mL,精子总数(每次射精)≥39×10^6,前向运动精子率(PR%)≥32%,精子总活力[(PR+非前向运动精子率(NP)%]≥40%,正常形态精子率≥4%。

(二)女方检查

1.询问病史

应仔细询问与不孕有关的病史,许多患者因不孕时间长,有复杂的就诊治疗史,应详细了解。现病史包括不孕年限,性生活情况,盆腔手术史,不孕诊疗经过及近期辅助检查结果;月经史包括初潮年龄、月经周期、经量及伴随症状;婚姻状况,孕产史及其并发症;有无结核病史,家族中有无遗传性疾病、出生缺陷史等。

2.体格检查

注意全身发育及营养状况,第二性征发育情况,毛发分布、乳房泌乳及甲状腺情况,有无雄激素增高体征(多毛、痤疮、黑棘皮征)。

妇科检查:注意外阴发育、阴毛分布;子宫大小、形态和活动度,附件有无包块、压痛;有无子宫直肠窝触痛结节。

3.女性不孕特殊检查

(1)基础体温测定:基础体温是指机体静息状态下的体温,正常女性基础体温在排卵后较排卵前上升 0.3~0.5 ℃,形成双相体温,高温相持续 11~14 天,双相体温提示该周期排卵可能。

(2)激素测定:月经周期第 2~3 天测定促卵泡激素、黄体生成素和雌二醇,反映卵巢基础状态;黄体中期测定孕酮,可了解是否排卵和黄体功能;促甲状腺激素测定反映甲状腺功能;催乳素、睾酮测定了解有无高催乳素及高雄激素引起的内分泌紊乱。

(3)B 型超声波监测卵泡发育及排卵:推荐使用阴道超声。

检测内容包括子宫大小、肌层回声、内膜厚度回声和分型,卵巢体积、双卵巢内窦卵泡数、异常回声、优势卵泡监测,有无输卵管积水及盆腔包块。三维超声对女性生殖道形态和畸形有较好的诊断价值。

(4)输卵管通畅性检查:通常在男方精液检查和女方排卵功能评估后进行。①子宫输卵管造影,能明确输卵管异常部位,并有一定治疗作用,是目前广泛应用的诊断价值较高的检查方法。HSG 可了解宫腔形态,输卵管走行、形态和位置及盆腔造影剂弥散情况。②子宫输卵管超声造影,可在超声下观察子宫腔形态和占位,同时观察输卵管的通畅情况。③腹腔镜下通液,是判断输卵管通畅性的"金标准"。

(5)宫腔镜检查:观察宫腔形态、内膜色泽和厚度,双侧输卵管开口,能发现宫腔粘连、黏膜下肌瘤、内膜息肉、子宫畸形等与不孕有关的病理情况并进行相应处理。

(6)腹腔镜检查:直视下检查盆腔情况,观察子宫、输卵管、卵巢有无病变或粘连,发现子宫内膜异位症病灶,同时分离粘连和异位病灶电灼;进行输卵管通液试验,直接观察输卵管形态、通畅度及周围情况。

四、女性不孕的治疗

年龄是不孕最重要的因素之一,选择治疗方案时应充分估计女性卵巢的生理年龄、治疗方案的合理性和有效性。尽量采取自然、安全、合理、有效的治疗方案。应改善生活方式,增强体质,对超重者应控制体重,对瘦弱者应纠正营养不良和贫血;摒弃不良生活习惯,戒烟、戒毒、不酗酒;掌握性知识,了解排卵规律,适时性交,以增加受孕机会。下面对各种原因引起的不孕根据诊断的顺序进行介绍。

(一)排卵障碍

药物治疗:常用的诱发排卵药物有氯米芬(CC)、尿促性素、重组 FSH(rFSH)和用于激发排卵的绒促性素(HCG)。此外,来曲唑(letrozole, LE)的促排卵作用已得到临床验证。

1.氯米芬

利用其与垂体雌激素受体结合产生低雌激素效应,反馈性诱导内源性促性腺激素分泌,促使卵泡生长。氯米芬为诱发排卵的首选药物,适用于体内有一定雌激素水平和下丘脑-垂体轴反馈机制健全的患者。使用方法为正常月经或药物撤退性出血的第 3~5 天起,每天口服50 mg(如每天 50 mg 剂量无优势卵泡发育,下个周期可增加到每天 100 mg,一般最大剂量不超过每天 150 mg),连用 5 天,3 个周期为一疗程,排卵率为 70%~80%,周期妊娠率为20%~30%。用药期间应行阴道超声监测卵泡生长,卵泡成熟后用 HCG 5 000 U 肌内注射,36~40小时后可发生排卵。排卵后加用孕酮20~40 mg/d 肌内注射,或地屈孕酮片 20 mg/d口服,或 HCG 2 000 U,隔 3 天肌内注射一次,进行黄体功能支持。

2.绒促性素

结构与 LH 极相似,常在促排卵周期卵泡成熟后一次性肌内注射 5 000 U,模拟内源性LH 峰值作用,诱导卵母细胞成熟和排卵发生。

3.尿促性素

尿促性素可从绝经后妇女尿中提取,可促使卵泡生长发育。于周期第 2~3 天起,每天或隔天肌内注射 hMG 75~150 U,直至卵泡成熟。用药期间需行阴道超声和(或)监测血雌激素水平观察卵泡发育情况,卵泡发育成熟后肌内注射 HCG 5 000 U,促进排卵,排卵后的黄体支持与 CC 周期相同。

4.来曲唑

来曲唑为第三代芳香化酶抑制药,用于不孕促排卵取得了很好的效果。作用机制与 CC类似,用药期间抑制雌激素产生,反馈性诱导内源性 FSH 分泌,促使卵泡生长。同时 LE 使卵巢内雄激素水平升高,增加对 FSH 的敏感性。使用方法为月经周期的第 3～5 天起,每天口服 2.5～5.0 mg,连用 5 天。LE 由于作用时间短,不出现由 CC 引起的宫颈黏液稠厚和子宫内膜薄等不良反应,可用于 CC 抵抗或不良反应大的情况,临床妊娠率与 CC 相当且多胎妊娠率低。但目前 LE 用于促排卵尚未得到 FDA 批准,应谨慎使用并取得患者的知情同意。

(二)生殖道器质性病变

1.输卵管慢性炎症及阻塞的治疗

(1)一般疗法:对男方精液指标正常,女方卵巢功能良好、不孕年限小于 3 年、生育要求不迫切的年轻患者先试行保守治疗,抗感染配合超短波、离子透入等促进局部血液循环,有利于炎症消除,也可中药灌肠。

(2)输卵管成形术:对输卵管不同部位阻塞或粘连患者,可行造口术、整形术、吻合术及输卵管子宫移植术等,以达到输卵管再通目的。手术效果取决于伞端组织保留和完整程度。对中度以上的输卵管积水,主张行输卵管造口加近端结扎,阻断积水对子宫内膜环境造成的干扰,尽可能保留卵巢血供,为辅助生殖技术创造条件。

2.卵巢肿瘤

有内分泌功能的卵巢肿瘤可影响卵巢排卵;较大卵巢肿瘤可造成输卵管扭曲,导致不孕。对性质不明的卵巢肿瘤倾向于手术探查,根据术中病理诊断决定手术方式,考虑保留患者生育能力。

3.子宫病变

子宫黏膜下肌瘤、内膜息肉、子宫纵隔、宫腔粘连等影响宫腔环境,干扰受精卵着床和胚胎发育,可行宫腔镜下切除、粘连分离或矫形手术。

4.子宫内膜异位症

子宫内膜异位症常致盆腔粘连、输卵管不通畅、子宫内膜对胚胎容受性下降及明显免疫性反应,影响妊娠各环节。首诊应进行腹腔镜诊断和治疗,对中、重度病例术后辅以 GnRH-a 治疗 3～6 个周期;对复发性子宫内膜异位症和卵巢功能减退者,慎重手术;对重症和复发者应考虑辅助生殖技术治疗。

5.生殖系统结核

活动期应行抗结核治疗,用药期间应严格避孕。因盆腔结核多累及输卵管和子宫内膜,多数患者需借助辅助生殖技术妊娠。

(三)不明原因不孕

对卵巢功能良好的年轻夫妇可先期待治疗至少 3 个周期,如未孕可促排卵加人工授精(AI),部分可以获得妊娠。如经 3 次以上人工授精仍未妊娠,可行体外受精胚胎移植术。

(四)辅助生殖技术

辅助生殖技术包括人工授精、体外受精胚胎移植术及其衍生技术等。

第二节　辅助生殖技术

辅助生殖技术是通过医学辅助手段使不孕夫妇妊娠的技术,包括人工授精、体外受精胚胎移植术及一系列衍生技术。英国科学家罗伯特·爱德华兹(Robert Edwards)因在体外受精技术领域的开创性贡献获得了 2010 年诺贝尔生理学或医学奖。

一、人工授精

人工授精是将精子通过非性交方式注入女性生殖道内使其受孕的一种技术。按照精子来源可分为使用丈夫精液人工授精和供精人工授精(AID)。按我国国家法规,目前 AID 精子来源一律由卫健委认定的人类精子库提供。

丈夫精液人工授精主要适用于宫颈因素、男方轻度少弱精和性功能障碍及不明原因不孕。不可逆的无精症夫妇可选择供精人工授精。

目前临床上较常用的人工授精方法是宫腔内人工授精:将精液洗涤处理后去除死精子、白细胞和精浆,形态正常活力好的精子悬浮于 0.3~0.5 mL 液体中,在女方排卵期间通过导管经子宫颈管注入子宫腔内授精。

人工授精可在自然周期或促排卵周期进行,在促排卵周期中应控制卵泡数,在有 3 个以上优势卵泡的发育周期,发生多胎妊娠的风险增加,应取消周期。

二、体外受精胚胎移植术

体外受精胚胎移植术(IVF-ET)是将卵子从女方卵巢取出,在体外与精子结合,受精后继续培养3~5 天,再将发育到卵裂期或囊胚期的胚胎移植到子宫腔内,着床发育成胎儿的全过程,俗称"试管婴儿"。1978 年 7 月 25 日,英国学者斯特普托(Steptoe)和爱德华兹(Edwards)采用该技术诞生了世界第一例"试管婴儿"。我国第一例"试管婴儿"于 1988 年在北京诞生。

IVF-ET 技术对大多数不孕夫妇来说是在其他治疗无效的情况下采取的治疗手段,但对双侧输卵管堵塞和严重的男方因素的不孕患者来说,其是首选的治疗方法。

(一)IVF-ET 主要步骤

1.促排卵

药物促使多卵泡发育;通过阴道超声和血清激素测定监测卵泡发育及调整促排卵药物剂量;当卵泡接近成熟时肌内注射 HCG,促进卵子的最后成熟。一般在注射 HCG 后34~36 小时取卵。

2.取卵

在 B 型超声波检查引导下进行取卵,使用特殊的取卵针经阴道穿刺卵泡,吸出卵子。术前可使用少量镇静剂,一般不需要麻醉。

3.体外受精和胚胎培养

取出的卵子在胚胎实验室与处理后的精子结合受精,行胚胎培养,正常发育胚胎在培养的第 3 天通常有 6~10 个细胞,继续培养到第 5 天会形成囊胚,实验室培养出优质胚胎是 IVF-ET 成功的关键。

4.胚胎移植

一般选择在取卵后的第 3~5 天进行,使用特殊的移植管在 B 型超声波检查引导下将胚胎移入母体子宫腔。为了降低多胎妊娠风险,一般 35 岁以下的女性第一次行 IVF-EF 移植胚胎不超过两枚。

5.黄体支持

取卵后由于颗粒细胞丢失,需应用孕酮进行黄体支持。移植后 10~14 天检测是否妊娠,如妊娠需继续使用孕酮。

6.胚胎冷冻

移植后多余的胚胎可冷冻保存。

(二)常见并发症

1.卵巢过度刺激综合征

在接受促排卵药物的患者中,约20%的人发生不同程度的卵巢过度刺激综合征,重症者为1%~4%。其与促排卵药物使多个卵泡发育、血清雌二醇过高有关,HCG可能会加重发病。主要病理改变为全身血管通透性增加。轻度仅表现为腹部胀满、卵巢增大;重度表现为腹部膨胀,大量腹水、胸腔积液,导致血液浓缩、重要脏器血栓形成、肝肾功能损害、电解质紊乱等严重并发症,严重者可导致死亡。治疗原则为扩容,增加胶体渗透压,防止血栓形成。

2.多胎妊娠

促排卵药物的应用及多个胚胎移植致使多胎妊娠发生率在30%以上。多胎妊娠常有母婴并发症,流产和早产发生率、围生儿患病率和病死率均明显增加。通过控制移植胚胎数或单胚胎移植,多胎妊娠概率已明显降低。如发生多胎妊娠,可在孕早期施行选择性减胎,杜绝三胎(含三胎)以上妊娠。

(三)IVF-ET衍生技术

IVF-ET技术在全世界的迅速发展,推动了一系列辅助生殖相关的衍生技术的发展,包括配子和胚胎冷冻、卵细胞质内单精子注射(ICSI)、囊胚培养、胚胎植入前遗传学诊断(PGD)、卵母细胞体外成熟(IVM)等。

1.卵细胞质内单精子注射

1992年,有学者将精子直接注射到卵细胞质内,获得正常卵子受精和卵裂过程,诞生人类首例单精子卵细胞质内注射技术的"试管婴儿"。该技术诞生后得到迅速普及,主要用于治疗重度少、弱、畸形精子症的男性不育患者。ICSI的主要步骤:去除卵丘颗粒细胞,通过显微操作将精子直接注射到卵母细胞质内使卵子受精(图13-1),其余步骤同常规IVF-ET。

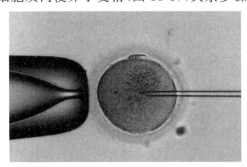

图13-1　卵细胞质内单精子注射

2.胚胎植入前遗传学诊断

1990年,该技术首先应用于X-连锁疾病的胚胎性别选择。技术步骤是从体外受精第3天的胚胎或第5天的囊胚取1~2个卵裂球或部分滋养层细胞进行遗传学检测,检出带致病基因和异常核型的胚胎,移植有正常基因和核型的胚胎以得到健康的下一代。主要解决有严重遗传性疾病风险和染色体异常夫妇的生育问题,使得产前诊断提前到胚胎期。目前,随着细胞和分子生物学技术的迅速发展,微阵列高通量芯片检测技术已应用于临床,许多单基因疾病和染色体异常均能在胚胎期得到诊断,可有效预防部分严重的遗传学疾病。

第十四章　临床妇科常用手术

第一节　术前准备及围手术期处理

一、术前准备

(一)病史

(1)医师需系统地询问病史。

(2)详细检查一般健康状况和心、肺、肝、肾等功能状态。

(3)了解患者有无药物过敏史,以便选择用药,避免发生药物过敏性休克。

(4)术前讨论:一般性手术可由主治医师以上的医师组织术前讨论,困难手术和根治性手术则由副主任医师以上的医师组织术前讨论。通过术前讨论明确诊断,并制定手术方案,确定手术范围,对手术中可能出现的问题做出足够的估计,并提出相应的解决方法。

(5)对过去曾施行手术的患者应了解当时手术所见、手术范围及诊断,必要时核对病理切片。

(二)实验室检查

(1)血尿常规、血型、Rh因子、肝肾功、电解质、空腹血糖、凝血酶原时间和活动度、乙型肝炎表面抗原(HBsAg)、HIV抗体、梅毒血清抗体、丙型肝炎抗体、心电图和胸片。

(2)了解子宫、附件及相关脏器情况,必要时行肝、脾、肾B型超声波检查及其他相关检查。

(3)对已婚患者,若病情需要,应做宫颈刮片,除外早期宫颈癌。

(三)谈话签字

术前与患者或其监护人谈话,让其了解疾病情况和治疗方法,讲明手术范围和可能出现的并发症,取得配合,同意手术后签字为证。患者也可委托家属签字,但须签订委托书。对未成年患者,或无完全民事行为能力者,由其监护人签字。签字具有法律效力,具体参考《中华人民共和国医师法》有关规定。

(四)术前准备

(1)观察患者生命体征(体温、心率、血压、呼吸等):一般应观察1～2天。

(2)备血:估计可能需要输血者,术前一天与血库联系备血。备血多或血型特殊者需提前准备。

(3)术前一晚22点以后禁食,24点以后禁水,若手术较晚,可适当调整禁食、禁水时间,以术前6～8小时禁食、禁水为宜。

(4)一般手术,于术前1天进行肠道准备:25%硫酸镁40 mL口服(服后需大量喝水)或灌肠1次。估计手术困难,可能损伤肠道者,需提前3～5天进行肠道准备。3天肠道准备为:第

1天半流食,第2天流食,第3天禁食不禁水、输液、清洁洗肠,每天口服25%硫酸镁40 mL,每日1次,庆大霉素8万单位,每日2次,共3天。5天肠道准备为:第1～2天半流食,第3～4天流食,第5天禁食不禁水、输液、清洁洗肠,每天口服25%硫酸镁40 mL,每日1次,庆大霉素8万单位,每日2次。孕妇免肠道准备。

(5)备皮:一般在手术前1天准备,除将腹壁和阴毛剔除外,还应将外阴和大腿两侧刮净,特别注意脐部清洁,勿刮破皮肤和脐部。

(6)阴道冲洗:手术前1天的白天和晚上阴道冲洗,共2次,冲洗后用2%甲紫(龙胆紫)涂于宫颈及穹隆做标记。

(7)阴道手术前准备:阴道有炎症者应治疗炎症后方可手术,术前阴道冲洗1～3天,每天1～2次。会阴Ⅲ度撕裂修补术前按3天肠道准备。术前不放置导尿管。

(8)除阴道手术和腹腔镜手术外,术前应放置导尿管。

(五)术前并发症的处理

1.上呼吸道感染

应控制感染后再考虑手术,以免术后咳嗽影响伤口愈合及增加术后并发肺炎的可能。

2.心脏病

有心衰者应控制后手术,病情严重者应请内科、麻醉科医师会诊,术中共同监测,并指定技术熟练的医师手术,以缩短手术时间。

3.高血压

术前应适当控制血压。

4.糖尿病

根据血糖情况适当予以控制,必要时用胰岛素控制血糖后方考虑手术。术中、术后应根据血糖情况调节胰岛素用量。

5.贫血

术前应纠正贫血,血红蛋白至少到80 g/L方能手术。

6.电解质紊乱

应纠正后再手术。

(六)进入手术室后的准备

检查导尿管是否通畅,摆好体位,对灯,擦洗术野。需要时切口划线做标记。

二、术后处理

患者术后由医师护送回病室,并向值班护士交代手术情况和护理注意事项。

(一)术后一般处理

1.卧位

平卧6～8小时,鼓励患者次日下地活动,对有引流者鼓励半坐卧位以利引流。对手术范围大、虚弱、孕期手术者,可嘱其适当晚下地活动。

2.生命体征

术日,应每半小时测血压、脉搏、呼吸1次,共4次,平稳后改为每1～2小时测1次,根据情况,以后每4～6小时测一次。对手术范围大、出血多、并发症多的患者加强监测,必要时进行心电监护。

3.体温

患者术后 48 小时内体温可升高,但一般不超过 39 ℃。若体温超过 39 ℃并持续不下降,或术后 3~4 天后体温又上升,应考虑感染的可能,应对其做全面检查,找出感染部位,并予以相应治疗。

4.导尿管

一般手术后,导尿管次日拔除,较大范围手术可适当延长,膀胱修补、输尿管修补、根治性子宫切除术后,应根据情况晚拔导尿管。对硬膜外麻醉镇痛者,为了防止出现尿潴留,术后 24 小时才能拔除导尿管。

5.引流

伤口引流条和阴道引流管一般 24 小时拔除。手术范围大、盆腔脓肿术后,根据引流量和体温决定何时拔管,如 24 小时引流小于 10 mL,可将引流管拔出 2~3 cm,第 2 天仍小于 10 mL,可完全拔除。对行肠吻合术、膀胱输尿管损伤者,适当延长拔除引流的时间以利观察。

6.排气

术后 48~72 小时肠道排气。若不排气,需了解有无致肠道功能恢复慢的因素存在,包括低钾、感染等,给予相应治疗。对排气晚者,也可艾灸腹部或足三里等穴位,或肛管排气。术后 3~4 天可给缓泻剂。

7.饮食

手术当天禁食,次日流食,第 3 天半流食,第 4 天普食。腹腔镜手术后,次日半流食,第 3 天普食。对行肠道手术者,嘱其排气后逐渐进食。

8.输液

由于术中丢失水、电解质及血容量不足,术后入量不足,部分患者需要输液及补充电解质。待饮食恢复后可减少或停止输液。

9.伤口处理

保持伤口清洁、干燥,腹部手术后次日更换敷料一次,以后每 3~4 天换药一次,6~7 天拆线。营养不良、贫血、慢性咳嗽、糖尿病血糖控制不满意、服用激素等情况下,适当延长拆线时间。张力线术后 10~14 天拆除。

10.术后疼痛

一般术后 6 小时麻醉作用消失,患者感觉伤口疼痛,术后 24 小时内可给予哌替啶(杜冷丁)50~100 mg、异丙嗪(非那根)25 mg,肌内注射。

(二)术后常见并发症的处理

1.泌尿系并发症

(1)泌尿系感染:检查尿常规,若有大量白细胞,留清洁中段尿行细菌培养及药敏试验,并给予抗感染治疗,同时多饮水,起到冲洗尿路的作用。

(2)尿潴留:对怀疑尿潴留的患者测残余尿,若尿量大于 100 mL 应放置导尿管,同时给予防止泌尿系感染的药物。

(3)泌尿道损伤:术后患者阴道流液,要考虑膀胱阴道瘘或输尿管阴道瘘的可能。

鉴别方法:将亚甲蓝液通过导尿管注入膀胱,同时阴道内放一块纱布,若纱布蓝染,证明有膀胱阴道瘘,若瘘口小,可保留导尿管2周待其自愈。若纱布无蓝染,可静脉注射亚甲基蓝(或其他药物),若阴道纱布蓝染,可诊断输尿管瘘,明确是哪一侧病变后,若瘘口小可放置导尿管待其自愈。

2.肺部感染

给予敏感抗生素及止咳化痰药,超声雾化,鼓励患者咳嗽排痰。

3.伤口感染与伤口裂开

术后注意伤口,如有浸润应给予抗生素,并可用酒精湿敷,一旦形成脓肿,应及时拆除局部缝线、扩开伤口以利引流,同时行伤口分泌物细菌培养及药敏试验,彻底清除已感染的组织、线头及不新鲜的肉芽组织,如有窦道形成,应行窦道切除,定期换药,以期二期愈合或二期缝合。

伤口无菌性裂开主要是营养不良、贫血、慢性咳嗽及伤口血肿导致的。裂开后最好在24小时内用蝶形胶布拉上,或二次缝合,7天拆线。

第二节　外阴手术

一、巴氏腺囊肿袋形切开术

(一)适应证

(1)巴氏腺囊肿直径大于3 cm,反复发作,伴有症状或影响性生活。

(2)巴氏腺脓肿形成。

(二)手术方法

(1)取外阴皮肤黏膜交界处、囊肿最突出处做纵向切开,为引流通畅,切口要达囊肿上下缘,深达囊腔。

(2)排出囊内容物,若为脓肿行细菌培养,生理盐水冲洗囊腔。

(3)缝合:囊内壁外翻,间断缝合于阴道前庭黏膜,常规缝合3、6、9、12点,有出血部位另行缝合;囊内置入油纱压迫止血,24~48小时取出。

(三)术前准备

尽量避开经期手术。

(四)术中注意

(1)切口要足够大,利于术后引流。

(2)止血要确切。

(五)术后处理

(1)取出油纱后换盐水纱条,隔天更换并行外阴冲洗。

(2)术后5天拆线,不再放置盐水纱条,每天温水坐浴。

(3)酌情使用抗生素。

二、阴蒂整形术

阴蒂位于两侧小阴唇之间的顶端,是两侧大阴唇的上端会合点。阴蒂是一个圆柱状的小器官,被阴蒂包皮包绕,长1.5~3.5 cm。阴蒂有丰富的静脉丛,又有丰富的神经末梢,感觉敏锐,是一性敏感器官,对达到和维持满意的性欲、性高潮具有重要的作用,故临床已摒弃以往的简单阴蒂切除术,而改为保留血管神经的阴蒂整形术。

(一)适应证

(1)外生殖器发育异常,阴蒂增大,愿意或要求按女性生活。

(2)经治疗,雄激素控制达正常女性范围;切除男性性腺,同时行外阴整形。

(二)禁忌证

(1)病因诊断不明确。

(2)雄激素水平控制不满意。

(三)术前准备

患者前一天外阴冲洗备皮。

(四)操作方法及程序

(1)入手术室后,患者取膀胱截石位,行全麻或连续硬膜外麻醉。

(2)常规外阴消毒、铺巾,留置导尿管。

(3)皮针缝合阴蒂包皮前缘正中,留作标记。

(4)用消毒的牙签沾亚甲蓝画出预切除的背部包皮(如小阴唇形成满意),欲行小阴唇成形术时沿正中画一条由包皮边缘至根部的直线。

(5)100 mL 生理盐水中加入 4 滴去甲肾上腺素,经皮下注射以减少出血。

(6)沿画线切开皮肤和表皮,游离皮下脂肪组织,暴露阴蒂海绵体。使用小 Kelly 钳贴近海绵体侧方中部,向耻骨联合钝性暴露、分离、游离海绵体,并游离背部的血管神经丛,避免损伤。

(7)在靠近耻骨联合的海绵体分叉脚部切断海绵体,结扎缝合。

(8)游离海绵体的头部,在靠近头端分两部分结扎、切断、切除、缝扎海绵体,避免损伤背部的血管神经丛。

(9)检查耻骨联合处海绵体断端,仔细止血。将缝扎的海绵体残端"种"在贴近耻骨联合的筋膜上,与海绵体的另一断端相对应吻合。

(10)如阴蒂头仍大,可行底部对称的三角形切除,缩小阴蒂头,必要时可去除阴蒂头的部分组织。

(11)以阴蒂边缘中点为指引,使用 3-0 或 4-0 可吸收线间断缝合阴蒂周围皮肤。可使用阴蒂包皮进行小阴唇成形。如阴蒂周围间隙大,可放置皮片引流。

(五)术中注意

(1)阴蒂是最重要的性敏感部位。阴蒂,特别是阴蒂头,布满了神经末梢。女子的阴蒂相当于男子的阴茎,阴蒂头相当于龟头。

(2)术前应设计好手术方式,对是否行小阴唇成形,以及阴蒂头是否缩小,应做到心中有数。

(3)手术时,要尽量远离背部血管神经丛,从海绵体中部游离海绵体体部,可使用皮片将背部血管神经丛游离提起,与海绵体体部分离,避免背部血管神经丛损伤。

(4)阴蒂海绵体侧方也有皮下小血管,应严格止血,否则术后易有血肿形成。海绵体内部有深动脉,切断、结扎海绵体时,应扎紧,防止出血。

(六)术后处理

(1)保留导尿管 2～3 天,以避免因怕疼痛而不敢小便。

(2)局部疼痛可对症处理。

(3)局部渗血可局部使用止血药,压迫止血。

(4)术后第 2 天可下地,每天会阴冲洗 2 次,大便后冲洗。

(5)术后给予广谱抗生素预防感染。

(6)术后 1 个月内禁止性生活。

三、小阴唇整形术

(一)适应证

(1)小阴唇肥大,局部感觉不适或影响性生活。

(2)两侧小阴唇不对称,影响美观。

(二)手术方法

(1)在小阴唇中部设计切除部分。

(2)切除中部黏膜组织,保留外缘的自然曲线,前后缝合切口。

(三)术前准备

月经期、妊娠期、哺乳期 6 个月内不宜行小阴唇整形术。

(四)术中注意

(1)止血充分,防止血肿形成。

(2)只切除两侧黏膜组织,注意不要切透小阴唇。

(五)术后处理

(1)保持外阴清洁,每天清洗外阴 2 次,大小便后及时清洗外阴。

(2)术后酌情应用抗生素预防感染。

(3)术后 1 个月内禁止性生活。

第三节　阴道手术

一、处女膜切开术

(一)适应证

处女膜闭锁,表现为青春期后无月经来潮,出现周期性下腹痛,导致阴道、子宫输卵管积血,继发子宫内膜异位症或感染,一经确诊应尽快手术。

(二)禁忌证

阴道闭锁或先天性无阴道等先天畸形诊断未排除时,不可贸然施行处女膜切开术,须确诊后方可手术。

(三)操作方法及程序

1.切口

手术者左手戴双层手套,示指伸入肛门,向阴道顶起以做引导,避免损伤直肠。在闭锁的处女膜突出部分做"X"形或"十"字形切开,充分排出阴道内潴留的经血。切开后的阴道口应能通过两指以上,可达处女膜环。术后检查阴道口应能容一指为好,注意勿损伤尿道与直肠。

2.排出积血

闭锁的处女膜切开后,可见潴留的经血流出,用纱布拭净阴道内积血,探查宫颈,如子宫颈管粘连,应用小号扩张器予以扩张,使宫腔内的积血排出。

3.缝合切口边缘

剪去切口周围多余的黏膜,用2-0可吸收缝线间断缝合其边缘。如处女膜很薄无出血,亦可不缝。

(四)术前准备

同外阴手术一般术前准备。常规外阴消毒。术前留置导尿管。

(五)术中注意

(1)若处女膜闭锁部位较高,可用金属尿管插入尿道,示指伸入肛门指引,切开闭锁处,可避免损伤尿道、膀胱及直肠。

(2)术中注意切勿切掉过多的处女膜组织。

(六)术后处理

(1)半卧位休息,术后可坐起或下床活动,以利经血引流。

(2)保持外阴清洁,不宜坐浴或阴道灌洗,以免上行感染。

(3)术后1个月复查,子宫、输卵管形态多能恢复正常,如输卵管持续肿大或有腹膜刺激症状,应给予理疗或活血化瘀等。

(4)对闭锁处女膜组织厚者,可定期扩张,以免切缘挛缩或阴道狭窄。

二、阴道成形术

常用的术式有生物补片法、羊膜法、腹膜法等。

(一)生物补片法

1.适应证

(1)先天性无阴道患者。

(2)恶性肿瘤切除阴道者。

2.操作方法及程序

(1)生物补片制备:生物补片(脱细胞基质材料)为 10 cm×8 cm,光面朝内,3-0 Dexon线间断缝制成一端闭合、另一端敞开的筒(筒高 10 cm),并在筒表面间断做数个约 1 cm 的纵形切口,以利引流。

(2)人工阴道造穴:金属导尿管导尿排空膀胱,亦可留置金属导尿管以做指引,减少膀胱损伤概率。在阴道前庭处做横行切口(2 cm),手指钝性分离阴道直肠间隙,深 9～10 cm,分离中可行直肠内指引,降低直肠损伤风险。冲洗后,止血至创面无活跃出血。

(3)阴道前庭黏膜种子细胞制备:从阴道前庭黏膜剪取小块组织,并将其剪碎,作为种子细胞撒在制备好的生物补片上。

(4)植入并固定：用1-0薇乔线分别在造出的阴道顶端横行三点缝合，固定筒状生物补片于人造穴道顶部，中部、左侧、右侧旁可固定一针，使生物补片紧贴于人造穴道，间断缝合生物补片于阴道口一周。将两层避孕套内置宫纱制成的软模具填紧阴道，尽可能使之无间隙紧贴。

(5)关闭人工阴道口：7号丝线间断缝合双侧大阴唇，以关闭阴道内软模具。术毕，行肛门直肠检查了解有无直肠损伤，留置并长期开放导尿管。

3.术前准备

应进行阴道冲洗、备皮和灌肠，以减少感染和清洁肠道。

4.术中注意

(1)尽量将生物补片与腔穴周围组织紧密贴合，其有利于周围上皮爬行、成活，最终被替代出现黏膜上皮化。

(2)将阴道前庭黏膜细胞作为种子细胞撒在生物补片上，将加快生物补片移植入体后的上皮化进程。

5.术后处理

术后10～14天，取出软模具并拔除导尿管，更换为硬模具，至少放置3个月以上，以后视阴道情况及性生活情况放置或自行间断扩张阴道。

(二)羊膜法

1.适应证

同"生物补片法"。

2.操作方法及程序

同"生物补片法"中(2)(4)(5)步骤。

3.术前准备

同"生物补片法"，以及联系好羊膜来源。

4.术中注意

(1)新鲜正常分娩的胎膜，经生理盐水冲洗干净后，分离出羊膜放入抗生素溶液，浸泡两小时后即可使用。

(2)将制备好的羊膜，包裹在套有阴茎套的阴道窥器上，两侧多余的羊膜交叉重叠，不必缝合，缓慢放入造穴的腔隙，填塞纱布后取出窥器。

5.术后处理

同"生物补片法"。

(三)腹膜法

1.适应证

同"生物补片法"。

2.操作方法及程序

(1)体位及消毒：仰卧人字位。常规消毒外阴、阴道和腹部。

(2)游离盆腹膜瓣:开腹后,前后游离出膀胱浆膜和直肠浆膜成盆腹膜瓣,宽 3～4 cm,长 8～10 cm。

(3)盆腹膜阴道形成:造穴同"生物补片法",并打通人工阴道与腹腔间隔,盆腹膜瓣通过阴道穴道拉到阴道口,间断缝合固定,放置软模具同"生物补片法"。

(4)腹腔镜或开腹,以可吸收线荷包缝合成形的阴道顶端,关闭腹腔。

3.术前准备

同"生物补片法"。

4.术中注意

前、后腹膜瓣呈"H"形张开,前后翻转入穴道。卷入后,腹膜形成 4 个顶角,分别缝于前庭上方和下方之左、右。

5.术后处理

同"生物补片法"。

三、陈旧性会阴裂伤修补术

(一)适应证

分娩产伤所致会阴Ⅲ/Ⅳ度撕裂,未及时缝合修补或修补失败。一般在产后3～6 个月施行。

外伤所致撕裂,亦同此原则,即待局部炎症反应消退后进行修补。

(二)术前准备

术前肠道准备 3 天,可同时口服肠道抑菌剂。术前 1 天晚清洁灌肠。

入院后每天阴道冲洗。

(三)注意事项

(1)应由有经验的产科医师在手术室施术,而非产房手术。可采用局部麻醉或全身麻醉,预防性应用头孢类抗生素。

(2)术中应辨明各解剖层次,采用新的分期方法。

(3)肛门外括约肌损伤的修补方法主要有两种,即端-端缝合修补及重叠缝合修补。所谓端-端缝合是将撕裂的两断端点对点缝合,而重叠缝合则是将撕裂的两断端部分重叠再缝合。端-端缝合可能仅仅将部分肛门外括约肌拉合,并没有达到完全的修补,因此推荐应用重叠缝合。Ⅲa 度可采用端-端缝合;Ⅲb 度可端-端缝合或重叠缝合;Ⅲc 度及Ⅳ度肛门内括约肌损伤,应采用重叠缝合。所有括约肌缝合均应采用单股 PDS 缝线。

(四)术后处理

(1)每天会阴冲洗 2 次,便后冲洗。

(2)术后放置福莱导尿管 12 小时,术后应合理进行排便管理,包括进无渣膳食,保持软便、通畅。建议口服乳果糖 15 mL,每天 2 次,共服用 7～10 天。

第四节　宫颈手术

一、宫颈环形电切术

(一)概述

LEEP 用于宫颈病变的诊断和治疗,可于门诊进行。

(二)手术指征

(1)诊断性 LEEP 手术的适应证。

(2)细胞学为 ASCUS 或 AGC,阴道镜检查无明显异常。

(3)细胞学异常,阴道镜检查不满意。

(4)治疗性 LEEP 手术的适应证。

(5)CIN Ⅱ级。

(6)CIN Ⅲ级(部分有经验的医师将其作为手术适应证)。

(三)手术步骤及注意事项

(1)常规消毒并导尿。

(2)碘酒或卢戈氏液涂抹宫颈。

(3)选择适宜的电切环,以适宜的速度环形电切宫颈,球形电极止血。

(四)术前准备

(1)手术时间应选择月经干净后 3～7 天。

(2)常规阴式手术术前准备。

(五)术后处理

(1)定期阴道冲洗。

(2)随诊病理结果并决定下一步处理。

(六)术后注意

(1)禁性生活及盆浴 3 个月。

(2)术后定期随访。

(3)术后月经来潮时如出现剧烈下腹痛且经量少,应尽快就诊,检查是否为宫颈粘连。

二、宫颈锥切术

(一)概述

宫颈锥切术包括宫颈锥形切除及成形,用于宫颈病变的诊断及治疗。

(二)适应证

1.诊断性宫颈锥切术的适应证

(1)阴道镜检查无法看到病变的边界或未见到鳞柱交界部位。

(2)主要病灶位于子宫颈管内。

(3)宫颈活检结果为 CIN Ⅱ级或 CIN Ⅲ级。

(4)宫颈细胞学、阴道镜和活检结果不一致。

(5)宫颈细胞学、阴道镜和活检可疑为浸润癌。

(6)颈管刮宫所得病理报告为异常或不能肯定。

(7)疑为宫颈腺癌。

2.治疗性宫颈锥切术的适应证

(1)CIN Ⅲ级。

(2)宫颈原位鳞癌或原位腺癌。

(3)ⅠA_1期宫颈癌要求保留生育功能者。

(三)手术步骤及注意事项

(1)常规消毒、导尿并扩张宫颈。

(2)碘酒或卢戈氏液宫颈染色,观察不着色区。

(3)锥形切除宫颈,宽度在病灶外 0.5 cm 处,锥高延伸至颈管 2～2.5 cm 处。

(4)止血,Sturmdoff 法或"8"字法缝合宫颈成形。

(5)子宫颈管放置碘仿纱条,查肛。

(6)切除宫颈送病理检查。

(四)术前准备

(1)手术时间应选择月经干净后 3～7 天。

(2)常规阴式手术术前准备。

(五)术后处理

(1)一般在术后 3～7 天取碘仿纱条,最长不超过两周,取出碘仿纱条前应冲洗阴道。

(2)根据病理结果(病变程度、切缘是否干净)决定下一步处理,如需进一步手术,应选择锥切术后 3 天之内或 6 周之后。

(六)术后注意

(1)禁性生活及盆浴 3 个月。

(2)术后定期随访。

(3)术后月经来潮时如出现剧烈下腹痛且经量少,应尽快就诊,检查是否为宫颈粘连。

三、宫颈环扎术

(一)手术指征

(1)宫颈内口松弛,即非妊娠期 8 号宫颈扩张棒可直接通过宫颈。

(2)反复晚期流产、早产史,排除其他原因。

(二)手术步骤

(1)排空膀胱,宫颈局部麻醉。

(2)于膀胱沟下方切开宫颈黏膜,上推膀胱。

(3)宫颈环扎线环形缝扎宫颈,抽紧环扎线,于宫颈下唇后方打结。

(4)缝合宫颈黏膜切口。

(三)术前准备

(1)一般选择妊娠 14～24 周手术,或至少应在既往历次流产孕周之前。

(2)经 B 型超声波等产前检查,无胎儿发育异常。

（3）建议术前留取阴拭子培养。

（4）术前不建议肠道准备及阴道冲洗。

（四）术后处理

（1）术后最初 24 小时内，每间隔 6 小时肌内注射哌替啶 100 mg，以避免疼痛诱发宫缩。

（2）孕酮每天 40～60 mg，肌内注射，共 5～7 天。

（五）术后注意

如发生感染，出现难免流产或临产、胎膜早破等情况，应立即住院拆除缝线。妊娠 37 周后应剪除缝线。

第五节 子宫手术

一、子宫肌瘤剔除术

（一）适应证

有明确子宫肌瘤，又有以下条件之一者。

（1）年龄在 40 岁以下，尚未生育或虽生育而无成活胎儿的妇女。

（2）已有子女，但年龄较轻（35 岁以下）或本人对切除子宫有较大顾虑，且肌瘤为单发或数量较少，估计复发机会不高者。

（3）在孕期或非孕期，浆膜下肌瘤扭转或有红色样变者。

（二）术前准备

（1）应测患者基础体温，了解排卵功能，并做子宫输卵管碘油造影，以了解子宫肌瘤的部位和输卵管的情况。

（2）对有月经异常的患者，术前应进行诊断性刮宫，以了解内膜有无病变及宫腔内有无黏膜下肌瘤。

（3）做好术中输血准备。

（4）向家属讲明肌瘤剔除抑或子宫切除的可能性和术后的妊娠率及复发率等问题。

（5）避免在经期或行经前手术。

（6）手术当天早晨，在宫腔内放置一根福莱导尿管或双腔造影管，并准备亚甲蓝溶液 50～100 mL，以备术中通液。

（三）术中注意

（1）术中首先进行仔细探查，了解肌瘤的性质、部位和数量，并进行通液，以了解双侧输卵管的通畅情况。

（2）为减少术中出血，可在宫颈内口应用止血带，止血带每间隔 10～15 分钟松开 1～2 分钟；也可在肌瘤周围注射稀释的催产素。

（3）注意正确掌握肌瘤与正常肌层的层次，剔除时，以爱力斯钳或双爪钳夹住肌瘤以牵引，并拧除。

（4）尽量以最少切口剔除最多数目的肌瘤，切口须与宫角有一定的距离，以防影响输卵管的功能。如有黏膜下肌瘤,须进入宫腔内以剔除全部肌瘤。

(5)如剔除多发黏膜下肌瘤后子宫内膜损失过多,术中可在子宫内放入避孕环,2～3 个月后取出,或用碘仿纱条填塞宫腔,10～14 天后自宫颈口取出,以防宫腔粘连。

(6)瘤腔闭合要紧密,避免形成无效腔。

(7)肌瘤剔除后,为维持正常子宫位置,可行圆韧带缩短术。

(四)术后处理

(1)剔除术后部分患者常有较长时间的低热,多为瘤腔内积血吸收所致,一般可自然消退。如有明确感染迹象,须应用抗生素。

(2)术后避孕半年至 1 年。

(3)妊娠期间应密切随诊,以观察子宫切口破裂的早期征兆。剔除切口较大,以及手术时切开宫腔或切口在子宫后壁者,应在预产期前选择剖宫产术。

二、经开腹全子宫切除术

(一)适应证

(1)子宫肿瘤:子宫良、恶性肿瘤。

(2)痛经:子宫内膜异位症、子宫肌腺症。

(3)功能性子宫出血:经中西医药治疗无效者。

(4)附件病变:需行双侧或一侧附件切除,子宫一并切除。

(5)其他:子宫破裂、子宫积脓、子宫脱垂、生殖道畸形致生殖道积血无法排出等。

(6)子宫正常,因需激素替代治疗,患者本人要求。

(二)术前准备

(1)同其他腹部手术。

(2)常规宫颈细胞学检查。

(3)必要时行宫颈活检或诊断性刮宫。

(4)术前 1 天阴道冲洗并涂抹甲紫(龙胆紫)。

(5)术前放置导尿管。

(三)术中注意

(1)可选脐耻正中及旁正中切口、下腹横切口。

(2)探查及暴露盆腔,仔细分离各粘连,尽量恢复各解剖位。

(3)需同时切除附件者,应紧靠卵巢钳夹、切断、缝扎骨盆漏斗韧带,警惕损伤输尿管,必要时需解剖输尿管后再钳夹、切断。

(4)沿膀胱宫颈间隙推下膀胱达前穹隆。

(5)于宫颈、宫体交界处钳夹、切断、缝扎子宫血管。

(6)紧贴宫颈旁钳夹、切断、缝扎主韧带、骶韧带。

(7)围绕宫颈,沿穹隆切断阴道壁,消毒后缝合阴道断端,如渗液多或疑有感染时,可放置引流管自阴道引出。

(四)术后处理

(1)术日禁食,输液,记录尿量,年龄大于 70 岁患者,注意入液量和入液速度。常规应用抗生素,注意厌氧菌的感染。

(2)术后及时取出阴道纱布,如阴道引流液不多,72 小时内拔除引流管。如出血量多,警惕腹腔内出血。

(3)术后第 2 天拔除导尿管,注意有无尿潴留,必要时再次保留导尿管 24～48 小时。应鼓励患者多活动,尽早下地活动,预防栓塞、粘连,尽早排气。如有盆腔感染患者,应取半坐卧位。

(4)术后进食量少,注意低钾、水电解质平衡。

(5)术后发热,注意呼吸道、泌尿道、伤口等感染。

三、子宫整形术

(一)适应证

(1)子宫畸形引起的不孕。

(2)子宫纵隔,双子宫宫腔小,容积不足以容纳正常发育的胎儿。

(二)禁忌证

(1)伤口部位要保持清洁干燥,结痂脱落后才能淋浴。

(2)注意会阴的卫生,每天清洗会阴一次。

(3)如果发现子宫肌瘤有出血,一般不会超过 10 天。

(4)如果是全子宫切除的病人,术后 10 天左右会有少量黄色分泌物出现,如出现脓性分泌物,可能是残端感染,要到医院进行检查,并及时处理。

(三)术前准备

(1)不孕患者术前做子宫输卵管造影,检查输卵管通畅的情况。

(2)泌尿系统检查。

(3)子宫造影或超声检查了解宫腔形态、纵隔长度以设计切口。

(四)术中注意

(1)从一侧或两侧宫角横行切开,注意不要损伤两侧输卵管的间质部。

(2)仔细辨认纵隔与宫腔的关系,切除纵隔。

(3)断面相对分两层缝合。

(4)切除的是子宫纵隔及其附着的子宫部分,不涉及子宫下段及宫颈。

(5)手术过程中,要保持组织湿润,可断续用生理盐水喷洒,以防组织干燥,影响愈合。

(五)术后处理

避孕 1 年,但不推荐使用含孕酮类避孕药。

(六)主要并发症

术后子宫出血,子宫伤口愈合不良。

第十五章　异常妊娠

第一节　流　产

妊娠不足 28 周、胎儿体重不足 1 000 g 而终止者称为流产。妊娠 12 周末前终止者称为早期流产,妊娠 13 周至 28 周终止者称为晚期流产。妊娠 20 周至 28 周流产、体重在 500 g 至 1 000 g 之间、有存活可能之胎儿,称为有生机儿。因此,美国等把流产定义为妊娠 20 周前终止者。流产又分为自然流产和人工流产两大类。机械或药物等人为因素终止妊娠者称为人工流产,自然因素导致流产者称为自然流产。自然流产率占全部妊娠的10%～15%,其中80%以上为早期流产。本节仅阐述自然流产。

一、病因

(一)胚胎因素

胚胎染色体异常是流产的主要原因。早期流产子代检查发现 50%～60% 有染色体异常。夫妇任何一方有染色体异常均可传至子代,导致流产。染色体异常包括:①数目异常。多见三体、单体 X、三倍体及四倍体。②结构异常。染色体分带技术检测可见易位、断裂、缺失。除遗传因素外,感染、药物等不良作用亦可引起子代染色体异常,常在 12 孕周前发生流产,即使少数妊娠至足月,出生后也可能为畸形儿或有代谢及功能缺陷。如发生流产,排出物常为空胎囊或退化的胚胎,故应仔细检查流产产物。

(二)母体因素

1.全身性疾病

全身性感染时高热可促进子宫收缩引起流产;梅毒螺旋体、流感病毒、巨细胞病毒、支原体、衣原体、弓形虫、单纯疱疹病毒等感染可引起胎儿染色体畸变而导致流产;孕妇患心力衰竭、严重贫血、高血压、慢性肾炎及严重营养不良等缺血、缺氧性疾病亦可导致流产。

2.内分泌异常

黄体功能不足可致早期流产。甲状腺功能减退、严重的糖尿病血糖未控制均可导致流产。

3.免疫功能异常

与流产有关的免疫因素包括配偶的组织兼容性抗原(HLA)、胎儿抗原、血型抗原(ABO 及 Rh)和母体的自身免疫状态。父母的 HLA 位点相同频率高,使母体封闭抗体不足,亦可导致反复流产。母儿血型不合、孕妇抗磷脂抗体产生过多、夫妇抗精子抗体的存在,均可使胚胎或胎儿受到排斥而发生流产。

4.子宫异常

畸形子宫如子宫发育不良、单角子宫、双子宫、子宫纵隔、宫腔粘连及黏膜下或肌壁间子宫肌瘤,均可影响胚囊着床和发育而导致流产。宫颈重度裂伤、宫颈内口松弛、宫颈过短可导致胎膜破裂而流产。

5.创伤刺激

子宫创伤如手术、直接撞击、性交过度亦可导致流产;亦有过度紧张、焦虑、恐惧、忧伤等精神创伤引起流产的报道。

6.不良习惯

过量吸烟,酗酒,吸食吗啡、海洛因等毒品均可导致流产。

(三)环境因素

砷、铅、甲醛、苯、氯丁二烯、氧化乙烯等化学物质过多接触,均可导致流产。

二、病理

流产是妊娠物逐渐从子宫壁剥离,然后排出子宫的过程。孕 8 周以前的流产,胚胎多已死亡,胚胎绒毛与蜕膜剥离,导致其剥离面出血,坏死胚胎犹如宫内异物,刺激子宫收缩及宫颈扩张。此时,由于绒毛发育不全,着床还不牢固,妊娠物多可完全排出,出血不多。早期流产常见胚胎异常类型为无胚胎、结节状胚、圆柱状胚、发育阻滞胚、肢体畸形及神经管缺陷。孕 8~12周时,绒毛发育茂盛,与蜕膜联系较牢固,流产时妊娠物常不易完整排出而部分滞留宫腔,影响子宫收缩,出血量多,且经久不止。孕 12 周后,胎盘已完全形成,流产时先有腹痛,继而排出胎儿和胎盘,如胎盘剥离不全,可引起剥离面大量出血。胎儿在宫腔内死亡过久,可被血块包围,形成血样胎块而引起出血不止,也可吸收血红蛋白而形成肉样胎块,或胎儿钙化后形成石胎。其他还可见压缩胎儿、纸样胎儿、浸软胎儿、脐带异常等病理表现。

三、临床表现

临床表现主要为停经后阴道流血和腹痛。

(一)停经

大部分自然流产患者均有明显的停经史,结合早孕反应、子宫增大及 B 型超声波检查发现胚囊等表现可确诊妊娠。但是,妊娠早期流产导致的阴道流血很难与月经异常鉴别,常无明显的停经史。有报道提示,约 50% 流产是妇女未知已孕就发生受精卵死亡和流产。对这些患者,要根据病史、血、尿 HCG 及 B 型超声波检查结果综合判断。

(二)阴道流血和腹痛

早期流产者常先有阴道流血,而后出现腹痛。由于胚胎或胎儿死亡,绒毛与蜕膜剥离,血窦开放,出现阴道流血;剥离的胚胎或胎儿及血液刺激子宫收缩,排出胚胎或胎儿,产生阵发性下腹疼痛;当胚胎或胎儿完全排出后,子宫收缩,血窦关闭,出血停止。晚期流产的临床过程与早产及足月产相似:经过阵发性子宫收缩,排出胎儿及胎盘,同时出现阴道流血。晚期流产时胎盘与子宫壁附着牢固,如胎盘粘连仅部分剥离,残留组织影响子宫收缩,血窦开放,可导致大量出血、休克,甚至死亡。胎盘残留过久,可形成胎盘息肉,引起反复出血、贫血及继发感染。

四、临床分型

按发展的不同阶段,流产可分为以下临床类型。

(一)先兆流产

停经后出现少量阴道流血,常为暗红色或血性白带,流血后数小时至数天可出现轻微下腹痛或腰骶部胀痛;宫颈口未开,无妊娠物排出;子宫大小与停经时间相符。经休息及治疗,症状消失,可继续妊娠。如症状加重,则可能发展为难免流产。

(二)难免流产

难免流产又称不可避免流产。在先兆流产的基础上,阴道流血增多,腹痛加剧,或出现胎膜破裂。检查见宫颈口已扩张,有时可见胚囊或胚胎组织堵塞于宫颈口内,子宫大小与停经时间相符或略小。B型超声波检查仅见胚囊。无胚胎(或胎儿)或无心管搏动亦属于此类型。

(三)不全流产

难免流产继续发展,部分妊娠物排出宫腔,或胎儿排出后胎盘滞留宫腔/嵌顿于宫颈口,影响子宫收缩,导致大量出血,甚至休克。检查可见宫颈口已扩张,宫颈口有妊娠物堵塞及持续性血液流出,子宫大小小于停经时间。

(四)完全流产

有流产的症状,妊娠物已全部排出,随后流血逐渐停止,腹痛逐渐消失。检查见宫颈口关闭,子宫接近正常大小。

流产的临床过程简示如下:

$$先兆流产\begin{cases}继续妊娠\\难免流产\begin{cases}完全流产\\不全流产\end{cases}\end{cases}$$

此外,流产尚有几种特殊情况。

1.稽留流产

稽留流产又称过期流产,指宫内胚胎或胎儿死亡后未及时排出。典型表现:有正常的早孕过程,有先兆流产的症状或无任何症状;随着停经时间延长,子宫不再增大,或反而缩小,子宫大小小于停经时间;宫颈口未开,质地不软。

2.习惯性流产

习惯性流产指连续自然流产3次或3次以上。近年,有学者将连续2次流产称为复发性自然流产。常见原因为胚胎染色体异常、免疫因素异常、甲状腺功能减退、子宫畸形或发育不良、宫腔粘连、宫颈内口松弛等。每次流产常发生在同一妊娠月份,其临床过程与一般流产相同。宫颈内口松弛者,常在妊娠中期无任何症状而发生宫颈口扩张,继而羊膜囊突向宫颈口,一旦胎膜破裂,胎儿迅即娩出。

3.流产合并感染

流产合并感染多见于阴道流血时间较长的流产患者,也常发生在不全流产时。临床表现为下腹痛、阴道有恶臭分泌物,双合诊检查有宫颈摇摆痛。严重时引起盆腔腹膜炎、败血症及感染性休克。常为厌氧菌及需氧菌混合感染。

五、诊断

根据病史、临床表现即可诊断,但有时需结合辅助检查才能确诊。流产的类型涉及相应的处理,诊断时应予以确定。

(一)病史

询问有无停经史、早孕反应及其出现时间,阴道流血量、持续时间、与腹痛的关系,腹痛的部位、性质,有无妊娠物排出。了解有无发热、阴道分泌物有无臭味可协助诊断流产合并感染,询问反复流产史有助于诊断习惯性流产。

(二)体格检查

测量体温、脉搏、呼吸、血压,检查有无贫血及急性感染征象,外阴消毒后妇科检查了解宫颈口是否扩张、有无妊娠物堵塞或羊膜囊膨出,子宫有无压痛、与停经时间是否相符,双附件有无压痛、增厚或包块。对疑为先兆流产者,操作应轻柔。

(三)辅助诊断

1.B 型超声波检查

测定妊娠囊的大小、形态,以及胎儿心管搏动,并可辅助诊断流产类型。若妊娠囊形态异常,提示妊娠预后不良。宫腔和附件检查有助于稽留流产、不全流产及异位妊娠的鉴别诊断。

2.妊娠试验

连续测定血 β-HCG 的动态变化,有助于妊娠的诊断及预后判断。妊娠 6~8 周时,血 β-HCG 应以每天 66% 的速度增加,若血 β-HCG 每 48 小时增加不到 66%,则提示妊娠预后不良。

3.其他检查

血常规检查可判断出血程度及有无感染存在;孕激素、HPL 的连续测定有益于判断妊娠预后;习惯性流产患者可行妊娠物及夫妇双方的染色体检查。

六、鉴别诊断

首先,区别流产类型,见表 15-1;其次,需与异位妊娠、葡萄胎、功能失调性子宫出血、盆腔炎及急性阑尾炎等进行鉴别。

表 15-1　流产类型的鉴别诊断

流产类型	临床表现		组织物排出	妇科检查	
	出血量	下腹痛		宫颈口	子宫大小
先兆流产	少	无或轻	无	关闭	与孕周相符
难免流产	增多	加重	无	松弛或扩张	相符或略小
不全流产	多	减轻	有	松弛扩张、有堵塞物	略小
完全流产	少或无	无	全部排出	关闭	基本正常

七、处理

确诊流产后,应根据其类型进行相应处理。

(一)先兆流产

应卧床休息,严禁性生活,给予足够的营养支持。保持情绪稳定,对精神紧张者可给予少量对胎儿无害的镇静剂。对黄体功能不足者可给予孕酮 10~20 mg,每天或隔天肌内注射一次,过量应用可致稽留流产;也可口服地屈孕酮(达芙通)片,该药为口服孕激素,较为安全,目前无证据表明孕期及哺乳期不能应用,起始剂量为 1 次口服 40 mg,随后每 8 小时服 10 mg,至症状消失;也可 HCG 3 000 U,隔天肌内注射一次;也可口服维生素 E 保胎。甲状腺功能减退者可口服小剂量甲状腺片。如阴道流血停止、腹痛消失、B 型超声波检查证实胚胎存活,可继续妊娠。若临床症状加重,B 型超声波检查发现胚胎发育不良,β-HCG 持续不升或下降,表明流产不可避免,应终止妊娠。

(二)难免流产

一旦确诊,应及早排出胚胎及胎盘组织。必要时行刮宫术,清除宫内组织,对刮出物应仔细检查,并送病理检查。晚期流产时子宫较大,出血较多,可用缩宫素 10～20 U 加入 5％葡萄糖液 500 mL 中,静脉滴注,促进子宫收缩。术后可行 B 型超声波检查,了解有无妊娠物残留,并给予抗生素预防感染。

(三)不全流产

由于部分组织残留宫腔或堵塞于宫颈口,极易引起子宫大量出血。应输液、输血,同时行刮宫术或钳刮术,并给予抗生素预防感染。

(四)完全流产

症状消失、B 型超声波检查宫腔无残留物。如无感染,可不予特殊处理。

(五)稽留流产

死亡胎儿及胎盘组织在宫腔内稽留过久,可导致严重凝血功能障碍及弥散性血管内凝血(DIC),应先行凝血功能检查,在备血、输液条件下行刮宫术。如凝血机制异常,可用肝素、纤维蛋白原、新鲜血、血小板等纠正后再行刮宫。稽留流产时胎盘组织常与子宫壁粘连较紧,手术较困难。如凝血功能正常,刮宫前可口服已烯雌酚 5 mg,每天 3 次,连用 5 天,或苯甲酸雌二醇 2 mg,肌内注射,每天 2 次,连用 3 天,可提高子宫肌对缩宫素的敏感性。刮宫时可用缩宫素 5～10 U 加入 5％葡萄糖液 500 mL 中,静脉滴注,或用米索前列醇 400 μg 置于阴道后穹隆。子宫大于 12 孕周者,应静脉滴注缩宫素,促使胎儿、胎盘排出。行刮宫术时应避免子宫穿孔。术后应常规行 B 型超声波检查,以确认宫腔残留物是否完全排出,并加强抗感染治疗。

(六)习惯性流产

染色体异常夫妇应于孕前进行遗传咨询,确定可否妊娠;行夫妇血型鉴定及丈夫精液检查;明确女方有无生殖道畸形、肿瘤、宫腔粘连。对宫颈内口松弛者应在妊娠前行宫颈内口修补术,或于孕 12～18 周行宫颈内口环扎术。有学者对不明原因的习惯性流产患者行主动免疫治疗,将丈夫或他人的淋巴细胞在女方前臂内侧或臀部做多点皮内注射,妊娠前注射 2～4 次,妊娠早期加强免疫 1～3 次,妊娠成功率可在 86％以上。此外,习惯性流产患者确诊妊娠后,可常规肌内注射 HCG 3 000～5 000 U,隔天一次,至妊娠 8 周后停止,或每天口服地屈孕酮 2 次,每次 10 mg,至妊娠 20 周。

(七)流产合并感染

治疗原则为迅速控制感染,尽快清除宫内残留物。如为轻度感染或出血较多,可在静脉滴注有效抗生素的同时进行刮宫,以达到止血目的;感染较严重而出血不多时,可用高效广谱抗生素控制感染后再行刮宫。刮宫时可用卵圆钳夹出残留组织,忌用刮匙全面搔刮,以免感染扩散。严重患者可并发盆腔脓肿、血栓性静脉炎、感染性休克、急性肾衰竭及 DIC 等,应高度重视并积极预防,必要时切除子宫,去除感染源。

第二节　异位妊娠

受精卵在子宫体腔以外着床称为异位妊娠,习称宫外孕。根据受精卵种植的部位不同,异位妊娠分为输卵管妊娠、宫颈妊娠、卵巢妊娠、腹腔妊娠、阔韧带妊娠等(图 15-1),其中以输卵管妊娠最常见(占 90%～95%)。异位妊娠是妇产科常见的急腹症之一,发病率约为1%,并有逐年增加的趋势。由于其发病率高,并有导致孕产妇死亡的危险,一直被视为具有高度危险的妊娠早期并发症。此外,剖宫产瘢痕妊娠和子宫残角妊娠的临床表现和处理与异位妊娠类似,故附于本节内简述。

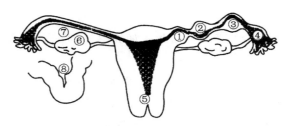

①输卵管间质部妊娠;②输卵管峡部妊娠;③输卵管壶腹部妊娠;④输卵管伞部妊娠;
⑤宫颈妊娠;⑥卵巢妊娠;⑦阔韧带妊娠;⑧腹腔妊娠

图 15-1　各种异位妊娠的发病部位

一、输卵管妊娠

输卵管妊娠多发生在壶腹部(75%～80%),其次为峡部。伞部及间质部妊娠少见。

(一)病因

确切病因尚未明了,可能与以下因素有关。

1.输卵管异常

慢性输卵管炎可致管腔皱褶粘连、管腔部分堵塞;阑尾炎、盆腔结核、腹膜炎及子宫内膜异位症可致输卵管周围粘连,输卵管扭曲、僵直及伞端闭锁,导致输卵管腔狭窄、部分堵塞或蠕动异常;盆腔肿瘤的牵拉和压迫使输卵管变得细长、迂曲或腔狭窄、部分堵塞;输卵管粘连分离术、再通术及伞端造口术后的重新粘连或手术部位瘢痕狭窄,输卵管绝育术后瘘管形成或再通,均可延迟/阻止受精卵进入宫腔,从而着床在输卵管而发生输卵管妊娠。此外,输卵管发育不良时,输卵管细长且屈曲,肌层发育差,黏膜纤毛缺乏,可影响受精卵的正常着床。输卵管憩室或副伞等先天畸形亦可导致输卵管妊娠。

2.受精卵游走

卵子在一侧输卵管受精,经宫腔进入对侧输卵管后种植(受精卵内游走),或游走于腹腔内,被对侧输卵管拾捡(受精卵外游走)。由于游走时间较长,受精卵发育增大,种植在对侧输卵管而成输卵管妊娠。

3.避孕失败

国内对近 20 000 名使用 IUD 妇女进行的流行病学调查表明,使用 IUD 并不增加输卵管妊娠的发生率。但 IUD 避孕失败而受孕时,发生输卵管妊娠机会较大。使用低剂量纯孕激素避孕药时,可使输卵管蠕动异常,如排卵未被抑制,可发生输卵管妊娠;使用含有大剂量雌激素的事后避孕片避孕失败而受孕者,约 10%发生输卵管妊娠。

4.其他

施行辅助生育技术后输卵管妊娠的发生率约为 5%。内分泌异常、精神紧张也可导致输卵管蠕动异常或痉挛而发生输卵管妊娠。

(二)病理

1.受精卵着床在输卵管内的发育特点

受精卵着床后,输卵管黏膜出现蜕膜变化,但不一致。发育良好的蜕膜表面含有纤维蛋白沉着层(尼达布赫层),对滋养细胞的深入侵蚀有一定的遏制作用,而滋养细胞易侵入蜕膜反应较差部位的输卵管肌层组织,穿透管壁。

2.输卵管妊娠的结局

(1)输卵管妊娠流产:多发生在 8～12 周的输卵管壶腹部妊娠。受精卵在输卵管黏膜着床后,由输卵管黏膜和纤维蛋白形成的包蜕膜可将受精卵与输卵管腔隔离,但其很脆弱。绒毛外中间型滋养细胞可侵入输卵管壁和侵蚀血管,引起基底蜕膜处出血,从而增加包蜕膜内侧压力,导致包蜕膜破裂,囊胚可随血块一起进入管腔。若囊胚完全掉入管腔,刺激输卵管逆蠕动而挤入腹腔,为输卵管妊娠完全流产;若囊胚剥离不完整,部分组织滞留管腔,继续侵蚀输卵管壁而引起反复出血,为输卵管妊娠不全流产。反复出血可形成输卵管血肿或输卵管周围血肿,血液积聚在直肠子宫陷凹而形成盆腔血肿,甚至流向腹腔。

(2)输卵管妊娠破裂:囊胚在输卵管内继续生长,绒毛侵蚀、穿透肌层及浆膜,导致管壁破裂,妊娠物流入腹腔,也可破入阔韧带而形成阔韧带妊娠。输卵管峡部妊娠多在妊娠 6 周左右破裂。而间质部妊娠时,由于间质部外围子宫角肌层较厚,血供丰富,妊娠往往持续 3～4 个月才发生破裂。输卵管妊娠破裂可致短期内大量出血,形成盆腔或腹腔积血,患者出现肛门坠胀、剧烈腹痛、休克、晕厥等临床症状。

(3)继发性腹腔妊娠:输卵管妊娠流产或破裂后,囊胚掉入腹腔多已死亡。偶有存活者,可重新种植于腹腔内脏器继续生长,形成继发性腹腔妊娠。

输卵管妊娠流产或破裂后,若出血逐渐停止,胚胎死亡,被血块包裹形成盆腔血肿,血肿与周围组织粘连并发生机化,临床称为陈旧性宫外孕。

(4)持续性异位妊娠:输卵管妊娠行保守性手术时,若术中未完全清除胚囊,或残存的滋养细胞继续生长,致术后 β-HCG 不降或上升,称为持续性异位妊娠。诊断靠术后 β-HCG 的严密随访,可结合 B 型超声波检查。MTX 化疗效果较好,如有腹腔大量内出血,须行手术探查。

3.子宫变化

(1)子宫体:增大,变软,是血供增加导致的。但输卵管妊娠时,子宫增大不像宫内妊娠那样随妊娠月份增加而相应增大。

(2)子宫内膜:与正常妊娠变化相似。输卵管妊娠时,滋养细胞分泌的 HCG 刺激子宫内膜发生蜕膜反应,但蜕膜下的海绵层及血管系统发育较差。当胚胎受损或死亡时,滋养细胞活力下降,蜕膜碎片随阴道流血排出。如蜕膜完整剥离,则排出三角形蜕膜管型,但不见绒毛。

子宫内膜病理学检查可见蜕膜样变;也可因胚胎死亡、绒毛及黄体分泌的激素下降、新的卵泡发育,而呈增生期或分泌期变化。

输卵管妊娠时,子宫内膜有时可见高度分泌反应或阿-斯反应[Arias-Stell(A-S)反应]。镜下可见腺上皮细胞增大,核深染,突入腺腔,胞质富含空泡。

(三)临床表现

典型的临床表现包括停经、腹痛及阴道流血等。

1.症状

(1)停经:输卵管壶腹部及峡部妊娠一般停经6~8周,间质部妊娠停经时间较长。当月经延迟几天后出现阴道不规则流血时,常被误认为月经来潮。约有25%的患者无明显停经史。应详细询问病史,对有腹痛与阴道不规则流血的生育期妇女,即使无停经史亦不能完全除外异位妊娠。

(2)阴道流血:常表现为短暂停经后不规则阴道流血,量少,点滴状,色暗红或深褐色。部分患者阴道流血量较多,似月经量,约5%表现为大量阴道流血。阴道流血表明胚胎受损或已死亡,导致 HCG 下降,卵巢黄体分泌的激素难以维持蜕膜生长而发生剥离出血,并伴有蜕膜碎片或管型排出。当病灶去除后,阴道流血才逐渐停止。

(3)腹痛:95%以上输卵管妊娠患者以腹痛为主诉就诊。输卵管妊娠未破裂时,增大的胚囊压迫输卵管,导致输卵管痉挛及蠕动异常,患侧出现下腹一侧隐痛或胀痛。输卵管妊娠破裂时,突感患侧下腹部撕裂样剧痛,疼痛为持续性或阵发性;血液积聚在直肠子宫陷凹而出现肛门坠胀感(里急后重);出血多时可引起全腹疼痛,恶心呕吐;血液刺激膈,出现肩胛部放射痛。腹痛可出现于阴道流血前或后,也可与阴道流血同时发生。

(4)晕厥和休克:部分患者由于腹腔内急性出血及剧烈腹痛,入院时即处于休克状态,面色苍白、四肢厥冷、脉搏快而细弱、血压下降。休克程度取决于内出血速度及出血量,与阴道流血量不成比例。体温一般正常,休克时略低,腹腔内积血被吸收时略高,但通常不超过38 ℃。间质部妊娠一旦破裂,常因出血量多而发生严重休克。

2.体征

(1)腹部体征:出血量不多时,患侧下腹明显压痛、反跳痛,轻度肌紧张;出血量较多时,可见腹膨隆,全腹压痛及反跳痛,但压痛仍以输卵管妊娠处为甚,移动性浊音阳性。当输卵管妊娠流产/破裂形成较大血肿,或与子宫、附件、大网膜、肠管等粘连包裹形成大包块时,可在下腹部扪及触痛、质实的块状物。

(2)盆腔体征:妇科检查可见阴道少量血液,阴道后穹隆饱满、触痛;宫颈举痛明显,有血液自宫腔流出;子宫略增大、变软,内出血多时子宫有漂浮感;子宫后方或患侧附件扪及压痛性包块,边界多不清楚,其大小、质地、形状随病变差异而不同。包块过大时可将子宫推向对侧,如包块形成过久,机化变硬,边界可逐渐清楚。

(四)诊断

输卵管妊娠流产或破裂后,多数有典型的临床表现。根据停经、阴道流血、腹痛、休克等表现可以诊断。如临床表现不典型,则应密切监护病情变化,观察腹痛是否加剧、盆腔包块是否增大、血压及血红蛋白下降情况,从而做出诊断。以下辅助检查有助于明确诊断。

1.B 型超声波检查

B 型超声波检查已成为诊断输卵管妊娠的主要方法之一。输卵管妊娠的典型声像图表现如下。

(1)子宫内不见妊娠囊,内膜增厚。

(2)宫旁一侧见边界不清、回声不均的混合性包块,有时宫旁包块内可见妊娠囊、胚芽及原始心管搏动,这是输卵管妊娠的直接证据。

(3)直肠子宫陷凹处有积液。

据文献报道,超声检查的准确率为 77%～92%,随着彩色超声、三维超声及经阴道超声的应用,诊断准确率不断提高。

2.妊娠试验

测定 β-HCG 为早期诊断异位妊娠的常用手段。胚胎存活或滋养细胞尚有活力时,β-HCG 呈阳性,但异位妊娠时往往低于正常宫内妊娠。正常妊娠时,血 β-HCG 每两天成倍增长,β-HCG 半衰期为 36～48 小时。异位妊娠时 β-HCG 的倍增在 48 小时内常不足 66%。β-HCG 阴性,不能完全排除异位妊娠。妊娠β-HCG阳性时不能确定妊娠在宫内还是宫外。疑难病例可用比较敏感的放射免疫法连续测定。

3.腹腔穿刺

腹腔穿刺包括经阴道后穹隆穿刺和经腹壁穿刺,为简单、可靠的诊断方法。内出血时,血液积聚于直肠子宫陷凹,阴道后穹隆穿刺可抽出陈旧性不凝血。若抽出血液较红,放置 10 分钟内凝固,表明误入血管。当有血肿形成或粘连时,抽不出血液也不能否定异位妊娠的存在。当出血多、移动性浊音阳性时,可直接经下腹壁一侧穿刺。

4.腹腔镜检查

腹腔镜检查有创伤小、可在直视下检查、术后恢复快的特点,适用于输卵管妊娠未流产或未破裂时的早期确诊及治疗。但出血量多或严重休克时不宜做腹腔镜检查。

5.子宫内膜病理检查

诊断性刮宫见到蜕膜而无绒毛时,可排除宫内妊娠;若见绒毛极少,须随访。

前两种检查为无创性,患者易接受,后 3 种检查为微创,对于早期输卵管妊娠无症状者、怀疑宫内妊娠希望保留者,较难接受。美国妇产科医师学会根据前两种检查结果判断无症状之早期输卵管妊娠,提出的临床决策可供参考。

(1)血清 β-HCG≥1 500 IU/L 时,结合阴道 B 型超声波检查结果综合分析。①阴道 B 型超声波检查结果为子宫外见妊娠囊、胚芽或原始心管搏动,可诊断输卵管妊娠。②阴道 B 型超声波检查结果:子宫内未见妊娠囊等、附件处见肿块,可考虑输卵管妊娠;子宫内未见妊娠囊等、附件处无肿块,可于两天后重复测定血清 β-HCG,行阴道 B 型超声波检查,若子宫内仍未见妊娠囊等,而血清 β-HCG 增加或不变,亦可考虑输卵管妊娠。

(2)血清 β-HCG<1 500 IU/L、阴道 B 型超声波检查未见子宫内与子宫旁妊娠囊等、未见附件肿块,3 天后重复测定血清 β-HCG,行阴道 B 型超声波检查。①若 β-HCG 未倍增或下降、

阴道 B 型超声波检查仍未见子宫内妊娠囊等,可考虑即使宫内妊娠,也无继续存活可能(如囊胚停止生长、枯萎卵),可按输卵管妊娠处理。②若β-HCG 倍增,可等待阴道 B 型超声波检查见子宫内妊娠囊等或子宫旁妊娠囊等。

(五)鉴别诊断

1.流产

停经后出现少量阴道流血,伴下腹正中阵发性胀痛,有时可见绒毛排出。检查:子宫增大变软,宫口松弛,阴道后穹隆穿刺常为阴性。血、尿 HCG 阳性,B 型超声波检查宫腔内有妊娠囊,或排出组织物见到绒毛。

2.黄体破裂

患者无停经史,在黄体期突发下腹一侧剧痛,可伴有肛门坠胀,无阴道流血。检查:子宫正常大小,质地中等,附件一侧压痛,阴道后穹隆穿刺可抽出不凝血,血 HCG 阴性。

3.卵巢囊肿蒂扭转

患者常有卵巢囊肿病史,表现为突发下腹一侧剧痛,可伴恶心呕吐,无阴道流血及肛门坠胀。检查:子宫正常大小,患侧附件扪及触痛明显、张力较大的包块。血 HCG 阴性,B 型超声波检查可见患侧附件肿块。

4.卵巢子宫内膜异位囊肿破裂

患者有子宫内膜异位症病史,表现为突发下腹一侧剧痛,伴肛门坠胀,无阴道流血。检查:下腹有压痛及反跳痛,宫骶韧带可扪及触痛结节,患侧附件区压痛,既往发现的包块消失。B 型超声波检查见阴道后穹隆积液,可穿刺出巧克力样液体。

5.急性盆腔炎

患者多有不洁性生活史,表现为发热,下腹持续性疼痛,白细胞计数明显增高。检查:下腹有压痛、肌紧张及反跳痛,有阴道灼热感,宫颈举痛,附件增厚或有包块,阴道后穹隆穿刺可抽出脓液或渗出液。一般无阴道流血,血 HCG 阴性。

6.急性阑尾炎

该病典型表现为转移性右下腹痛,伴恶心、呕吐、白细胞计数增高。检查:麦氏点压痛、反跳痛明显。无阴道流血,盆腔无压痛,血 HCG 阴性。

(六)治疗

根据病情缓急,采取相应处理。

1.大量内出血时的紧急处理

内出血多致休克,应快速进行建立静脉通道、输血、吸氧等抗休克治疗,并尽快手术。快速开腹后,迅速以卵圆钳钳夹患侧输卵管病灶,暂时控制出血,同时快速输血、输液,纠正休克。清除腹腔积血后,视病变情况采取以下手术方式。

(1)输卵管切除术:适用于腹腔大量出血、伴有休克的急性患者。一般施行患侧输卵管切除。输卵管间质部妊娠时可行子宫角切除及患侧输卵管切除,必要时切除子宫。若对侧输卵管有粘连、闭锁,可行输卵管分离术及伞端造口术。

病情危重或缺乏血源时,自体输血是抢救休克的有力措施。自体输血不会引起溶血、过敏、发热等反应。符合以下条件的腹腔血液可回输:妊娠小于 12 孕周,胎膜未破,出血时间小于 24 小时,血液未受污染,镜检红细胞破坏率小于 30%。方法是每 100 mL 回收血内加入3.8%枸橼酸钠 10 mL(或肝素 600 U)抗凝,经 8 层纱布过滤后输入。每回输 400 mL 血液,补充 10%葡萄糖酸钙 10 mL。

(2)保守性手术:适用于要求生育的年轻妇女。输卵管保守性手术包括输卵管造口术、输卵管切开术及输卵管伞部压出术。输卵管保守性手术的选择应根据输卵管妊娠部位、输卵管损伤情况而定:输卵管伞部妊娠可行伞部压出术排出胚囊;壶腹部妊娠可纵形切开壶腹部,取出血块和胚囊,切口不缝合,称为造口术或开窗术,如缝合切口,则为切开术;峡部妊娠可切除病灶,行两侧断端吻合术。输卵管保守性手术可增加后续妊娠的概率,但也伴有绒毛组织残留的风险。输卵管造口术和输卵管切开术术后绒毛组织残留的概率为 10%～20%,故术后 3～7 天内应复查血 β-HCG。如血 β-HCG 下降不显著,应考虑加用甲氨蝶呤治疗。

除输卵管伞部妊娠可行伞部压出术外,输卵管其他部位妊娠均不宜行压出术,因其残留绒毛组织的概率大大增加。

2.无或少量内出血的治疗

对无内出血、仅有少量内出血、无休克、病情较轻的患者,可采用药物治疗或手术治疗。

(1)药物治疗:用于治疗异位妊娠的药物以甲氨蝶呤(MTX)为首选。MTX 是叶酸拮抗剂,可抑制四氢叶酸生成,从而干扰 DNA 合成,使滋养细胞分裂受阻,胚胎发育停止而死亡。MTX 杀胚迅速,疗效确切,不良反应小,也不增加此后妊娠的流产率和畸胎率,是治疗早期输卵管妊娠安全可靠的方法。

适应证:①一般情况良好,无活动性腹腔内出血;②盆腔包块最大直径小于 3 cm;③血 β-HCG<2 000 U/L;④B 型超声波检查未见胚胎原始血管搏动;⑤肝、肾功能及血红细胞、白细胞、血小板计数正常;⑥无 MTX 禁忌证。

治疗方案:①单次给药:剂量为 1 mg/kg,肌内注射 1 次,可不加用四氢叶酸,成功率为87%以上。②分次给药:MTX 剂量为 0.4 mg/kg,肌内注射,每天 1 次,共 5 次。给药期间应测定血β-HCG 及行 B 型超声波检查,严密监护。

用药后随访:①单次或分次用药后 2 周内,宜每隔 3 天复查血 β-HCG 及行 B 型超声波检查;②血β-HCG 呈下降趋势并 3 次阴性,症状缓解或消失,包块缩小为有效;③若用药后第 7 天血β-HCG 下降大于 15%且小于等于 25%、B 型超声波检查无变化,可考虑再次用药(方案同前),此类患者约占 20%;④血 β-HCG 下降大于 15%,症状不缓解或反而加重/有内出血,应考虑手术治疗;⑤用药后 35 天,血 β-HCG 也可为低值(<15 mIU/mL),也有用药后 109 天血 β-HCG 才降至正常者,故用药 2 周后应每周复查血 β-HCG,直至达正常范围。

局部用药时,可在 B 型超声波检查引导下穿刺,将 MTX 直接注入输卵管妊娠囊内;也可以在腹腔镜直视下穿刺输卵管妊娠囊,吸出部分囊液后,将药液注入其中。此外,中医采用活血化瘀、消症杀胚药物,有一定疗效。

(2)手术治疗:可采用腹腔镜或开腹方式行输卵管保守性手术,方法同前。

二、其他类型的异位妊娠

(一)宫颈妊娠

宫颈妊娠指受精卵在子宫颈管内着床和发育。虽罕见,然而一旦发病,则病情危重,处理较困难。

临床表现：停经、早孕反应，阴道流血或有血性分泌物，可突然阴道大量流血而危及生命，不伴腹痛是其特点。

妇科检查：宫颈紫蓝色、软、膨大，流血多时宫颈外口扩张，可见胚胎组织，但宫体大小及硬度正常。除血 β-HCG 外，B 型超声波检查见子宫颈管内妊娠囊即可确诊。

确诊后可根据阴道流血量的多、寡采用不同方法治疗。

(1)流血量多或大出血：备血后刮除子宫颈管内胚胎组织，纱条填塞创面止血，或直视下切开宫颈剥除胚胎，褥式缝合管壁，继而修复子宫颈管。

有条件者可选用：①在宫腔镜下吸取胚胎组织，创面以电凝止血；②子宫动脉栓塞(同时用栓塞剂和 MTX)。若发生失血性休克，应先抢救休克，再用上述方法，必要时切除子宫以挽救患者生命。

(2)流血量少或无流血：可采用 MTX 全身用药，或经宫颈注射于胚囊内，亦可采用子宫动脉栓塞(同时用栓塞剂和 MTX)。应用 MTX 治疗后，待血β-HCG明显下降后再行刮宫术，可降低大出血的风险。

(二)卵巢妊娠

卵巢妊娠指受精卵在卵巢组织内着床和生长、发育。发病率占异位妊娠的 0.36%～2.74%。临床表现与输卵管妊娠极相似，常被诊断为输卵管妊娠或卵巢黄体破裂。腹腔镜诊断极有价值，但确诊仍需要病理检查。诊断标准：①双侧输卵管完整，并与卵巢分开；②囊胚位于卵巢组织内；③卵巢与囊胚必须以卵巢固有韧带与子宫相连；④囊胚壁上有卵巢组织。治疗可行卵巢楔形切除。

(三)腹腔妊娠

腹腔妊娠指位于输卵管、卵巢及阔韧带以外之腹腔内的妊娠，分为原发性和继发性两种。原发性腹腔妊娠少见，继发性腹腔妊娠多见于输卵管妊娠流产/破裂后，或继发于卵巢妊娠时囊胚落入腹腔。

患者常有停经、早孕反应，可有输卵管妊娠流产或破裂症状，随之流血停止、腹痛缓解。此后腹部逐渐增大，胎动时孕妇腹痛不适。腹部可清楚扪及胎儿肢体，常出现肩先露、臀先露、胎头高浮，子宫轮廓不清。即使足月后也难以临产，宫颈口不开，胎先露不下降。腹腔妊娠时胎儿往往不能存活，可被大网膜及腹腔脏器包裹，往往干尸化或成石胎。B 型超声波检查子宫内无胎儿。

确诊后，应立即剖腹取出胎儿。胎盘的处理应视情况而定：如胎盘附着于子宫、输卵管及阔韧带，可将胎盘及其附着器官一并切除；若胎儿死亡，胎盘循环停止已久，可试行胎盘剥除；若胎盘附着于重要器官而不宜切除或无法剥除者，可留置胎盘于腹腔内，术后可逐渐吸收。

(四)宫内、宫外同时妊娠

宫内、宫外同时妊娠指宫腔内妊娠与异位妊娠同时存在，极罕见，但辅助生殖技术的开展及促排卵药物的应用使其发生率明显增高(约为 1%)。诊断较困难，常在人工流产确认宫内妊娠后，很快出现异位妊娠的临床症状，或异位妊娠经手术证实后，又发现宫内妊娠。B 型超声波检查可协助诊断，但确诊需行病理检查。

第三节　妊娠剧吐

妊娠剧吐是发生于妊娠早期至妊娠 16 周之间，以频繁恶心、呕吐为重要症状的一组症候群，发病率为 0.3%～1%。恶性呕吐者可因酸中毒、电解质紊乱、肝肾衰竭而死亡。

一、病因

病因尚未明确，似与妊娠相关激素的急剧增加或高水平有关，如 HCG、雌激素、孕激素、瘦素及胎盘生长激素等。由于早孕反应的发生和消失过程与孕妇血 HCG 的升降时间相符，呕吐严重时，孕妇 HCG 水平亦较高；多胎妊娠、葡萄胎患者 HCG 显著增高，呕吐发生率也高，症状也较重；妊娠终止后，呕吐消失。故一般认为妊娠剧吐与 HCG 增高密切相关，但事实上症状的轻重与 HCG 水平高低并不一定呈正相关。此外，恐惧妊娠、精神紧张、情绪不稳、经济条件差的孕妇易患妊娠剧吐，提示精神及社会因素对发病有影响。

二、临床表现

妊娠剧吐多见于年轻初孕妇，停经 6 周左右出现恶心、流涎和呕吐，初以晨间为重，随病情发展而呕吐频繁，不局限于晨间。不能进食而导致脱水、电解质紊乱及体重下降；营养摄入不足可致负氮平衡，使血浆尿素氮及尿素增高；饥饿情况下机体动用脂肪供能，使脂肪代谢中间产物酮体增多而出现代谢性酸中毒。患者消瘦明显，极度疲乏，口唇干裂，皮肤干燥，眼球凹陷，尿量减少，体温轻度增高，脉搏增快，血压下降，尿比重增加，尿酮体阳性。肝、肾受损时可出现黄疸，血胆红素、转氨酶、肌酐和尿素氮升高，尿中出现蛋白和管型。严重者可发生视网膜出血，意识不清，呈现昏睡状态。

频繁呕吐、进食困难可引起维生素 B_1 缺乏，导致韦尼克-科尔萨科夫（Wernicke-Korsakoff）综合征，主要表现为中枢神经系统症状，即眼球运动障碍、共济失调、精神和意识障碍。MRI 检查可见颅脑异常。如不及时治疗病死率可达 50%。此外，维生素 K 的缺乏，可致凝血功能障碍。由于常伴血浆蛋白及纤维蛋白原减少，孕妇出血倾向增加，可发生鼻出血、骨膜下出血，甚至视网膜出血。

三、诊断与鉴别诊断

根据停经后出现恶心、呕吐等症状，不难诊断。可用 B 型超声波检查排除葡萄胎，并与可致呕吐疾病如急性病毒性肝炎、胃肠炎、胰腺炎、胆道疾病、脑膜炎及脑肿瘤等鉴别。测定血常规、血黏度、电解质、二氧化碳结合力、尿比重、尿酮体等可判断病情严重程度；心电图检查可发现低血钾的影响；眼底检查可了解有无视网膜出血，必要时行神经系统检查。

四、治疗

妊娠剧吐患者应住院治疗，禁食 2～3 天，每天静脉滴注葡萄糖液及林格氏液共 3 000 mL，加入维生素 B_6、维生素 C，维持每天尿量不低于 1 000 mL，并给予维生素 B_1 肌内注射。出现代谢性酸中毒时，可适当补充碳酸氢钠；对低钾者可静脉补钾，对营养不良者可给予 5% 氨基酸注射液、脂肪乳静脉滴注。经治疗呕吐停止，症状缓解后可试饮食；如治疗效果不佳，可用氢化可的松 200～300 mg 加入 5% 葡萄糖液 500 mL 中，静脉滴注。出现以下情况应考虑终止妊娠：体温持续高于 38 ℃；脉搏大于 120 次/分；持续黄疸或蛋白尿；出现多发性神经炎及神经性体征；出现韦尼克-科尔萨科夫综合征。

第四节　妊娠期高血压

妊娠期高血压疾病包括妊娠期高血压、子痫前期、子痫、慢性高血压并发子痫前期及妊娠合并慢性高血压,其中妊娠期高血压、子痫前期、子痫是妊娠期特有疾病。本病多发生于妊娠20周以后,以高血压、蛋白尿为主要特征,可伴全身多器官功能损害或功能衰竭,严重者可出现抽搐、昏迷,甚至死亡。该病严重威胁母婴健康,是导致孕产妇及围生儿死亡的重要原因之一。我国妊娠期高血压疾病发病率为9.4%～10.4%,国外为7%～12%。

一、高危因素

流行病学调查发现,以下高危因素与妊娠期高血压疾病发病风险增加密切相关:初产妇、孕妇年龄过小或大于35岁、多胎妊娠、妊娠期高血压疾病史及家族史、慢性高血压、慢性肾炎、抗磷脂抗体综合征、遗传性易栓症、糖尿病、肥胖、血管紧张素基因T235阳性、高BMI指数、男性伴侣的前任妻子有子痫前期病史、营养不良及低社会经济状况等。

二、病因与发病机制

妊娠期高血压疾病病因至今尚未完全明确。国内外大部分的研究集中在子痫前期、子痫的病因和发病机制。目前国外学者多认为,子痫前期的发病可归纳为两个阶段:胎盘形成不良和胎盘氧化应激。后者释放一系列胎盘因子,引起血管内皮细胞受损和系统炎性反应,最终导致子痫前期的一系列临床症状和体征。

(一)胎盘形成不良

胎盘形成不良主要为绒毛滋养细胞侵蚀不良。在正常胎盘形成过程中,滋养细胞中的中间型滋养细胞(绒毛外滋养细胞)和血管内滋养细胞于妊娠10周开始沿螺旋小动脉逆行浸润,逐渐取代血管内皮。前者主要围绕螺旋小动脉增殖,并侵蚀蜕膜和肌层组织,为血管内滋养细胞浸润螺旋小动脉和形成血管奠定基础。血管内滋养细胞进入螺旋小动脉腔后,最初形成细胞栓,其后损伤螺旋小动脉内皮细胞,并取而代之;而纤维样物质则取代血管肌肉弹性层,从而使血管腔扩大,阻力下降,血流量明显增加,此生理现象被称为“血管重铸”。妊娠12周前,这种“血管重铸”仅发生于蜕膜间的螺旋小动脉;孕12～16周,“血管重铸”可见于肌层间的螺旋小动脉。

子痫前期病变时,滋养细胞侵蚀不完全,这种“血管重铸”仅见于蜕膜间;螺旋小动脉肌层间的内皮细胞和血管肌肉弹性层完整,其管腔直径仅为正常胎盘血管的1/2。螺旋小动脉“血管重铸”异常引起的管腔狭窄可导致胎盘血流减少。胎盘的缺血、缺氧可促使胎盘释放因子,引起系统炎性反应。

(二)胎盘氧化应激

胎盘缺血、缺氧后释放的炎性因子等可导致胎盘氧化应激和血管内皮细胞受损。

炎性介质如TGF-α和白介素可引起胎盘氧化应激,特征性变化为促使脂质过氧化物形成的反应性氧和自由基增多。后者可形成毒性很高的自由基,从而损伤血管内皮细胞,影响一氧化氮合成及干扰前列腺素合成平衡。

前列环素（PGI2）（一种血管舒张因子）分泌减少，由血小板分泌的血栓素 A2（TXA2）增加，可导致 PGI2 与 TXA2 的比例下降、血管紧张素-2 的敏感性增高，使血压升高，导致一系列病理变化。研究认为这些炎性介质、毒性因子可能来源于胎盘及蜕膜。

（三）其他影响因素

免疫适应不良、遗传易感性及营养缺乏可能也与子痫前期的发生、发展有关。

近年来免疫学研究结果提示，早期子痫前期的绒毛外滋养细胞 HLA-G 抗原表达下降，可能与胎盘形成不良有关。流行病学调查结果提示：①长时间精液暴露可降低发病。研究表明父方精液中含有 MHC-1 抗原，这种抗原在母体阴道内被抗原呈递细胞（APC）介导，从而产生特异性的免疫耐受。此外，精液中含有很多免疫抑制细胞因子，如 TGF-β 等。②行 IVF-ET 的孕妇妊娠期高血压疾病发病率增高；接受捐献精子的孕妇，其胎儿属于半同种异体移植物，因无精液暴露史，其发病概率较一般孕妇显著升高；接受捐献卵子的孕妇，其胎儿对母体虽然是完全的同种异体移植，但由于有长期精液暴露史，发病概率虽比正常孕妇高但较接受捐献精子者低；既接受捐献卵子又无精液暴露史的孕妇发病概率是正常妊娠妇女的 10 倍。③AIDS 等 T 细胞免疫缺陷者，其妊娠期高血压疾病发病率低。

妊娠期高血压疾病免疫适应不良的机制包括：①补体系统处于激活状态，补体裂解产物如 C3a、C5a、膜攻击复合物（SC5b-9）等增加；②巨噬细胞活化，多种细胞因子和炎症介质如 TNF-α、IL-6、IL-10、TGF-β 等增加，这些细胞因子在妊娠期高血压疾病的发病中起着重要的作用。有学者据此认为妊娠期高血压疾病是母体炎症反应过度的结果。

流行病学研究发现，妊娠期高血压疾病具有家族多发性，提示遗传因素与该病发生有关：①子痫前期患者的女儿、孙女、姐妹患病风险升高，而具有相似生活环境的非血缘女性亲属（如妯娌等）的风险无明显改变；②具有相同遗传物质的同卵双胎女性都发病的风险远远高于异卵双胎女性；③来自胎儿或父系的遗传物质亦与妊娠期高血压疾病发生有关，如胎儿染色体异常，或父系原因所致的葡萄胎易发生妊娠期高血压疾病；④多次妊娠妇女在更换性伴侣后，特别是性伴侣的前妻曾患子痫前期，该妇女发生子痫前期的可能性显著增加。

妊娠期高血压疾病具有遗传易感性，但其遗传方式尚未有定论。单基因假设能够解释子痫前期的发生，但多基因遗传也不能排除。应用基因组方法筛查到一些与子痫前期发生有关的基因位点，但仍不足以充分解释疾病的发生，有待进一步研究。

已发现多种营养缺乏，如蛋白质、钙、镁、锌、硒等，与子痫前期发生、发展有关。研究表明：高蛋白食物能改善动脉血管的弹性；蛋白质中的甲硫氨酸、精氨酸、脯氨酸、牛黄氨酸能促进钠盐排泄，可降低血压；含钾高的食物，可促进钠盐排泄，调节细胞内钠与钾的比值，对降低血压有重要意义；铁、钙、镁、硒、锌等均有保护血管内皮细胞、降低血管和神经肌肉敏感性的作用；维生素 E 和维生素 C 均为抗氧化剂，可抑制磷脂过氧化作用，减轻内皮细胞的损伤。高危孕妇自孕 20 周起每天补钙 2 g 可降低妊娠期高血压疾病的发生率；若自孕 16 周开始每天补充维生素 E 400 IU 和维生素 C 100 mg，可使妊娠期高血压疾病的发生率下降 18%。

三、病理生理变化

血管内皮细胞受损和系统炎性反应可引起血管痉挛，全身小动脉痉挛是子痫前期的基本病变。由于小动脉痉挛，外周阻力增大，血管内皮细胞损伤，通透性增加，体液及蛋白渗漏，表现为血压升高、水肿、蛋白尿及血液浓缩。脑、心、肺、肝、肾等重要脏器严重缺血可导致心、肝及肾衰竭,肺水肿及脑水肿,甚至抽搐、昏迷;胎盘梗死、出血而发生胎盘早剥及胎盘功能减退,可危及母儿安全;血小板、纤维素沉积于血管内皮,激活凝血过程,消耗凝血因子,导致 DIC。

(一)脑

脑血管痉挛,通透性增加,血浆、红细胞可渗出到脑血管外间隙中,造成点状出血;受损的血管壁在血压骤升时,极易破裂出血,个别患者可出现昏迷,甚至发生脑疝;血液黏滞度增高、颅内压增高等均可导致脑血流量减少,形成静脉窦血栓或脑梗死。

轻度患者可出现头痛、眼花、恶心呕吐等;严重者发生视力下降,甚至视盲,感觉迟钝、混乱。

(二)肾脏

肾小动脉痉挛,以及病理性血管病性微血栓形成,可导致妊娠期高血压疾病特异性肾脏损害——肾小球内皮增生,肾小球增大、扭曲及阻塞,并伴有囊内细胞肥大。肾小球内皮增生引起肾小球滤过率下降,肾脏血液灌注减少,并出现蛋白尿。尿蛋白量与疾病严重程度相关,严重肾功能损害可出现少尿,甚至肾衰竭。

(三)肝脏

肝小动脉痉挛致肝脏缺血、缺氧、水肿。肝细胞不同程度缺血、坏死,肝细胞内线粒体膜通透性升高,释放转氨酶,血浆中各种转氨酶和碱性磷酸酶升高,少数患者出现黄疸。严重者可有门静脉周围坏死,肝包膜下血肿形成,包膜下出血,甚至肝破裂。

(四)心血管

血管痉挛,血压升高,外周阻力增加,心肌收缩力和射血阻力(心脏后负荷)增加,心输出量明显减少,心血管系统处于低排高阻状态。血管内皮细胞损伤,血管通透性增加,血管内液进入细胞间质,导致心肌缺血、间质水肿、心肌点状出血或坏死。肺血管痉挛,肺动脉高压,易发生肺水肿,严重时导致心力衰竭。

(五)血液

主要表现为血液浓缩、凝血障碍及溶血。

1.血容量

由于全身小动脉痉挛,血管内皮细胞损伤,血管壁渗透性增加,血液浓缩,循环血容量相对不足,红细胞比容升高。若红细胞比容下降,多合并贫血或红细胞受损/溶血。

2.凝血

广泛的血管内皮细胞损伤,激活外源性或内源性的凝血机制,表现为血小板减少、凝血因子缺乏或变异所致的高凝血状态。严重者可出现微血管病性溶血,并伴有红细胞破坏的表现,即碎片状溶血,其特征为溶血、破裂红细胞、球形红细胞、网状红细胞增多,血红蛋白尿。并发以血小板减少($<100\times10^9$/L)、肝酶升高、溶血为特点的 HELLP 综合征。

(六)内分泌及代谢

血浆孕激素转换酶增加,妊娠晚期盐皮质激素、去氧皮质酮升高可致钠潴留,以蛋白尿为特征的上皮受损降低血浆胶体渗透压,患者细胞外液可超过正常妊娠水平,但水肿与妊娠期高血压疾病的严重程度及预后关系不大。通常电解质与正常妊娠无明显差异。子痫抽搐后,乳酸性酸中毒及呼吸代偿性的二氧化碳丢失可致血中碳酸盐浓度降低,患者酸中毒的严重程度与乳酸产生的量及其代谢率及呼出的二氧化碳有关。

(七)子宫胎盘血流灌注

绒毛浅着床及血管痉挛导致胎盘灌流量下降,加之胎盘螺旋动脉呈急性粥样硬化,血管内皮细胞脂肪变性,管壁坏死,管腔狭窄,胎盘功能下降,胎儿生长受限,胎儿窘迫。若胎盘床血管破裂可致胎盘早剥,严重时母儿死亡。

四、临床表现

典型临床表现为妊娠 20 周后出现高血压、水肿、蛋白尿。视病变程度不同,轻者可无症状或有轻度头晕,血压轻度升高,伴水肿/轻微蛋白尿;重者出现头痛、眼花、恶心、呕吐、持续性右上腹疼痛等,血压明显升高,蛋白尿增多,水肿明显,甚至昏迷、抽搐。

五、诊断及分类

根据病史、临床表现、体征及辅助检查即可做出诊断,同时应注意有无并发症及凝血机制障碍。

(一)病史

有本病的高危因素及上述临床表现,特别应询问有无头痛、视力改变、上腹不适等。

(二)高血压

至少出现 2 次以上血压升高(≥140/90 mmHg)、间隔时间不少于 6 小时才能确诊。血压较基础血压升高 30/15 mmHg,但低于 140/90 mmHg,不作为诊断依据,需密切观察。

(三)尿蛋白

由于在 24 小时内尿蛋白的浓度波动很大,单次尿样检查可能有误差。应留取 24 小时尿做定量检查;也可取中段尿测定,避免阴道分泌物污染尿液,造成误诊。

(四)水肿

一般为凹陷性水肿,自踝部开始,逐渐向上延伸,经休息后不缓解。水肿局限于膝以下为"+",延及大腿为"++",延及外阴及腹壁为"+++",全身水肿或伴有腹水为"++++"。同时应注意体重异常增加,若孕妇体重每周突然增加 0.5 kg 以上,或每月增加 2.7 kg 以上,表明有隐形水肿存在。

(五)辅助检查

1.血液检查

血液检查包括全血细胞计数、血红蛋白含量、血细胞比容、血黏度、凝血功能,根据病情轻重可多次检查。

2.肝肾功能测定

肝细胞功能受损可致谷丙转氨酶、谷草转氨酶升高。患者可出现以清蛋白缺乏为主的低蛋白血症,清蛋白与球蛋白比值倒置。肾功能受损时,血清肌酐、尿素氮、尿酸升高,肌酐升高与病情严重程度相平行。尿酸在慢性高血压患者中升高不明显,因此可用于本病与慢性高血压的鉴别诊断。重度子痫前期与子痫应测定电解质与二氧化碳结合力,以便及早发现并纠正酸中毒。

3.尿液检查

应测尿比重、尿常规。尿比重大于等于 1.020,提示尿液浓缩。当尿蛋白(+)时尿蛋白含量为300 mg/24 h;当尿蛋白(＋＋＋)时尿蛋白含量为 5 g/24 h。严重妊娠期高血压疾病患者进行尿蛋白检查应每两天一次或每天检查。

4.眼底检查

眼底检查可以直接观察视网膜小动脉的痉挛程度,是子痫前期-子痫严重程度的重要参考指标。子痫前期患者可见视网膜动静脉比值为 1：2 以上、视盘水肿、絮状渗出或出血,严重时可发生视网膜脱离。患者可出现视力模糊或视盲。

5.损伤性血流动力学监测

当子痫前期-子痫患者伴有严重的心脏病、肾脏疾病、难以控制的高血压、肺水肿及不能解释的少尿时,可以监测孕妇的中心静脉压或肺毛细血管楔压。

6.其他

心电图、超声心动图可了解心功能,疑有脑出血可行 CT 或 MRI 检查。同时,常规检查胎盘功能、胎儿宫内安危状态及胎儿成熟度。

根据美国国家高血压教育项目工作组的报告(2000)和第 23 版 *Williams Obstetrics* 的诊断标准,妊娠高血压疾病分为 5 类:妊娠期高血压、子痫前期、子痫、慢性高血压病并发子痫前期和妊娠合并原发性高血压。

六、鉴别诊断

妊娠期高血压疾病应与慢性肾炎合并妊娠相鉴别,子痫应与癫痫、脑炎、脑肿瘤、脑血管畸形破裂出血、糖尿病高渗性昏迷、低血糖昏迷等鉴别。

七、处理

妊娠期高血压疾病治疗的基本原则是镇静、解痉、降压、利尿,适时终止妊娠。病情程度不同,治疗原则略有不同。

(1)妊娠期高血压:一般采用休息、镇静等处理后,病情可得到控制,若血压升高,可予以降压治疗。

(2)子痫前期:除了一般处理,还要进行解痉、降压等治疗,必要时终止妊娠。

(3)子痫:需要及时控制抽搐的发作,防治并发症,经短时间控制病情后及时终止妊娠。

(4)妊娠合并原发性高血压:以降血压为主。

(一)一般处理

1.休息

轻度的妊娠高血压疾病患者可住院也可在家治疗,但子痫前期患者建议住院治疗。保证充足的睡眠,取左侧卧位,每天休息不少于 10 小时。左侧卧位可减轻子宫对腹主动脉、下腔静脉的压迫,使回心血量增加,改善子宫胎盘的血供。左侧卧位 24 小时可使舒张压降低 10 mmHg。

2.密切监护母儿状态

应询问孕妇是否出现头痛、视力改变、上腹不适等症状。每天测体重及血压,每天或隔天检查尿蛋白。定期监测血压、胎儿发育状况和胎盘功能。

3.间断吸氧

间断吸氧可增加血氧含量,改善全身主要脏器和胎盘的氧供。

4. 饮食

饮食应包括充足的蛋白质、热量,不限盐和液体,但对于全身水肿者应适当限制盐的摄入。

(二)镇静

轻度患者一般不需要药物治疗;对于精神紧张、焦虑或睡眠欠佳者可给予镇静剂;对于重度的子痫前期或子痫患者,需要应用较强的镇静剂,防止发作。

1. 地西泮

地西泮具有较强的镇静、抗惊厥、肌肉松弛作用,对胎儿及新生儿的影响较小。用法:2.5～5 mg,口服,每天 3 次,或 10 mg 肌内注射/静脉缓慢注射(大于 2 分钟)。

2. 冬眠药物

冬眠药物可广泛抑制神经系统,有助于解痉降压,控制子痫抽搐。用法如下。

(1)哌替啶 100 mg、氯丙嗪 50 mg、异丙嗪 50 mg 加入 10%葡萄糖液 500 mL 内,缓慢静脉滴注。

(2)紧急情况下,可将三种药物的 1/3 量加入 25%葡萄糖液 20 mL,缓慢静脉推注(大于 5 分钟),余 2/3 量加入 10%葡萄糖液 250 mL,静脉滴注。氯丙嗪可使血压急骤下降,导致肾及子宫胎盘血供减少、胎儿缺氧,且对母儿肝脏有一定的损害作用,现仅应用于硫酸镁治疗效果不佳者。

3. 其他镇静药物

苯巴比妥、异戊巴比妥、吗啡等具有较好的抗惊厥、抗抽搐作用,可用于子痫发作时控制抽搐及产后预防或控制子痫发作。由于该类药物可致胎儿呼吸抑制,分娩 6 小时前慎用。

(三)解痉

解痉是治疗子痫前期和子痫的主要方法,可以解除全身小动脉痉挛,缓解临床症状,控制和预防子痫的发作。首选药物为硫酸镁,其作用机制:①抑制运动神经末梢与肌肉接头处 Ca^{2+} 和乙酰胆碱的释放,阻断神经肌肉接头间的信息传导,使骨骼肌松弛;②降低中枢神经系统兴奋性及脑细胞的耗氧量,降低血压,抑制抽搐发生;③降低机体对血管紧张素Ⅱ的反应;④刺激血管内皮细胞合成前列环素,抑制内皮素合成,从而缓解血管痉挛状态;⑤解除子宫胎盘血管痉挛,改善母儿间血氧交换及围生儿预后。

1. 用药方案

静脉给药结合肌内注射。

(1)静脉给药:25%硫酸镁 10 mL 加于 10%葡萄糖液 20 mL 中,缓慢静脉注入,5～10 分钟推完;继之 25%硫酸镁 60 mL 加入 5%葡萄糖液 500 mL 中,静脉滴注,滴速为1～2 g/h。

(2)根据血压情况,决定是否加用肌内注射。用法为 25%硫酸镁 20 mL 加 2%利多卡因 2 mL,臀肌深部注射,每天 1～2 次。每天总量为 25～30 g。用药过程中可监测血清镁离子浓度。

2. 毒性反应

正常孕妇血清镁离子浓度为 0.75～1 mmol/L,治疗有效浓度为 1.7～3 mmol/L,若血清镁离子浓度超过 3 mmol/L,即可发生镁中毒。首先表现为膝反射减弱或消失,其次出现全身肌张力减退、呼吸困难、复视、语言不清,严重者可出现呼吸肌麻痹,甚至呼吸、心跳停止,危及生命。

3.注意事项

用药前及用药过程中应注意以下事项:定时检查膝反射是否减弱或消失;呼吸不少于16 次/分;尿量每小时不少于 25 mL 或每 24 小时不少于 600 mL;硫酸镁治疗时需备钙剂,一旦出现中毒反应,立即静脉注射 10% 葡萄糖酸钙 10 mL,钙离子与镁离子可竞争神经细胞上的受体,从而阻断镁离子的作用,肾功能不全时应减量或停用;有条件时监测血镁浓度。

(四)降压

降压的目的为延长孕周或改变围生期结局。对于收缩压大于等于 160 mmHg,或舒张压大于等于 110 mmHg/平均动脉压大于等于 140 mmHg 者,需应用降压药物。降压药物选择原则:对胎儿无毒副作用,不影响心每搏输出量、肾血流量及子宫胎盘灌注量,不致血压急剧下降或下降过低。

1.肼屈嗪

肼屈嗪为妊娠期高血压疾病的常用药物。主要作用于血管舒缩中枢或直接作用于小动脉平滑肌,可降低血管紧张度,扩张周围血管而降低血压,并可增加心输出量,有益于脑、肾、子宫胎盘的血流灌注。降压作用快,舒张压下降较显著。用法:每 15～20 分钟给药 5～10 mg,直至出现满意反应(舒张压控制在 90～100 mmHg);10～20 mg,每天 2～3 次口服;40 mg 加入5% 葡萄糖液 500 mL 内,静脉滴注。不良反应为头痛、心率加快、潮热等。有心脏病或心力衰竭者,不宜应用此药。

2.拉贝洛尔

拉贝洛尔为 α、β 能肾上腺素受体阻断剂,可降低血压但不影响肾及胎盘血流量,并可对抗血小板凝集,促进胎儿肺成熟。该药显效快,不引起血压过低或反射性心动过速。剂量为 50～100 mg,以 5% 葡萄糖液稀释,静脉滴注,5 天为一疗程,血压稳定后改口服,每次 100 mg,每天 2～3 次,2～3 天后根据需要加量,常用维持量为 200～400 mg,每天 2 次,饭后服用。总剂量不超过 2 400 mg/d。不良反应为头皮刺痛及呕吐。

3.硝苯地平

硝苯地平为钙离子通道阻滞剂,可解除外周血管痉挛,使全身血管扩张,血压下降。由于其降压作用迅速,目前不主张舌下含化。用法:10 mg 口服,每天 3 次,24 小时总量不超过60 mg。其不良反应为心悸、头痛,与硫酸镁有协同作用。

4.尼莫地平

尼莫地平亦为钙离子通道阻滞剂,其优点在于可选择性地扩张脑血管。用法:20～60 mg口服,每天 2～3 次;20～40 mg 加入 5% 葡萄糖液 250 mL 中,静脉滴注,每天 1 次,每天总量不超过 360 mg。不良反应为头痛、恶心、心悸及颜面潮红。

5.甲基多巴

甲基多巴为可兴奋血管运动中枢的 α 受体,可抑制外周交感神经,降低血压,妊娠期使用效果较好。用法:250 mg 口服,每天 3 次。其不良反应为嗜睡、便秘、口干、心动过缓。

6.硝普钠

硝普钠为强有力的速效血管扩张剂,可扩张周围血管使血压下降。由于药物能迅速通过胎盘进入胎儿体内,并保持较高浓度,其代谢产物(氰化物)对胎儿有毒性作用,不宜在妊娠期使用。产后血压过高,其他降压药效果不佳时,方考虑使用。用法:50 mg 加于 5％葡萄糖液 1 000 mL内,缓慢静脉滴注。用药不宜超过 72 小时。用药期间应严密监测血压及心率。

7.肾素血管紧张素类药物

此类药物可导致胎儿生长受限、胎儿畸形、新生儿呼吸窘迫综合征、新生儿早发性高血压,妊娠期应禁用。

(五)扩容

一般不主张应用扩容剂,仅用于严重的低蛋白血症、贫血患者。可选用人血白蛋白、血浆和全血。

(六)利尿

一般不主张应用利尿药物,仅用于全身性水肿、急性心力衰竭、肺水肿、血容量过多且伴有潜在性肺水肿者。常用利尿剂有呋塞米、甘露醇等。

(七)适时终止妊娠

终止妊娠是治疗妊娠期高血压疾病的有效措施。

1.终止妊娠的适应证

(1)重度子痫前期患者,经积极治疗24～48 小时仍无明显好转。

(2)重度子痫前期患者,孕龄已超过 34 周。

(3)重度子痫前期患者,孕龄不足 34 周,但胎盘功能减退,胎儿已成熟。

(4)重度子痫前期患者,孕龄不足 34 周,胎盘功能减退,胎儿尚未成熟者,可用地塞米松促胎肺成熟后终止妊娠。

(5)子痫控制后 2 小时可考虑终止妊娠。

2.终止妊娠的方式

(1)引产:适用于病情控制后,宫颈条件成熟者。先行人工破膜,对羊水清亮者,可给予缩宫素静脉滴注引产。第一产程应密切观察产程进展状况,保持产妇安静和充分休息;第二产程应行会阴后-侧切开术、胎头吸引术或产钳术助产;第三产程应预防产后出血。产程中应加强母儿安危状况和血压监测,一旦患者出现头昏、眼花、恶心、呕吐等症状,病情加重,立即行剖宫产术结束分娩。

(2)剖宫产术:适用于有产科指征者,即宫颈条件不成熟,不能在短时间内经阴道分娩,引产失败,胎盘功能明显减退,或已有胎儿窘迫征象者。

产后子痫多发生于产后 24 小时内,最晚可在产后 10 天发生,故产后应积极处理,防止产后子痫的发生。

(八)子痫的处理

子痫是妊娠期高血压疾病最严重的阶段,是妊娠期高血压疾病致母儿死亡的最主要原因,应积极处理。子痫处理原则为控制抽搐,纠正缺氧和酸中毒,控制血压,抽搐控制后终止妊娠。

1.控制抽搐

(1)25％硫酸镁 10 mL 加于 25％葡萄糖液 20 mL 中,静脉推注(大于 5 分钟),再以 2 g/h 静脉滴注,维持血药浓度,同时应用有效镇静药物如地西泮,控制抽搐。

(2)20％甘露醇 250 mL,快速静脉滴注,降低颅内压。

2.血压过高

给予降压药。

3.纠正缺氧和酸中毒

间断面罩吸氧,根据二氧化碳结合力及尿素氮值给予适量的 4％碳酸氢钠纠正酸中毒。

4.终止妊娠

抽搐控制两小时后可考虑终止妊娠。

5.护理

保持环境安静,避免声、光刺激;吸氧,防止口舌咬伤,防止窒息,防止坠地受伤,密切观察体温、脉搏、呼吸、血压、神志、尿量(应保留导尿管监测)等。

6.密切观察病情变化

及早发现心力衰竭、脑出血、肺水肿、HELLP 综合征、肾衰竭、DIC 等并发症,并积极处理。

(九)慢性高血压的处理

1.降压治疗指征

收缩压为 150～180 mmHg 或舒张压大于 100 mmHg,或伴有高血压导致的器官损伤的表现。血压大于等于 180/110 mmHg 时,需要静脉降压治疗,首选药物为肼屈嗪和拉贝洛尔。

2.胎儿监护

动态监测胎儿的生长发育:无应激试验(NST)或胎儿生物物理监护,在妊娠 28 周开始每周 1 次;妊娠32周以后每周 2 次。

3.终止妊娠

对于轻度、没有并发症的慢性高血压疾病,可足月自然分娩;若慢性高血压疾病发生子痫前期,或伴其他的妊娠合并症(如胎儿生长受限、上胎死胎史等),应提前终止妊娠。

第十六章　妊娠合并内科疾病

第一节　妊娠合并心脏病

妊娠合并心脏病是孕产妇死亡的重要原因,在我国孕产妇死因顺位中高居第 2 位,为非直接产科死因首位。在妊娠合并心脏病的患者中,先天性心脏病占 35%～50%,位居第一。合并心脏病的孕产妇在妊娠 32～34 周、分娩期及产后 3 日内心脏负担加重,极易诱发心力衰竭,临床上应给予高度重视。

一、妊娠合并心脏病的种类及其对妊娠的影响

在妊娠合并心脏病的患者中,先天性心脏病占 35%～50%,位居第一。随着广谱抗生素的应用,以往发病率较高的风湿性心脏病的发病率逐年下降。妊娠高血压心脏病、围生期心肌病、心肌炎、各种心律失常、贫血性心脏病等在妊娠合并心脏病中也占有一定比例。而二尖瓣脱垂、慢性高血压心脏病、甲状腺功能亢进性心脏病等较少见。不同类型心脏病的发病率因不同国家及地区的经济发展水平不同,差异较大。在发达国家及我国沿海经济发展较快的地区,风湿热已较少见。而发展中国家及贫困、落后的边远地区仍未摆脱风湿热的困扰,风湿性心脏病合并妊娠者仍很多见。

(一)先天性心脏病

1.左向右分流型先天性心脏病

(1)房间隔缺损:最常见的先天性心脏病。对妊娠的影响取决于缺损的面积。缺损面积小于 1 cm² 者多无症状,仅在体检时被发现,多能耐受妊娠及分娩。若缺损面积较大,在左向右分流基础上合并肺动脉高压,右心房压力增加,可引起右向左分流,出现发绀,有发生心衰的可能。房间隔缺损大于 2 cm² 者,最好在孕前手术矫治后再妊娠。

(2)室间隔缺损:小型缺损(缺损面积≤1 cm²)者,若既往无心衰史,也无其他并发症,妊娠期很少发生心衰,一般能顺利渡过妊娠与分娩期。室间隔缺损较大,常伴有肺动脉高压,妊娠期发展为右向左分流,出现发绀和心衰。后者妊娠期危险性大,于孕早期宜行人工流产终止妊娠。

(3)动脉导管未闭:较多见,在先心病中占 20%～50%,由于儿童期可手术治愈,妊娠合并动脉导管未闭者并不多见。若较大分流的动脉导管未闭,孕前未行手术矫治者,由于大量动脉血流向肺动脉,肺动脉高压使血流逆转,出现发绀,诱发心衰。若孕早期已有肺动脉高压或有右向左分流,宜人工终止妊娠。未闭动脉导管口径较小,肺动脉压正常者,妊娠期一般无症状,可继续妊娠至足月。

2.右向左分流型先天性心脏病

临床上最常见的右向左分流型先天性心脏病有法洛四联症及艾森曼格综合征等。一般多

有复杂的心血管畸形,未行手术矫治者很少存活至生育年龄。此类患者对妊娠期血容量增加和血流动力学改变的耐受力极差,妊娠时母体和胎儿病死率为 30%~50%。若发绀严重,自然流产率可高达 80%。这类心脏病妇女不宜妊娠,若已妊娠也应尽早终止。经手术治疗后心功能为 I~Ⅱ级者,可在严密观察下继续妊娠。

3.无分流型先天性心脏病

(1)肺动脉口狭窄:单纯肺动脉口狭窄的预后较好,多数能存活到生育期。轻度狭窄者能渡过妊娠及分娩期。重度狭窄(瓣口面积减少 60%以上)者宜于妊娠前行手术矫治。

(2)主动脉缩窄:妊娠合并主动脉缩窄者较少见。此病预后较差,合并妊娠时 20%会发生各种并发症,病死率为 3.5%~9.0%。围生儿预后也较差,胎儿病死率为 10%~20%。轻度主动脉缩窄,心脏代偿功能良好,患者可在严密观察下继续妊娠。即使是经手术矫治的中、重度狭窄者,也应劝告其避孕或在孕早期终止妊娠。

(3)马方综合征:表现为主动脉中层囊性退变。一旦妊娠,病死率为 4%~50%,多由血管破裂所致。胎儿病死率超过 10%。对患本病的妇女应劝其避孕,对已妊娠者若超声心动图见主动脉根部直径大于 40 mm,应劝其终止妊娠。本病于妊娠期间应严格限制活动,控制血压,必要时使用 β 受体阻滞剂降低心肌收缩力。

(二)风湿性心脏病

以单纯性二尖瓣狭窄最多见,占 2/3~3/4。部分为二尖瓣狭窄合并关闭不全。主动脉瓣病变少见。心功能 I~Ⅱ级,从未发生过心衰及并发症的轻度二尖瓣狭窄孕妇,无明显血流动力学改变,孕期进行严密监护,可耐受妊娠。二尖瓣狭窄越严重,血流动力学改变越明显,妊娠的危险性越大,肺水肿和低排量性心衰的发生率越高,母体与胎儿的病死率越高,尤其在分娩和产后病死率更高。病变严重伴有肺动脉高压的患者,应在妊娠前纠正二尖瓣狭窄,已妊娠者宜在孕早期终止。

(三)妊娠高血压心脏病

妊娠高血压心脏病指既往无心脏疾病史,在妊娠期高血压疾病的基础上,突然发生以左心衰竭为主的全心衰竭。妊娠期高血压疾病并发肺水肿的发生率为 3%,这是由于冠状动脉痉挛,心肌缺血,周围小动脉阻力增加,水、钠潴留及血黏度增加等,加重了心脏负担而诱发急性心力衰竭。妊娠期高血压疾病合并中、重度贫血时更易引起心肌受累。这类心脏病在发生心衰之前,常有干咳,夜间更明显,易被误诊为上呼吸道感染或支气管炎而延误诊疗时机,产后病因消除,病情会逐渐缓解,多不遗留器质性心脏病变。

(四)围生期心肌病(peripartum cardiomyopathy, PPCM)

PPCM 指既往无心血管系统疾病史,于妊娠期最后 3 个月至产后 6 个月内发生的扩张型心肌病。这种特定的发病时间是与非特异性扩张型心肌病的区别点。确定围生期心肌病必须排除其他原因的左室扩张和收缩功能失常。确切病因还不十分清楚,可能与病毒感染、多胎妊娠、多产、高血压、营养不良及遗传等因素有关。与非特异性扩张型心肌病的不同点在于发病患者较年轻,发病与妊娠有关,再次妊娠可复发,50%的病例于产后 6 个月内完全或接近完全恢复。围生期心肌病对母儿均不利,胎儿病死率可为 10%~30%。临床表现不尽相同,主要表现为呼吸困难、心悸、咳嗽、咯血、端坐呼吸、胸痛、肝大、水肿等心力衰竭的症状。25%~

40%的患者出现相应器官栓塞症状。轻者仅有心电图的 T 波改变而无症状。胸部 X 线片见心脏普遍增大,心脏搏动减弱,肺淤血。心电图示左室肥大、ST 段及 T 波异常改变,常伴有各种心律失常。超声心动图显示心腔扩大、搏动普遍减弱、左室射血分数减低。一部分患者可因心衰、肺梗死或心律失常而死亡。治疗宜在安静、增加营养和低盐饮食的同时,给予强心利尿剂及血管扩张剂,有栓塞征象可以适当应用肝素。曾患围生期心肌病、心力衰竭且遗留心脏扩大者,应避免再次妊娠。

(五)心肌炎

近年,病毒性心肌炎呈增多趋势,急、慢性心肌炎合并妊娠的比例在增加。妊娠期合并心肌炎的诊断较困难。主要表现为既往无心瓣膜病、冠心病或先心病,在病毒感染后 1～3 周内出现乏力、心悸、呼吸困难和心前区不适。检查可见心脏扩大、持续性心动过速、心律失常和心电图 ST 段及 T 波异常改变等。急性心肌炎病情控制良好者,可在密切监护下继续妊娠。

二、妊娠合并心脏病对孕妇的影响

妊娠期子宫增大、胎盘循环建立、母体代谢率增高,母体对氧及循环血液的需求量增加。妊娠期血容量增加可达 30%,致心率加快,心输出量增加,32～34 周时最为明显。分娩期子宫收缩,产妇屏气用力及胎儿娩出后子宫突然收缩,腹腔内压骤减,大量血液向内脏灌注,进一步加重心脏负担。产褥期组织间潴留的液体也开始回到体循环,血流动力学发生一系列急剧变化。因此,妊娠 32～34 周、分娩期及产后3 天是血液循环变化最大、心脏负担最重的时期,有器质性心脏病的孕产妇常在此时因心脏负担加重而诱发心力衰竭,临床上应给予高度重视。

三、妊娠合并心脏病对胎儿的影响

不宜妊娠的心脏病患者一旦妊娠,或妊娠后心功能恶化者,流产、早产、死胎、胎儿生长受限、胎儿窘迫及新生儿窒息的发生率均明显增高。心脏病孕妇心功能良好者,胎儿相对安全,但剖宫产概率增加。某些治疗心脏病的药物对胎儿也存在潜在的毒性反应,如地高辛可以自由通过胎盘到达胎儿体内。一部分先天性心脏病与遗传因素有关,国外报道,双亲中任何一方患有先天性心脏病,其后代先心病及其他畸形的发生机会较对照组增加 5 倍,如室间隔缺损、肥厚性心肌病、马方综合征等均有较高的遗传性。

四、妊娠合并心脏病的诊断

由于妊娠期生理性血流动力学的改变、血容量及氧交换量的增加,可以出现一系列酷似心脏病的症状和体征,如心悸、气短、踝部水肿、乏力、心动过速等。心脏检查可以有轻度心界扩大、心脏杂音。妊娠还可使原有心脏病的某些体征发生变化,例如:二尖瓣或主动脉瓣关闭不全的患者,妊娠期周围血管阻力降低,杂音可以减轻甚至不易听到;妊娠血容量增加可使轻度二尖瓣狭窄或三尖瓣狭窄的杂音增强,以致过高估计病情的严重程度,增加明确诊断的难度。因此,妊娠期心脏病和心力衰竭的诊断必须结合妊娠期解剖和生理改变仔细分析,再做出正确判断。以下为有意义的诊断依据。

(1)妊娠前有心悸、气急或心力衰竭史;体检曾被诊断有器质性心脏病;曾有风湿热病史。

(2)有劳力性呼吸困难、经常性夜间端坐呼吸、咯血、经常性胸闷胸痛等临床症状。

(3)有发绀、杵状指、持续性颈静脉怒张;心脏听诊有舒张期杂音或粗糙的Ⅲ级以上全收缩期杂音;有心包摩擦音、舒张期奔马律、交替脉。

(4)心电图显示有严重的心律失常,如心房颤动、心房扑动、三度房室传导阻滞、ST 段及 T 波异常改变等。

(5)超声心动图显示心腔扩大、心肌肥厚、瓣膜运动异常、心脏结构异常。

(6)X 线片检查显示心脏显著扩大,尤其个别心腔扩大。

五、心功能分级

为衡量心脏病患者的心功能状态,美国纽约心脏病协会于 1994 年开始采用两种并行的心功能分级方案。

(1)依据患者对一般体力活动的耐受程度,将心脏病患者心功能分为Ⅰ～Ⅳ级。

Ⅰ级:进行一般体力活动不受限制。

Ⅱ级:进行一般体力活动稍受限制,活动后心悸、轻度气短,休息时无症状。

Ⅲ级:进行一般体力活动显著受限制,休息时无不适,轻微日常工作即感不适、困难,或既往有心力衰竭史。

Ⅳ级:不能进行任何体力活动,休息时仍有心悸、呼吸困难等心力衰竭表现。

此方案的优点是简便易行,不依赖任何器械检查来衡量患者的主观心功能量,因此多年来一直应用于临床。其不足之处是,主观症状和客观检查不一定一致,有时甚至差距很大。

(2)根据心电图、负荷试验、X 线片、超声心动图等客观检查结果评估心脏病的严重程度。此方案将心脏功能分为 A～D 级。

A 级:无心血管病的客观依据。

B 级:客观检查表明属于轻度心血管病患者。

C 级:属于中度心血管病患者。

D 级:属于重度心血管病患者。

其中轻、中、重没有做出明确规定,由医师根据检查进行判断。两种方案可单独应用,也可联合应用,如心功能Ⅱ级 C、Ⅰ级 B 等。

六、妊娠合并心脏病的主要并发症

(一)心力衰竭

原有心功能受损的心脏病患者,妊娠后可因不能耐受妊娠各期的血流动力学变化而发生心力衰竭。风湿性心脏病二尖瓣狭窄的孕产妇,由于心输出量增加,心率加快或生理性贫血,增加了左房的负担而使心房纤颤的发生率增加,心房纤颤伴心率明显加快使左室舒张期充盈时间缩短,引起肺血容量及肺动脉压增加,而发生急性肺水肿和心力衰竭。先天性心脏病心力衰竭多见于较严重的病例,由于心脏畸形种类的不同,心力衰竭的发生机制及表现也不同。

(二)亚急性感染性心内膜炎

妊娠各时期发生菌血症的危险性均增加,如泌尿道或生殖道感染,此时已有缺损的心脏则易发生亚急性感染性心内膜炎,是心脏病诱发心力衰竭的原因之一。

(三)缺氧和发绀

发绀型先心病平时已有缺氧和发绀病症,妊娠期周围循环阻力下降,可使发绀加重。左向右分流的无发绀型先心病,如合并肺动脉高压、分娩时失血等可引起血压下降,发生暂时性右向左分流,引起缺氧和发绀。

(四)静脉栓塞和肺栓塞

妊娠时血液呈高凝状态,心脏病患者静脉压增高及静脉血液淤积易引起栓塞。静脉血栓形成和肺栓塞发生率较非孕妇女高 5 倍。其是孕产妇死亡的主要原因之一。

七、心力衰竭的早期诊断

心脏病孕产妇的主要死亡原因是心力衰竭,早期发现心力衰竭和及时做出诊断极为重要。若出现下述症状与体征,应考虑为早期心力衰竭:①轻微活动后即出现胸闷、心悸、气短;②休息时心率每分钟超过 110 次,呼吸每分钟超过 20 次;③夜间常因胸闷而坐起呼吸,或到窗口呼吸新鲜空气;④肺底部出现少量持续性湿啰音,咳嗽后不消失。

八、心脏病患者对妊娠耐受能力的判断

能否安全渡过妊娠期、分娩期及产褥期,取决于心脏病的种类、病变程度、是否手术矫治、心功能级别及具体医疗条件等因素。

(一)可以妊娠

心脏病变较轻,心功能为Ⅰ～Ⅱ级,既往无心力衰竭史,亦无其他并发症者,妊娠后经密切监护、适当治疗,多能耐受妊娠和分娩。

(二)不宜妊娠

心脏病变较重,心功能为Ⅲ～Ⅳ级,既往有心力衰竭史、肺动脉高压、左室射血分数小于等于 0.6、心搏量指数每分钟小于等于 3.0 L/m²、右向左分流型先心病、严重心律失常、活动风湿热、联合瓣膜病、心脏病并发细菌性心内膜炎、急性心肌炎的患者,孕期极易发生心力衰竭,不宜妊娠。年龄在 35 岁以上,发生心脏病病程较长者,发生心力衰竭的可能性极大,不宜妊娠。若已妊娠,应在妊娠早期行治疗性人工流产。

九、妊娠合并心脏病的围生期监护

心脏病孕产妇的主要死亡原因是心力衰竭和感染。心脏病育龄妇女应行孕前咨询,明确心脏病类型、程度、心功能状态,并确定能否妊娠。允许妊娠者一定要从早孕期开始,定期进行产前检查。未经系统产前检查的心脏病孕产妇心力衰竭发生率和病死率,较经产前检查者约高出 10 倍。在心力衰竭易发的三段时期(妊娠 32～34 周、分娩期及产后 3 天内)须重点监护。

(一)妊娠期

1.终止妊娠

凡不宜妊娠的心脏病孕妇,应在孕 12 周前行人工流产。若妊娠已超过 12 周,终止妊娠需行较复杂手术,其危险性不亚于继续妊娠和分娩,应积极治疗心衰,使其渡过妊娠与分娩期。对顽固性心衰病例,为减轻心脏负荷,应与内科医师、麻醉医师配合,在严格监护下行剖宫产术。

2.定期产前检查

定期产前检查能及早发现心衰的早期征象。在妊娠 20 周前,应每两周行产前检查 1 次。20 周后,尤其是 32 周以后,发生心衰的风险增加,产前检查应每周 1 次。发现早期心衰征象应立即住院治疗。孕期经过顺利者,亦应在孕 36～38 周提前住院待产。

3.防治心力衰竭

(1)避免过劳及情绪激动,保证充分休息,每天至少睡眠 10 小时。

（2）孕期应适当控制体重，整个孕期体重增加不宜超过 10 kg，以免加重心脏负担。高蛋白、高维生素、低盐、低脂肪饮食。孕 16 周后，每天食盐量不超过 5 g。

（3）治疗各种引起心衰的诱因。预防感染，尤其是上呼吸道感染；纠正贫血；治疗心律失常，孕妇心律失常发病率较高，对频发的室性期前收缩或快速室性心率，需用药物治疗；防治妊娠期高血压疾病和其他合并症与并发症。

（4）心力衰竭的治疗：与未孕者基本相同。但孕妇对洋地黄类药物的耐受性较差，需注意毒性反应。为防止产褥期组织内水分与强心药同时回流入体循环引起毒性反应，常选用作用和排泄较快的制剂，如地高辛 0.25 mg，每天 2 次口服，2～3 天后可根据临床效果改为每天 1 次。对妊娠晚期心衰的患者，原则是待心衰控制后再行产科处理，应放宽剖宫产指征。如为严重心衰，经内科各种措施均未能奏效，若继续发展将导致母儿死亡，也可边控制心衰边紧急行剖宫产术，取出胎儿，减轻心脏负担，以挽救孕妇生命。

（二）分娩期

妊娠晚期应提前选择好适宜的分娩方式。

1.分娩方式的选择

心功能为Ⅰ～Ⅱ级，胎儿不大，胎位正常，宫颈条件良好者，可考虑在严密监护下经阴道分娩。胎儿偏大、产道条件不佳及心功能为Ⅲ～Ⅳ级者，均应择期行剖宫产术。剖宫产可减少产妇因长时间宫缩引起的血流动力学改变，减轻心脏负担。由于手术及麻醉技术的提高、术中监护措施的完善及高效广谱抗生素的应用，剖宫产已比较安全，应放宽剖宫产指征。以选择连续硬膜外阻滞麻醉为宜，麻醉剂中不应加肾上腺素，麻醉平面不宜过高。为防止仰卧位低血压综合征，可采取左侧卧位 15°，上半身抬高 30°。术中、术后应严格限制输液量。不宜再妊娠者，应建议同时行输卵管结扎术。

2.分娩期处理

（1）第一产程：安慰及鼓励产妇，消除紧张情绪。适当应用地西泮、哌替啶等镇静剂。密切注意血压、脉搏、呼吸、心率。一旦发现心衰征象，应取半卧位，高浓度面罩吸氧，并给毛花苷丙 0.4 mg 加 25% 葡萄糖液 20 mL，缓慢静脉注射，必要时 4～6 小时后重复给药 0.2 mg。产程开始后即应给予抗生素预防感染。

（2）第二产程：要避免屏气增加腹压，应行会阴后-侧切开术、胎头吸引术或产钳术助产，尽可能缩短第二产程。

（3）第三产程：胎儿娩出后，产妇腹部放置沙袋，以防腹压骤降而诱发心衰。要防止产后出血过多而加重心肌缺血，诱发先心病，发生发绀及心衰。可静脉注射或肌内注射缩宫素 10～20 U，禁用麦角新碱，以防静脉压增高。对产后出血过多者，应适当输血、输液，但需注意输液速度。

（三）产褥期

产后 3 天内，尤其 24 小时内仍是发生心衰的危险时期，需嘱产妇充分休息并对其密切监护。应用广谱抗生素预防感染，直至产后 1 周左右，无感染征象时停药。心功能为Ⅲ级以上者不宜哺乳。

（四）心脏手术的指征

妊娠期血流动力学的改变使心脏储备能力下降，影响心脏手术后的恢复，加之术中用药及体外循环对胎儿的影响，一般不主张在孕期手术，尽可能在幼年、孕前或延至分娩后再行心脏手术。如果妊娠早期出现循环障碍症状，孕妇不愿做人工流产，内科治疗效果又不佳且手术操作不复杂，可考虑手术治疗。手术时期宜在妊娠 12 周以前进行，手术前注意保胎及预防感染。

第二节　妊娠合并消化系统疾病

妊娠后，母体内大量增加的雌、孕激素可影响消化系统平滑肌的生理功能，引起一些与消化系统疾病相似的症状，从而影响正确的诊断。常见的妊娠合并消化系统疾病包括急性病毒性肝炎、妊娠期肝内胆汁淤积症及消化性溃疡。病毒性肝炎为多种病毒引起的以肝脏病变为主的传染性疾病，致病病毒包括甲型肝炎病毒（HAV）、乙型肝炎病毒（HBV）、丙型肝炎病毒（HCV）、丁型肝炎病毒及戊型肝炎病毒 5 种。近年又发现庚型肝炎病毒和输血传播病毒，但这两种病毒的致病性尚未明确。妊娠合并病毒性肝炎的发病率为0.8%～17.8%，我国是乙型肝炎的高发国家，因此对于妊娠合并病毒性肝炎的研究一直是产科与传染科医师共同的重点。同时，妊娠合并病毒性肝炎有重症化倾向，是我国孕产妇死亡的主要原因之一。

一、妊娠与病毒性肝炎的相互影响

（一）妊娠、分娩对病毒性肝炎的影响

妊娠本身并不增加对肝炎病素的易感性。但因妊娠期新陈代谢率高，营养物质消耗增多，糖原储备降低；妊娠早期食欲缺乏，体内营养物质相对不足，蛋白质缺乏，使肝脏抗病能力降低；妊娠期卵巢、胎盘产生多量雌激素需在肝内灭活，并妨碍肝脏对脂肪的转运和胆汁的排泄；胎儿代谢产物经母体肝内解毒；分娩时体力消耗、缺氧，酸性代谢物质产生增多及产后失血等因素，加重肝脏负担，使病毒性肝炎病情加重、复杂，增加诊断和治疗的难度，重症肝炎及肝昏迷的发生率较非妊娠期高 37～65 倍。妊娠并发症引起的肝损害，极易与急性病毒性肝炎混淆，使诊断难度增加。

（二）病毒性肝炎对母儿的影响

（1）对围生儿的影响：欧美国家报告乙型肝炎除使早产的概率增高外，对围生儿无其他影响。但国内文献一般认为，妊娠合并病毒性肝炎使流产、早产、死胎、死产的发生率均明显增高，新生儿患病率及病死率也增高。妊娠早期患病毒性肝炎，胎儿畸形发生率约高两倍。近年研究发现病毒性肝炎与唐氏综合征的发病密切相关。妊娠期患病毒性肝炎，胎儿可通过胎盘屏障垂直传播而感染，尤以乙型肝炎母婴传播率较高。婴儿 T 细胞功能尚未完全发育，对HBsAg 有免疫耐受，容易成为慢性携带状态。围生期感染的婴儿，有相当一部分将转为慢性病毒携带状态，以后容易发展为肝硬化或原发性肝癌。

（2）对母体的影响：妊娠早期合并急性病毒性肝炎，可使早孕反应加重；妊娠晚期合并急性病毒性肝炎，可能因醛固酮的灭活能力下降，使妊娠期高血压疾病的发病率增加；分娩时因凝血因子合成功能减退，容易发生产后出血。妊娠晚期发生重症肝炎率及病死率较非孕妇女高。

有资料报道,其重症肝炎发生率为非孕妇女的 66 倍,在肝功能衰竭的基础上,以凝血功能障碍所致的产后出血、消化道出血、感染等为诱因,最终导致肝性脑病和肝肾综合征,直接威胁母婴安全。

(三)肝炎病毒的垂直传播

(1)甲型肝炎:一般不能通过胎盘屏障传给胎儿,故垂直传播的可能性极小。但分娩过程中接触母体血液、吸入羊水或受粪便污染可使新生儿感染。

(2)乙型肝炎:孕妇患乙型肝炎极易使婴儿成为慢性乙型肝炎病毒携带者,母婴传播引起的 HBV 感染在我国约占婴幼儿感染的 1/3,40%~50% 慢性 HBsAg 携带者是母婴传播造成的。妊娠早、中期发病者的婴儿感染率仅为 6.2%,而妊娠晚期发病者的婴儿感染率高达70%;孕妇 HBsAg 阳性的婴儿感染率在欧美国家不超过 15%,而在我国、日本等多在 40% 以上,提示这种差异与种族和地区有关。弓形虫、风疹病毒、巨细胞病毒和单纯疱疹病毒等感染导致胎盘裂隙形成,胎盘屏障功能破坏,亦可增加 HBV 感染的可能性。HBV 母婴传播有以下三种途径。

宫内传播:HBV 宫内感染率为 9.1%~36.7%。宫内传播的机制尚不清楚,可能是胎盘屏障受损或通透性增强引起母血渗漏造成的。

产时传播:HBV 母婴传播的主要途径,占 40%~60%。胎儿通过软产道时吞咽含 HBsAg 的母血、羊水、阴道分泌物,或在分娩过程中子宫收缩使胎盘绒毛破裂,母血进入胎儿血循环。只要有 10^{-8} mL 母血进入胎儿体内,即可使胎儿感染。

产后传播:与接触母乳及唾液有关。据报道,当母血 HBsAg、HBeAg、抗 HBc 均阳性时,母乳 HBV-DNA 出现率为 100%,单纯 HBsAg 阳性时,母乳 HBV-DNA 出现率为 46% 左右。

(3)丙型肝炎:国外文献报道,丙型肝炎病毒在母婴间垂直传播的发生率为 4%~7%。当母血清中检测到较高滴度 HCV-RNA(超过 10^6 拷贝/毫升)时,才会发生母婴传播。妊娠晚期患丙型肝炎,约 2/3 发生母婴传播,受感染者约 1/3 将来发展为慢性肝病,许多发生宫内感染的新生儿在出生后 1 年内自然转阴。

(4)丁型肝炎:传播途径与 HBV 相同,经体液、血行或注射途径传播。

(5)戊型肝炎:目前已有母婴间传播的病例报告,传播途径与甲型肝炎相似。

(6)庚型肝炎和输血传播(乙型)病毒引起的肝炎:乙型肝炎主要经输血传播,庚型肝炎可发生母婴传播。但有学者认为,庚型肝炎病毒(HGV)母婴传播虽较常见,但婴儿感染 HGV后并不导致肝功能损害。慢性乙、丙型肝炎患者容易发生 HGV 感染。

二、诊断

妊娠期病毒性肝炎的诊断与非孕期相同,但比非孕期困难。在妊娠早期,可因早孕反应而忽视肝炎的早期检查与诊断;在妊娠晚期,可因伴有其他因素引起的肝功能异常影响诊断,故不能仅凭转氨酶升高做出肝炎诊断,应根据流行病学详细询问病史,结合临床症状、体征及实验室检查进行综合判断。

(一)病史

患者有与病毒性肝炎患者密切接触史,半年内有接受输血、注射血制品史。

（二）临床表现

孕妇出现不能用早孕反应或其他原因解释的消化系统症状,如食欲减退、恶心、呕吐、腹胀、肝区痛、乏力、畏寒、发热等。部分患者有皮肤巩膜黄染、尿色深黄,孕早、中期可触及肝大,并有肝区叩击痛。妊娠晚期受增大子宫影响,肝脏极少被触及,如能触及应考虑异常。

（三）实验室检查

血清谷丙转氨酶增高,如能除外其他引起升高的因素,特别是数值很高(大于正常 10 倍以上)、持续时间较长时,对肝炎有诊断价值。血清总胆红素在 17 $\mu mol/L$(1 mg/dL)以上,尿胆红素阳性、凝血酶原时间延长等,均有助于肝炎的诊断。血清学及病原学检测对各型肝炎的诊断具有重要参考意义。

（四）血清学及病原学检测及其临床意义

（1）甲型肝炎:在潜伏期后期和急性早期可使用免疫电镜检测粪便中 HAV 颗粒,或用 cDNA-RNA 分子杂交技术和聚合酶链反应技术检测血清或粪便中 HAV-RNA。用放射免疫测定法和酶免疫分析检测血清中抗 HAV 抗体。抗 HAV-IgM 急性期患者发病第 1 周即可阳性,1～2 个月抗体滴度和阳性率下降,于 3～6 个月后消失,对早期诊断十分重要,特异性高。抗 HAV-IgG 在急性期后期和恢复早期出现,持续数年甚至终身,属保护性抗体,有助于了解既往感染情况及人群免疫水平。

（2）乙型肝炎:人体感染 HBV 后血液中可出现一系列有关的血清学标志物。

HBsAg:阳性是 HBV 感染的特异性标志,其滴定度随病情恢复而下降。慢性肝炎、无症状病毒携带者可长期检出 HBsAg,但 HBsAg 滴度与病情无平行关系。其本身为病毒表面外壳,无传染性。血清中抗-HBs 抗体阳性提示有过 HBV 感染,是保护性抗体,血清中出现阳性表示机体有免疫力,不易再次患乙型肝炎。此外,乙型肝炎预防接种后,检测抗-HBs 抗体是评价疫苗效果的标志之一。

HBeAg:核心抗原的亚成分,其阳性和滴度反映 HBV 的复制及传染性的强、弱。急性乙型肝炎时,HBeAg 呈短暂阳性,如持续阳性提示转为慢性。在慢性 HBV 感染时,HBeAg 阳性常表示肝细胞内有 HBV 活动性复制,当 HBeAg 转阴伴有抗-HBe 抗体转阳,常表示 HBV 复制停止。抗-HBe 抗体出现于急性乙肝恢复期,可持续较长时期。抗-HBe 抗体的出现,意味着血清中病毒颗粒减少或消失,传染性减低。

HBcAg:乙肝病毒的核心抗原,当完整的病毒颗粒被缓和的去垢剂脱去蛋白外壳后,暴露出 HBcAg。其相应的抗体为抗-HBc 抗体。一般血清中无游离的 HBcAg,但可在病毒颗粒中检测到。应用电镜和酶免疫技术可检出肝细胞内的 HBcAg。HBcAg 阳性表示 HBV 在体内复制,反映血清中病毒颗粒数量与 DNA 多聚酶关系密切。抗-HBc 抗体包括 HBc 总抗体、抗HBc-IgM 和抗 HBc-IgG。抗-HBc 抗体出现于急性乙型肝炎的急性期,恢复后可持续数年或更长。慢性 HBV 感染者抗-HBc 抗体持续阳性。急性乙肝患者抗 HBc-IgM 呈高滴度阳性,特别对 HBsAg 已转阴性的患者,抗 HBc-IgM 阳性可确诊为急性乙肝。抗 HBc-IgG 主要见于恢复期和慢性感染。

（五）妊娠合并急性重症肝炎的诊断要点

目前认为 5 种类型肝炎病毒均能引起重症肝炎,其中乙型,尤其是乙型与丙型、乙型与丁型肝炎重叠感染为重症肝炎的重要原因。孕妇感染戊型肝炎后,也容易发生重症肝炎。以下症状有助于妊娠合并重症肝炎的诊断:①消化道症状严重,表现为食欲极度减退、频繁呕吐、腹胀,出现腹水;②黄疸迅速加深,血清总胆红素值大于 171 μmol/L(10 mg/dL);③出现肝臭气味,肝呈进行性缩小,肝功能明显异常,酶胆分离,清蛋白/球蛋白倒置;④凝血功能障碍,全身出血倾向;⑤迅速出现肝性脑病表现,烦躁不安、嗜睡、昏迷;⑥肝肾综合征出现急性肾衰竭。

三、鉴别诊断

(一)妊娠期肝内胆汁淤积症

该症发生在妊娠晚期,少数发生在妊娠 25 周之前,以瘙痒及黄疸为特点,先痒后黄,痒重于黄。分娩后数天内症状消失,胆酸升高明显,转氨酶可轻度升高;胆红素正常或升高,血清病毒学检查抗原和抗体均阴性;肝活检主要为胆汁淤积。

(二)妊娠期急性脂肪肝

本病常发生在妊娠晚期,起病急,病情重,病死率高。起病时常有上腹部疼痛、恶心、呕吐等消化道症状,进一步发展为急性肝功能衰竭,表现为凝血功能障碍、出血倾向、低血糖、黄疸、肝昏迷等。肝功能检查转氨酶升高,直接胆红素和间接胆红素均升高,但尿胆红素常为阴性。可出现急性肾衰竭。肝活检见严重脂肪变性为确诊依据。

(三)HELLP 综合征

在严重妊娠期高血压疾病的基础上发生,以肝酶升高、溶血性贫血和血小板减少为特征的综合征。本病常有妊娠期高血压疾病的临床表现(详见有关章节),妊娠结束后病情可迅速好转。

(四)妊娠剧吐引起的肝损害

妊娠早期食欲减退、恶心、呕吐,严重者可有肝功能轻度异常。纠正酸、碱失衡与电解质紊乱后,病情好转,肝功能可以完全恢复,无黄疸出现。肝炎病毒血清标志物为阴性,有助于鉴别诊断。

(五)药物性肝损害

患者有服用对肝脏有损害的药物史,如氯丙嗪、异丙嗪、苯巴比妥类镇静药、甲巯咪唑、异烟肼、利福平、磺胺类、四环素等,停药后多可恢复。

四、治疗

(一)轻症肝炎的处理要点

妊娠期处理原则与非孕期相同。注意休息,加强营养,补充高维生素、高蛋白、足量碳水化合物,低脂肪饮食。应用中西药物,积极进行保肝治疗。有黄疸者应立即住院,按重症肝炎处理。避免应用可能损害肝的药物(镇静药、麻醉药、雌激素)。注意预防感染,产时严格消毒,并用广谱抗生素,以防感染诱发肝昏迷。

(二)重症肝炎的处理要点

(1)保护肝脏:高血糖素-胰岛素-葡萄糖联合应用能改善氨基酸及氨的异常代谢,有防止肝细胞坏死和促进肝细胞新生的作用。高血糖素 1~2 mg、胰岛素 6~12 U 溶于 10% 葡萄糖液 500 mL 内滴注,每天1次,2~3 周为一疗程。人血白蛋白 10~20 g,每周 1~2 次,静脉滴注,能促进肝细胞再生。新鲜血浆 200~400 mL,每周 2~4 次输入,能促进肝细胞再生和补充凝血因子。门冬氨酸钾镁注射液可促进肝细胞再生,降低胆红素,使黄疸消退,用法为 40 mL/d,溶于 10％葡萄糖液 500 mL,缓慢滴注,因内含钾离子,高钾血症患者慎用。

(2)预防及治疗肝昏迷:为控制血氨,蛋白质摄入量每天应小于 0.5 g/kg,增加碳水化合物,使热量每天维持在 7 431.2 kJ(1 800 kcal)以上。保持大便通畅,减少氨及毒素的吸收。口服新霉素或甲硝唑抑制大肠埃希菌、减少游离氨及其他毒素形成;醋谷胺 600 mg 溶于 5％葡萄糖液 250 mL 中,静脉滴注,或精氨酸 15～20 g,每天一次,静脉滴注,可以降低血氨,改善脑功能;六合氨基酸注射液 250 mL,加等量 10％葡萄糖液稀释后,静脉滴注,每天 1～2 次,能补充支链氨基酸,调整血清氨基酸比值,使肝昏迷患者清醒。目前,不主张应用传统的脱氨药物如谷氨酸钠(钾)等,因其不易透过血-脑屏障,且易碱化血液,反而加重肝性脑病。

在治疗肝性脑病过程中,应注意有无脑水肿,重症肝炎患者半数以上出现脑水肿,有时肝性脑病与脑水肿直接相关。在治疗过程中要适当限制补液量,静脉补液不宜超过 1 500 mL,有脑水肿者应及时应用甘露醇治疗。

(3)凝血功能障碍的防治:补充凝血因子,输新鲜血、凝血酶原复合物、纤维蛋白原、抗凝血酶Ⅲ和维生素 K₁ 等。有 DIC 者可在凝血功能监测下,酌情应用肝素治疗,可以用肝素钠 3 125单位(25 mg),静脉滴注,根据病情和凝血功能调整剂量,用量宜小不宜大。产前 4 小时至产后 12 小时内不宜应用肝素,以免发生产后出血。

(4)晚期重症肝炎并发肾衰竭的处理:按急性肾衰竭处理,严格限制入液量,一般每天入液量为500 mL加前一天尿量。呋塞米 60～80 mg,静脉注射,必要时每 2～4 小时重复一次,2～3 次无效后停用。多巴胺 20～80 mg 或山莨菪碱 40～60 mg,静脉滴注,扩张肾血管,改善肾血流。检测血钾浓度,防止高血钾。避免应用损害肾脏的药物。

(三)产科处理

(1)妊娠早期:妊娠早期患急性肝炎,若为轻症应积极治疗,可继续妊娠。慢性活动性肝炎于妊娠后对母儿威胁较大,应适当治疗后终止妊娠。

(2)妊娠中、晚期:尽量避免终止妊娠,避免手术、药物对肝脏的影响。加强胎儿监护,防治妊娠期高血压疾病。避免妊娠延期或过期。

(3)分娩期:分娩前数天肌内注射维生素 K₁,每天 20～40 mg。准备好新鲜血液。防止滞产,宫口开全后可行胎头吸引术或产钳术助产,缩短第二产程。防止产道损伤和胎盘残留。胎肩娩出后立即静脉注射缩宫素以减少产后出血。

对重症肝炎,经积极控制 24 小时后迅速终止妊娠。因母儿耐受能力较差,过度的体力消耗可加重肝脏负担,分娩方式以剖宫产为宜。有食管静脉曲张的肝硬化孕妇,或有产科指征的孕妇应行剖宫产术终止妊娠。手术尽可能减少出血及缩短手术时间。

(4)产褥期:产褥期注意休息及营养和保肝治疗。应用对肝脏损害较小的广谱抗生素预防及控制感染,是防止肝炎病情恶化的关键。不宜哺乳者应及早回奶。回奶不能用雌激素等对肝脏有损害的药物,可口服生麦芽或乳房外敷芒硝。肝炎妇女至少应于肝炎痊愈后半年,最好两年后再妊娠。

(5)产后哺乳问题:一般认为母血 HBsAg、HBeAg、抗-HBc 抗体 3 项阳性及后 2 项阳性孕妇,均不宜哺乳。乳汁 HBV-DNA 阳性者不宜哺乳。目前主张只要新生儿接受免疫,仅 HBsAg

阳性母亲可为新生儿哺乳。

五、预防

方法因病毒类型而异,但总的原则是以切断传播途径为重点的综合预防措施。

(一)加强围生期保健

重视孕期监护,加强营养,摄取高蛋白、高碳水化合物和高维生素食物。常规检测肝功能及肝炎病毒血清学抗原抗体,并定期复查。

(二)甲型肝炎的预防

有甲型肝炎密切接触史的孕妇,接触后7天内肌内注射丙种球蛋白2~3 mL。

(三)乙型肝炎的免疫预防

有乙型肝炎密切接触史的孕妇,先注射乙型肝炎免疫球蛋白(HBIG),并筛查 HBsAg、抗-HBs 抗体和抗-HBc 抗体,3项均阴性的孕妇可肌内注射乙型肝炎疫苗。

HBsAg 和 HBeAg 阳性孕妇分娩时,应严格施行消毒隔离制度,防止产伤及新生儿损伤、羊水吸入等,以减少垂直传播。我国新生儿出生后常规行免疫接种。

(1)主动免疫:新生儿出生后24小时内肌内注射乙型肝炎疫苗30 μg,出生后1个月、6个月再分别注射10 μg。新生儿对疫苗的免疫应答良好,体内产生抗-HBs 抗体,可有效保护肝脏不受 HBV 的感染,免疫成功率达75%。

(2)被动免疫:新生儿出生后立即肌内注射乙型肝炎免疫球蛋白0.5 mL,出生后1个月、3个月分别肌内注射0.16 mL/kg。特别对乙型肝炎母亲所分娩的新生儿,可减少或阻止 HBV 进入肝脏,出生后6个月查血清中 HBsAg 阴性为免疫成功,免疫成功率达71%。

(3)联合免疫:乙型肝炎疫苗按上述方法进行,HBIG 改为出生后48小时肌内注射0.5 mL 一次。在主动免疫建立之前,先获得被动免疫,使有效保护率达94%。

(四)丙型肝炎的预防

尚无特异的免疫方法。减少医源性感染是预防丙型肝炎的重要环节。保护易感人群可用丙种球蛋白对人群进行被动免疫。对抗 HCV 抗体阳性母亲的婴儿,在1岁前注射免疫球蛋白可对婴儿起保护作用。

第三节　妊娠合并内分泌系统疾病

胎盘和胎儿肾上腺具有分泌激素及酶的功能,其中一些激素可干扰母体的内分泌系统,引起母体内分泌紊乱或加重原有的内分泌疾病。母体内分泌疾病也可影响胎儿的生长发育,严重时可致胎死宫内。常见的有糖尿病与甲状腺功能亢进。

一、糖尿病

妊娠期间的糖尿病包括两种情况:一种是妊娠前已有糖尿病的患者,称为糖尿病合并妊娠;另一种是妊娠后首次发现或发病的糖尿病,称为妊娠糖尿病(gestational diabetes mellitus,GDM)。糖尿病孕妇中80%以上为 GDM。目前各国对 GDM 的诊断方法和采用标准尚未完全统一,故报道的发生率差异较大,为1.5%~14%。大多数 GDM 患者产后糖代谢异常能恢复正常,但 20％～50％将来发展成糖尿病。妊娠期间的糖尿病对母儿均有较大危害,应引起重视。

(一)妊娠对糖代谢的影响

妊娠期糖代谢的主要特点是葡萄糖需要量增加、胰岛素抵抗和胰岛素分泌相对不足。妊娠期糖代谢的复杂变化使无糖尿病者发生 GDM、隐性糖尿病呈显性或原有糖尿病的患者病情加重。

1.葡萄糖需要量增加

胎儿能量的主要来源是通过胎盘从母体获取的葡萄糖。妊娠时母体适应性改变,如雌、孕激素增加母体对葡萄糖的利用、肾血流量及肾小球滤过率增加,而肾小管对糖的再吸收率不能相应增加,都可使孕妇空腹血糖比非孕时偏低。在妊娠早期,由于妊娠反应,进食减少,严重者甚至有饥饿性酮症酸中毒、低血糖昏迷等。

2.胰岛素抵抗和胰岛素分泌相对不足

胎盘合成的催乳素、雌激素、孕激素、胎盘胰岛素酶及母体肾上腺皮质激素均具有拮抗胰岛素的功能,使孕妇组织对胰岛素的敏感性下降。妊娠期胰腺功能亢进,特别表现为胰腺 β 细胞功能亢进,增加胰岛素分泌,升高血糖从而满足胎儿对葡萄糖的需求,这种作用随孕期进展而增加。应用胰岛素治疗的孕妇,如果未及时调整胰岛素用量,可能会出现血糖异常增高甚至发生酮症酸中毒。胎盘娩出后,胎盘所分泌的抗胰岛素物质迅速消失,胰岛素用量应立即减少。

(二)糖尿病对妊娠的影响

糖尿病对妊娠的影响取决于血糖量、血糖控制情况、糖尿病的严重程度及并发症。

1.对孕妇的影响

(1)孕早期自然流产发生率增加,为 15％～30％。糖尿病多见于血糖控制不良的患者。高血糖可使胚胎发育异常甚至死亡,所以糖尿病妇女宜在血糖控制正常后再怀孕。

(2)易并发妊娠期高血压疾病,发生率为正常妇女的 3～5 倍。糖尿病可导致广泛血管病变。有报道,糖尿病孕妇 12％～40％伴有蛋白尿及高血压。糖尿病并发肾病变时,妊娠期高血压疾病的发生率在 50％以上。

(3)糖尿病患者抵抗力下降,易合并感染,以泌尿系统感染最常见。

(4)羊水过多,其发生率较非糖尿病孕妇多 10 倍。糖尿病孕妇发生羊水过多与胎儿畸形无关,可能与胎儿高血糖、高渗性利尿致胎尿排出增多有关。

(5)因巨大胎儿发生率明显增高,难产、产道损伤、手术产的概率增高。产程长容易发生产后出血。

(6)容易发生糖尿病酮症酸中毒。由于妊娠期复杂的代谢变化,加之高血糖及胰岛素相对或绝对不足,代谢紊乱进一步发展到脂肪分解加速,血清酮体急剧升高。在孕早期血糖下降,胰岛素未及时减量也可引起饥饿性酮症,酮酸堆积导致代谢性酸中毒。

2.对胎儿的影响

(1)巨大胎儿发生率为 25％～40％。胎盘的葡萄糖转运不依赖胰岛素,孕妇的血糖依赖浓度梯度源源不断通过胎盘屏障,使胎儿长期处于高血糖状态,刺激胎儿胰岛 β 细胞增生,产生大量胰岛素。胰岛素通过作用于胰岛素受体或增加胰岛素样生长因子 1 的生物活性,活化氨基酸转移系统,促进蛋白、脂肪合成和抑制脂解作用,促进胎儿生长。

(2)胎儿生长受限发生率为 21%。见于严重糖尿病伴有血管病变时,如肾脏、视网膜血管病变。

(3)早产发生率为 10%~25%。早产的原因有羊水过多、妊娠期高血压疾病、感染、胎膜早破、胎儿窘迫及其他严重并发症,常须提前终止妊娠。

(4)胎儿畸形率为 6%~8%,高于非糖尿病孕妇。早孕期高血糖环境是胎儿畸形的高危因素。酮症、低血糖、缺氧及糖尿病治疗药物等也与胎儿畸形有关。

3.对新生儿的影响

(1)新生儿呼吸窘迫综合征发生率增加。孕妇高血糖持续经胎盘到达胎儿体内,刺激胎儿胰岛素分泌增加,形成高胰岛素血症。后者具有拮抗糖皮质激素促进肺泡 Ⅱ 型细胞表面活性物质合成及释放的作用,使胎儿肺表面活性物质产生及分泌减少,致使胎儿肺成熟延迟。

(2)新生儿低血糖。新生儿脱离母体高血糖环境后,高胰岛素血症仍存在,若不及时补充糖,容易发生新生儿低血糖,严重时危及新生儿生命。

(3)低钙血症和低镁血症。正常新生儿血钙为 2~2.5 mmol/L,出生后 72 小时血钙小于 1.75 mmol/L 为低钙血症。出生后 24~72 小时血钙水平最低。糖尿病母亲的新生儿低钙血症的发生率为 10%~15%。一部分新生儿还同时合并低镁血症(正常新生儿血镁为0.6~0.8 mmol/L,出生后 72 小时血镁小于0.48 mmol/L 为低镁血症)。

(4)其他:高胆红素血症、红细胞增多症等的发生率,均较正常妊娠的新生儿高。

(三)诊断

孕前糖尿病已经确诊或有典型的糖尿病"三多一少"症状的孕妇,于孕期较易确诊。但GDM 孕妇常无明显症状,有时空腹血糖可能正常,容易漏诊和延误治疗。

1.GDM 筛查及诊断

(1)病史及临床表现:凡有糖尿病家族史(尤其是直系亲属)、孕前体重大于等于 90 kg、胎儿出生体重大于等于4 000 g、孕妇曾有多囊卵巢综合征、不明原因流产、死胎、巨大儿或畸形儿分娩史,本次妊娠胎儿偏大或羊水过多者应警惕患糖尿病。因 GDM 患者通常无症状,而糖尿病对母儿危害较大,故所有孕 24~28 周的孕妇均应做糖筛查试验。

(2)糖筛查试验:随意口服 50 g 葡萄糖,1 小时后测静脉血糖值。血糖值大于等于7.8 mmol/L 为糖筛查异常,应进一步行口服葡萄糖耐量试验(OGTT)。

(3)口服葡萄糖耐量试验:孕期采用的诊断标准尚未统一。目前我国采用葡萄糖75 g 的OGTT。2007 年,我国《妊娠合并糖尿病临床诊断与治疗推荐指南(草案)》标准:禁食8~14 小时后,查空腹血糖,将 75 g 葡萄糖溶于 200~300 mL 水中,5 分钟内喝完,之后分别于 1、2、3 小时抽取静脉血,检查血浆葡萄糖值,4 个时点正常值分别为 5.8、10.6、9.2、8.1 mmol/L。其中有两项或两项以上超过正常值,可诊断为 GDM;仅 1 项超过正常值可诊断糖耐量受损。

(4)空腹血糖:测定 2 次或 2 次以上空腹血糖≥5.8 mmol/L,可诊断为 GDM。

2.糖尿病合并妊娠的诊断

妊娠前糖尿病已确诊者孕期诊断容易。若孕前从未做过血糖检查,但孕前或孕早期有多饮、多食、多尿,孕期体重不增或下降,甚至出现酮症酸中毒,孕期糖筛查及 OGTT 异常,可考虑糖尿病合并妊娠。

(四)糖尿病合并妊娠的分期

目前采用 1994 年美国妇产科医师学会推荐的分类,其中 B-H 分类普遍使用惠特(White)分类法。根据糖尿病的发病年龄、病程、是否存在血管合并症、器官受累等情况进行分期,有助于估计病情的严重程度及预后。

A 级:妊娠期出现或发现的糖尿病。

B 级:显性糖尿病,20 岁以后发病,病程小于 10 年,无血管病变。

C 级:发病年龄在 10～19 岁,或病程为 10～19 年,无血管病变。

D 级:10 岁以前发病,或病程大于等于 20 年,或者合并单纯性视网膜病。

F 级:糖尿病性肾病。

R 级:有增生性视网膜病变。

H 级:糖尿病性心脏病。

此外,根据母体血糖控制情况进一步将 GDM 分为 A_1 与 A_2 两级。

A_1 级:经饮食控制,空腹血糖＜5.8 mmol/L,餐后 2 小时血糖＜6.7 mmol/L。A_1 级 GDM 母儿合并症较少,产后糖代谢异常多能恢复正常。

A_2 级:经饮食控制,空腹血糖≥5.8 mmol/L,餐后 2 小时血糖≥6.7 mmol/L,妊娠期须加用胰岛素控制血糖。A_2 级 GDM 母儿合并症较多,胎儿畸形发生率增加。

(五)处理

处理原则为维持血糖正常范围,减少母儿并发症,降低围生儿病死率。

1.妊娠期处理

妊娠期处理包括血糖控制及母儿安危监护。

(1)血糖控制:由于妊娠后母体糖代谢的特殊变化,妊娠期糖尿病患者的血糖控制方法与非孕期不完全相同。

饮食治疗措施如下。GDM:75%～80%GDM 患者仅需要控制饮食量与种类,即能维持血糖在正常范围。根据体重计算每天需要的热卡,体重小于等于标准体重 10%者每天需要 36～40 kcal/kg,标准体重者每天需要 30 kcal/kg,120%～150%标准体重者每天需要24 kcal/kg,大于 150%标准体重者每天需要 12～18 kcal/kg。

热卡分配:①碳水化合物 40%～50%,蛋白质 20%,脂肪 30%～40%;②早餐摄入10%的热卡,午餐和晚餐各 30%,点心(3 次)为 30%。

胰岛素治疗措施如下。妊娠期血糖控制标准:空腹为 3.3～5.6 mmol/L;餐后两小时为4.4～6.7 mmol/L;夜间为 4.4～6.7 mmol/L;三餐前为 3.3～5.8 mmol/L。

孕早期,由于早孕反应,可产生低血糖,胰岛素有时应减量。随孕周增加,体内抗胰岛素物质产生增多,胰岛素用量应不断增加。胰岛素用量高峰时间在妊娠 32～33 周,一部分患者妊娠晚期胰岛素用量减少。常采用速效胰岛素或速效、中效混合制剂,从小剂量开始应用,逐渐调整至理想血糖标准。

产程中,孕妇血糖波动很大,由于体力消耗大,进食少,易发生低血糖。因此,产程中停用所有皮下注射胰岛素,每1～2小时监测一次血糖。

产褥期,随着胎盘排出,体内抗胰岛素物质急骤减少,胰岛素所需量明显下降。胰岛素用量应减少至产前的1/3～1/2,并根据产后空腹血糖调整用量,多在产后1～2周逐渐恢复至孕前水平。

糖尿病合并酮症酸中毒时,主张小剂量胰岛素持续静脉滴注。血糖>13.9 mmol/L,应将胰岛素加入0.9%氯化钠液,每小时5 U,静脉滴注;血糖≤13.9 mmol/L,开始用5%葡萄糖氯化钠液加入胰岛素,酮体转阴后可改为皮下注射。

(2)孕期监护:严密监护血糖、尿糖及酮体、糖化血红蛋白、眼底检查和肾功能等。孕早、中期采用超声波及血清学筛查胎儿畸形。孕32周起可采用NST、脐动脉血流测定及胎动计数等判断胎儿宫内安危。

2.产时处理

产时处理包括分娩时机选择及分娩方式确定。

(1)分娩时机:原则上在加强母儿监护、控制血糖的同时,尽量在38周后分娩。

有下列情况应提前终止妊娠:糖尿病血糖控制不满意,伴血管病变,合并重度子痫前期,严重感染,胎儿宫内生长受限,胎儿窘迫,等等。

(2)分娩方式:妊娠合并糖尿病本身不是剖宫产指征。有巨大胎儿、胎盘功能不良、胎位异常或其他产科指征者,应行剖宫产术。糖尿病并发血管病变等,多应提前终止妊娠,并常需剖宫产。

阴道分娩时,产程中应密切监测宫缩、胎心变化,避免产程延长,应在12小时内结束分娩,产程超过16小时易发生酮症酸中毒。产程中血糖不应低于5.6 mmol/L,以防发生低血糖,也可按每4 g糖加1 U胰岛素比例给予补液。

3.新生儿处理

新生儿出生时应留脐血检查血糖。无论体重大小均按早产儿处理。注意保温、吸氧,提早喂糖水,早开奶。新生儿娩出后30分钟开始定时滴服25%葡萄糖液。注意防止低血糖、低血钙症、高胆红素血症及新生儿呼吸窘迫综合征。

(六)预后

妊娠期糖尿病患者在分娩后一定时期血糖可能恢复正常。但GDM患者中一半以上将在未来的20年内最终成为Ⅱ型糖尿病患者,而且有越来越多的证据表明,其子代有发生肥胖与糖尿病的可能。

二、甲状腺功能亢进

妊娠期间各种内分泌腺均处于活跃状态,各器官、系统均会发生一系列的生理变化,对甲状腺功能均会产生直接或间接的影响。妊娠合并甲状腺功能亢进(以下简称"甲亢")难以诊断,治疗上亦涉及母体与胎儿的特殊情况,与非孕期不尽相同。妊娠合并甲亢的发病率,国内报道为 0.1%～0.2%。

(一)妊娠对甲亢的影响

受体内胎盘激素等的影响,妊娠期孕妇甲状腺处于相对活跃状态,甲状腺体积增大。B 型超声波扫描发现,孕妇甲状腺体积比非妊娠时增大 30%～40%。人绒毛膜促性腺激素引起的甲状腺激素(平均为0.8 mU/L)降低、甲状腺素结合球蛋白升高和白蛋白降低,可使血清总甲状腺激素升高,给甲亢的诊断带来一定困难。对甲亢控制不当的孕妇,分娩或手术时的应激、疼痛的刺激、精神心理压力、劳累、饥饿、感染及不适当停药,均可诱发甲亢危象。

(二)甲亢对妊娠的影响

轻症或经治疗能控制的甲亢,通常对妊娠影响不大;重症或未经系统治疗的甲亢,容易引起流产、早产、胎儿生长受限。抗甲亢药物可通过胎盘屏障进入胎儿体内,有可能造成胎儿甲状腺功能减退(简称"甲减")、新生儿甲状腺功能减退或甲亢。有些药物对胎儿尚有致畸作用,如他巴唑、131 碘等。

(三)临床表现与诊断

多数甲亢孕妇于妊娠前有甲状腺疾病的现病史或既往史,诊断并不困难。轻症甲亢或妊娠期首次发现的甲亢,有时与正常妊娠时的代谢变化不易区别。对于有甲状腺病史或家族史、产后甲状腺炎、甲状腺手术史、抗甲状腺抗体阳性、Ⅰ型糖尿病、自身免疫疾病的患者,孕期应筛查促甲状腺激素水平。

甲亢的临床症状及体征:心悸,休息时心率超过 100 次/分,食欲很好、进食多的情况下孕妇体重不能按孕周增加,脉压增大大于 50 mmHg,怕热,多汗,皮肤潮红,皮温升高,突眼,手震颤,腹泻。实验室检查是诊断甲亢的重要方法。

甲亢孕产妇在手术、分娩、感染及各种应激的情况下,有发生甲亢危象的可能。表现为高热 39 ℃以上、脉率大于 140 次/分、脉压增大、焦虑、烦躁、大汗淋漓、恶心、厌食、呕吐及腹泻等,可伴脱水、休克、心律失常及高心输出量心衰或肺水肿。若处理不及时,孕产妇病死率较高,应及早防治。

(四)处理

处理原则是既要控制甲亢发展,又要通过治疗安全渡过妊娠及分娩期。甲亢不是终止妊娠的适应证,除非伴甲亢性心脏病及高血压等重症病例,才考虑终止妊娠。对病情轻者给予适量镇静剂,让其卧床休息,尽量少用抗甲状腺药物。分娩前应以药物控制。若胎儿已成熟,在基本控制甲亢的基础上适时终止妊娠,并注意预防甲亢危象。

1.药物治疗

首选丙硫氧嘧啶(prophylthiouracil, PTU),此药通过胎盘量少,速度慢,能在甲状腺内阻断甲状腺激素的合成,并阻断 T_4 转变为 T_3。对积极治疗初次诊断的患者,用丙硫氧嘧啶 400 mg/d,病情减轻或稳定后(一般 4～6 周)应逐渐减量至初始剂量的 25%,不可骤然停药。一般治疗剂量参见表 16-1。用药期间密切观察病情变化,包括安静时脉率、脉压、食欲和游离 T_3、游离 T_4 等指标。

表 16-1　甲亢程度与用药剂量间的关系

程度	基础代谢率/%	心率/(次/分)	丙硫氧嘧啶/(mg/d)
轻	＞+30	<100	200～300
中	+30～+60	100～120	300～400
重	＞+60	＞120	400～500

2.手术治疗

妊娠期甲亢患者对药物不敏感或不耐受则可以选择外科手术。外科手术有较高的术后甲状腺功能减退发生率,孕中期手术和麻醉的妊娠丢失率约为 6.5%,故手术仅适用于内科治疗失败或伴有喘鸣、呼吸困难、吞咽困难明显的甲状腺肿/疑有癌变者。

3.产科处理

(1)妊娠期:甲亢孕妇易发生胎儿生长受限,孕期应加强监护。避免感染、精神刺激和情绪波动,避免甲亢危象发生。妊娠 37～38 周入院监护,并决定分娩方式。

(2)分娩期:甲亢控制良好者,除产科因素外,应尽量经阴道分娩。临产后给予精神安慰、减轻疼痛、吸氧、注意补充能量、缩短第二产程。病情控制不满意或未治疗者,分娩有诱发甲亢危象的可能,可放宽剖宫产指征。无论经阴道分娩还是剖宫产均应预防感染。

4.新生儿的处理

出生时取脐血检测 T_3、T_4。注意新生儿甲状腺大小,有无杂音,有无甲亢或甲减的症状和体征。

5.产后哺乳问题

部分甲亢患者产后有病情加重倾向,不但需要继续用药,而且要增加药量。PTU 可以通过乳腺到达乳汁,但乳汁含 PTU 量很少,24 小时内乳汁含量为母亲口服量的 0.07%,故产后哺乳是安全的。如能定期监测新生儿甲状腺功能则更理想。

6.甲状腺危象的抢救措施

(1)丙硫氧嘧啶:服用剂量加倍,以阻断甲状腺激素的合成,一旦症状缓解应及时减量。

(2)碘溶液:能迅速抑制与球蛋白结合的甲状腺激素水解,减少甲状腺激素向血中释放。给予 PTU 后 1 小时,开始口服饱和碘化钾,5 滴/次,每 6 小时 1 次,每天 20～30 滴。碘化钠溶液 0.5～1.0 g 加于 10%葡萄糖液 500 mL,静脉滴注。病情好转后减量,一般使用 3～7 天停药。

(3)普萘洛尔:每次 10～20 mg,口服,每天 3 次,以控制心率。

(4)地塞米松:10～30 mg,静脉滴注。

(5)对症治疗:高热时用物理降温及药物降温,必要时人工冬眠;纠正电解质紊乱及酸、碱失衡。

(6)及时终止妊娠:病情稳定 2～4 小时后终止妊娠,以剖宫产为宜。

第四节　妊娠合并呼吸系统疾病

妊娠增大的子宫及需氧量的增加可影响母体的呼吸功能,若母体呼吸功能已降低,妊娠期和分娩期将会发生母体和胎儿的气体交换和利用的失衡,影响母儿的安危。妊娠合并呼吸系统常见的疾病有肺结核、支气管哮喘及胸廓畸形。

一、肺结核

近年,由于结核菌耐药问题及获得性免疫缺陷病的增加,结核感染在世界范围内又呈增多趋势,妊娠合并肺结核时有发生,属高危妊娠范畴。

(一)妊娠与肺结核的相互影响

1.妊娠对肺结核的影响

近些年的研究调查提示,妊娠及分娩对肺结核多无不利影响。妊娠一般不改变肺结核病的性质,孕期、产后与同龄未孕妇女比较,预后基本相同。

2.肺结核对妊娠的影响

肺结核患者除非同时有生殖器结核,一般不影响受孕。一般认为,非活动性结核或病变范围不大、肺功能无改变者,对妊娠经过和胎儿发育多无大影响。而活动性肺结核的妇女发生流产、胎死宫内、早产、低体重儿的可能性增大。结核病的治疗药物可能对母儿有不良作用。孕妇可在产前、产时及产后将结核菌传给下一代。活动性肺结核未经治疗的母亲,其新生儿在生后第一年有50%感染的可能性。因此,产后须隔离新生儿。

(二)诊断

了解有无结核病史及其治疗情况、家族史及与结核患者密切接触史。对高危人群及有低热、盗汗、乏力、体重下降者,应做结核菌素试验。妊娠期间使用结核菌素纯蛋白衍生物(purfied protein derivative, PPD)进行结核菌素试验是安全有效的。对结核菌素试验由阴转阳的孕妇应行胸部 X 线片检查,此时应以铅围裙遮挡腹部。痰涂片及痰培养有助于诊断。

(三)防治

1.加强宣教

对肺结核的妇女应加强宣教,在肺结核活动期应避免妊娠。若已妊娠,应在妊娠8周内行人工流产,1～2 年后再考虑妊娠。

2.预防性治疗

为防止妊娠期间潜在的结核感染发展为活动性病变,美国消除结核顾问委员会提出对下列孕妇需进行预防性治疗。

(1)有低度危险因素的 35 岁以上孕妇。

(2)结核高发人群的孕妇。

(3)PPD 反应直径大于等于 10 mm 的孕妇。

(4)与传染性结核密切接触的孕妇。

(5)HIV 感染,PPD 反应直径大于等于 5 mm 的孕妇。

(6)X 线片有陈旧病灶,PPD 反应直径大于等于 5 mm 的孕妇。

方法：每天口服异烟肼 300 mg 和维生素 B₆ 50 mg，持续 6～12 个月或直至产后 3～6 个月。预防活动性肺结核的有效率可为 60%～90%。

3.活动性肺结核

妊娠期活动性肺结核的治疗和处理原则与非妊娠妇女相同。原则是早期治疗、联合、适量用药。完善、规律及全程用药是治疗的关键。首选药物为异烟肼 300 mg/d、利福平 600 mg/d、维生素 B₆ 50 mg/d，两个月后改为异烟肼 900 mg、利福平 600 mg，每周 2 次，口服。

作为一线的抗结核药物，异烟肼可以通过胎盘，但目前尚未发现有肯定的致畸作用。但药物有肝脏毒性，用药期间应定期检查肝功能。当转氨酶大于正常 5 倍时必须停药。用药同时服用维生素 B₆ 以减少神经毒性。利福平可通过胎盘，有引起胎儿低纤维蛋白原血症的个别报道。

4.产科处理

病变广泛的活动性肺结核或曾行肺叶切除的孕妇，有效呼吸面积减少及血氧分压降低，易使胎儿缺氧，应在预产期前 1～2 周住院待产。如无产科指征，一般以阴道分娩为宜。但分娩时尽量避免屏气用力，以防止肺泡破裂、病灶扩散和胎儿缺氧，可适当选用手术助产，缩短第二产程。肺结核可在产后加重，产后 6 周和 3 个月应复查，进行胸部 X 线片检查。

5.母乳喂养问题

产后抗结核治疗期间并非母乳喂养的禁忌。服用异烟肼的孕妇，新生儿需要补充维生素 B₆，及时接种卡介苗以预防感染，并每 3 个月检查一次结核菌素试验。但活动性肺结核患者产后应禁止哺乳，新生儿应隔离。

二、妊娠合并支气管哮喘

支气管哮喘（简称"哮喘"）是嗜酸性粒细胞、肥大细胞和 T 淋巴细胞等多种炎性细胞参与的气道慢性非特异性炎症。妊娠合并支气管哮喘的发生率为 0.4%～1.3%。

（一）哮喘与妊娠的相互影响

哮喘的严重程度是决定孕期预后的重要因素。妊娠期能有效控制哮喘发作，则母儿预后良好；哮喘控制不良者，其早产、胎膜早破、低体重儿、围生儿病死率增加。哮喘发作时，孕妇不能维持适当血氧浓度，可引起胎儿缺氧。

（二）诊断

有哮喘发作史的患者，出现呼吸困难、咳嗽，两肺弥漫性哮鸣音，胸部有过度充气表现（胸腔前、后径增大，横膈下降），应考虑哮喘发作的可能。哮喘发作时，喷二次 β-受体兴奋剂吸入后，一分钟用力呼气量增加大于等于 15% 可确诊。通过血气分析及肺功能测定（呼气流量峰值和肺活量等），能进一步判断哮喘的严重程度。哮喘发作应与肿瘤梗阻、喉头水肿、支气管异物、肺梗死及心力衰竭等相鉴别。

（三）治疗

治疗原则：控制发作，纠正缺氧，改善肺功能，尽可能避免药物对胎儿的不利影响。

1.轻度哮喘发作

口服或吸入平喘药，舒张气道平滑肌。例如：沙丁胺醇气雾剂喷吸，每天 2～3 次；沙丁胺醇片剂 2.4 mg，每天 3 次，口服；氨茶碱 0.1 g，每天 3 次，口服；丙酸倍氯米松气雾剂、普米克气雾剂等吸入，每天 1～2 次。

2.重度哮喘发作

低流量吸氧和血气监测的同时,氢化可的松 200 mg 加入 10％葡萄糖液 40 mL,静脉注射,6 小时一次,或泼尼松 40 mg 加入 10％葡萄糖液 40 mL,缓慢静脉注射,4 小时一次,5～7 天逐渐减量。氨茶碱0.25 g加入 10％葡萄糖液 40 mL,缓慢静脉注射(15 分钟),以后氨茶碱 0.5 g 加入 5％葡萄糖液 500 mL,静脉滴注维持,每天总量不应超过 1.5 g。必要时加入糖皮质激素,如氢化可的松 4 mg/kg,一般 200 mg 加入 5％葡萄糖 500 mL,静脉滴注,3～4 小时滴完。也可用泼尼松每天 20～30 mg,口服,症状缓解后每5～7 天逐渐减量。

3.哮喘持续状态

哮喘发作后经积极治疗 30～60 分钟仍无改善,称为"哮喘持续状态"。应及早气管插管机械换气,以维持血氧分压在 60 mmHg 以上,血氧饱和度在 95％以上。并同时积极用药。

4.产科处理

据报道,10％哮喘孕妇在产时发作。处理原则与孕期相同,但应注意以下环节:β_2 受体兴奋剂能抑制宫缩或引起产后出血;慎用全身麻醉剂、镇静剂和止痛剂;禁用前列腺素类制剂;对无产科指征者可经阴道分娩,对重度哮喘发作者可放宽剖宫产指征。

三、胸廓畸形

胸廓畸形多因幼年患脊柱结核、外伤致脊柱后突或侧突,也可见于严重佝偻病和先天异常。胸廓变形缩小、活动受限,可导致肺活量降低和肺循环阻力增加。妊娠期随胎儿发育,膈肌升高,可进一步加重心肺负担,严重时可发生心肺功能衰竭,危及母儿安全。

(一)胸廓畸形对母儿的影响

严重胸廓畸形的孕妇常有肺不张、肺通气不足、代偿性肺气肿、胸腔内大血管受到不同程度挤压。随妊娠进展,通气功能障碍进一步加重。孕妇长期处于低氧血症、酸中毒、高碳酸血症的状态,易发生呼吸道感染等并发症。妊娠期及分娩期需氧量增加及心脏负担加重,更容易发生肺源性心脏病,甚至心肺功能衰竭。

孕妇缺氧可引起胎儿缺氧、早产、胎儿宫内生长受限,甚至胎死宫内。严重胸廓畸形常合并骨盆畸形,难产及剖宫产概率增高。

(二)诊断

应注意身材、体态、脊柱是否弯曲等。肺功能受限者,常有胸式呼吸障碍并伴有口唇、面色发绀等乏氧表现。肺功能检查,肺活量明显下降。肺活量小于 1 000 mL 妊娠者,预后较差。如果出现以下症状,应考虑有肺源性心脏病:呼吸困难加重,发绀加深;颈静脉怒张、静脉压上升,肺部闻及湿啰音;肝大、压痛;头痛、神志模糊,甚至昏迷不醒,四肢抽搐;剑突下心脏搏动明显,提示右心室肥大;肺动脉第二心音亢进,剑突下闻及奔马律及收缩期杂音。

(三)治疗

妊娠前肺活量小于 1 000 mL 者不宜妊娠,一旦妊娠应尽早终止。妊娠 20 周后定期进行肺功能及血气检查,发现异常应及早住院。妊娠后期肺活量小于 600 mL 者应终止妊娠。孕期应积极治疗增加心肺负担的疾病,如贫血、妊娠期高血压疾病、上呼吸道感染等。

分娩方式以剖宫产为宜,产程中不应使用哌替啶等止痛药。给予广谱抗生素预防感染。持续低流量吸氧,氧流量为1～1.5 L/min。密切监护血气变化,对 $PaCO_2$ 持续高值者,术前、术后间断正压吸氧,防止肺不张。必要时给予呼吸兴奋剂。术后补液量应限制在 1 000 mL 以内。

第十七章　妊娠合并外科疾病

第一节　妊娠合并阑尾炎

阑尾炎,尤其是急性阑尾炎是妊娠期最常见的外科合并症,可发生于妊娠的各个时期。文献报道,妊娠期急性阑尾炎的发病率为 0.05%～0.10%,但 80% 以上发病于中、晚孕期。由于孕妇的特殊生理和解剖改变,妊娠中、晚期阑尾炎的诊断较为困难,这个时期阑尾炎并发穿孔率较非孕期高 1.5～3.5 倍,炎症的发展易导致流产或早产,误诊率较高,孕妇病死率亦高达 4.3%。因此,妊娠合并急性阑尾炎是一种较严重的并发症,应早期诊断和及时处理以改善母儿预后。

一、妊娠期阑尾位置的变化

在妊娠初期,阑尾的位置与非妊娠期相似,阑尾根部在右髂前上棘至脐连线中外 1/3 处(麦氏点)。随妊娠周数增加,因子宫增大,盲肠和阑尾的位置也随之向上、向外、向后移位。在妊娠 3 个月末位于髂嵴下两横指,5 个月末达髂嵴水平,8 个月末上升至髂嵴上两横指,妊娠足月可达胆囊区(图 17-1)。随盲肠向上移位的同时,阑尾呈逆时针方向旋转,被子宫推向外、上、后方,阑尾位置相对较深,常被增大的子宫覆盖。于产后 10～12 天才恢复到非妊娠期水平。但也有学者不认同妊娠期阑尾位置的变化,认为无论孕周如何,80% 的孕妇仍是右下腹疼痛。

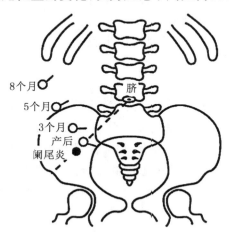

图 17-1　妊娠时阑尾位置的变化

二、妊娠期阑尾炎的特点

妊娠并不诱发阑尾炎,但由于妊娠期阑尾位置的改变,阑尾炎的体征常不典型,炎症不易包裹与局限,常形成腹膜炎。阑尾炎穿孔继发弥漫性腹膜炎较非妊娠期多 1.5～3.5 倍。其原因有:①妊娠期盆腔血液及淋巴循环旺盛,毛细血管通透性增强,组织蛋白溶解能力加强;②增大子宫将腹壁与阑尾分开,使腹壁防卫能力减退;③子宫妨碍大网膜游走,使大网膜不能抵达感染部位发挥防卫作用;④炎症波及子宫可诱发宫缩,宫缩又促使炎症扩散,易导致弥漫性腹膜炎;⑤妊娠期阑尾位置上移及增大子宫的掩盖,使急性阑尾炎并发局限性腹膜炎时,腹肌紧张等腹膜刺激征不明显,体征与实际病变程度不符,容易漏诊而延误治疗时机。

三、临床表现及诊断

妊娠早期急性阑尾炎的症状与体征与非妊娠期基本相同,即有腹痛、恶心、呕吐、发热、右下腹压痛或肌紧张、白细胞计数增高等。70%～80%的患者有转移性右下腹痛。

妊娠中、晚期因增大的子宫使阑尾的解剖位置发生改变,临床表现常不典型。腹痛症状不典型或不明显;常无明显的转移性右下腹痛;阑尾位于子宫背面时,疼痛可能位于右侧腰部;阑尾位置较高,因而压痛点较高;增大的子宫撑起腹壁、腹膜,腹部压痛、反跳痛和肌紧张常不明显;由于妊娠期有生理性白细胞计数增多,白细胞超过 $15×10^9/L$ 才有诊断意义,但也有白细胞计数无明显升高者。

四、鉴别诊断

妊娠期急性阑尾炎的鉴别诊断较困难。在妊娠早期,若症状典型,诊断多无困难,但要与卵巢囊肿蒂扭转、妊娠黄体破裂、右侧输卵管妊娠破裂等相鉴别。妊娠中期需要鉴别的疾病有卵巢囊肿蒂扭转、右侧肾盂积水、急性肾盂肾炎、右输尿管结石、急性胆囊炎等。妊娠晚期要与分娩先兆、胎盘早剥、妊娠期急性脂肪肝、子宫肌瘤红色变性等相鉴别。产褥期急性阑尾炎有时与产褥感染不易区别。

五、处理

妊娠期急性阑尾炎不主张保守治疗。一旦高度怀疑为急性阑尾炎,应在积极抗感染治疗的同时,立即手术。如一时难以明确诊断,又高度怀疑为急性阑尾炎,应积极剖腹探查,以免延误病情。

以连续硬膜外麻醉或硬膜外联合阻滞麻醉为宜。在妊娠早、中期,对阑尾炎诊断明确者可采用麦氏点切口,当诊断不能肯定时,建议用正中或旁正中切口,在妊娠中、晚期,切口应在压痛最明显处。如子宫体较大可采用臀部抬高 $30°～45°$ 或左侧卧位,便于暴露阑尾,减少对子宫的牵拉,并有利于防止仰卧位低血压综合征的发生。阑尾切除后最好不放置腹腔引流,以减少对子宫刺激引起早产。若腹腔炎症局限、阑尾穿孔、盲肠壁水肿,应于其附近放置引流管。以下情况可先行剖宫产再行阑尾切除:①阑尾穿孔并发弥漫性腹膜炎,盆腔感染严重,子宫及胎盘已有感染征象;②近预产期或胎儿近成熟,已具备体外生存能力;③病情严重,危及孕妇生命,而术中暴露阑尾困难。

术后继续抗感染治疗,继续妊娠者,应选择对胎儿影响小、敏感的广谱抗生素,建议用头孢类或青霉素类药物。阑尾炎厌氧菌感染占 75%～90%,应选择针对厌氧菌的抗生素。有资料表明,甲硝唑在妊娠各期对胎儿影响较小,孕期可以选用。对继续妊娠者,术后 3～4 天内应给予保胎药物。

第二节　妊娠合并胆囊炎和胆石症

妊娠期急性胆囊炎和胆石症的发生率仅次于急性阑尾炎。70%急性胆囊炎合并胆石症。急性胆囊炎的病因多为胆结石存在、胆汁排出不畅继发细菌感染。

一、妊娠与急性胆囊炎和胆石症的相互影响

妊娠期在体内孕激素的作用下,血液及胆汁内胆固醇浓度增加,胆道平滑肌松弛,胆囊运动能力减弱,胆汁淤积易致胆固醇沉积形成结石。一部分妊娠期胆石症是无症状的,29%直径大于 10 mm 的结石在产后会自行消失。

妊娠期患急性胆囊炎,其诊断较非孕期困难,常致漏诊、误诊,因而有发生坏死、穿孔、胆汁性腹膜炎和胆源性胰腺炎的危险。而发热、疼痛又有引起胎儿窘迫及诱发宫缩引起流产、早产的可能。

二、临床表现与诊断

妊娠期急性胆囊炎的临床表现与非孕期基本相同。多数患者表现为上腹部阵发性绞痛,并可向右肩部放散,常伴有恶心、呕吐、发热,常为夜间发病并有进食油腻的诱因。查体:右上腹胆囊区有压痛、肌紧张,右肋缘下可触到随呼吸运动触痛的肿大胆囊,胆囊区深吸气时有触痛反应,即墨菲(Murphy)征阳性,但在孕妇并不多见。超声检查显示胆囊体积增大、壁厚,大部分患者显示有结石影像,这是诊断本病的重要依据。同时,应注意与胃、十二指肠溃疡穿孔,高位阑尾炎,急性肠梗阻和急性胰腺炎相鉴别。

三、治疗

治疗原则应以保守治疗为主,多数经保守治疗后缓解。控制饮食,在发作期应禁食、水,必要时行胃肠减压;给予高糖、高蛋白、低脂肪流食,补充维生素;选用对胎儿不良影响较少的抗生素;适当给予解痉、止痛等对症治疗。

对保守治疗失败,并发胆囊积脓、穿孔、弥漫性腹膜炎及胆源性胰腺炎者,应积极手术治疗。无症状胆石症不是手术指征。一般认为妊娠早、中期手术对胎儿无不良影响。妊娠晚期可先行剖宫产,再行胆囊手术。对继续妊娠者,术后给予保胎治疗。

近年有很多妊娠期腹腔镜胆囊切除术的病例报道,认为腹腔镜胆囊切除术在整个妊娠过程中是比较安全的。

第三节　妊娠合并肠梗阻

妊娠期急性肠梗阻较少见。妊娠期急性肠梗阻以肠粘连和肠扭转多见,其次为肠套叠,个别为恶性肿瘤所致。其中多数病例是由既往盆腹腔手术粘连引起的。有文献报道,孕妇病死率为6%,胎儿病死率为 26%,所以妊娠期急性肠梗阻不论对母亲或胎儿都会带来很大的危险性,关键是能否及时做出诊断、及时术前准备和及时手术。

一、妊娠与肠梗阻的关系

妊娠时增大的子宫可能对肠梗阻产生某些影响。例如：妊娠期子宫增大可使以往粘连的肠管受牵拉而扭曲或闭塞；增大的子宫挤压盆腔内的肠管，尤其乙状结肠受压明显；妊娠期孕激素的作用，使肠管平滑肌张力减低，肠蠕动减弱，甚至发生肠麻痹；如果肠系膜过长或过短，妊娠后肠管间的相互位置就会发生改变。

据报道，粘连所致的肠梗阻发生在妊娠早、中、晚期的比例分别为 6％、27％、44％，发生在产褥期约为 21％。妊娠晚期和产褥期容易发生结肠和小肠扭转。

二、临床表现及诊断

由于增大的子宫对腹腔脏器的挤压及腹壁张力受增大子宫的影响，肠梗阻往往失去典型症状及体征，给诊断带来一定困难。如果妊娠期出现阵发性腹部绞痛伴有恶心、呕吐、腹胀，停止排气或排便，腹部可见肠型、肠蠕动波，有腹部振水音，叩诊鼓音，肠鸣音亢进、有气过水声等，应想到肠梗阻的可能。但当妊娠晚期时，由于增大的子宫影响，腹部体征常不明显。结合超声及腹部 X 线检查，出现肠梗阻的征象有助于确定诊断。妊娠期最常发生急性肠梗阻的时期有 3 个：妊娠中期增大的子宫成为腹腔器官时；足月胎头下降时；产后子宫大小骤然改变时。

三、治疗

妊娠期肠梗阻的处理原则与非妊娠期相同。非绞窄性肠梗阻可在严密观察下保守治疗，禁食并行胃肠减压，纠正电解质紊乱及酸、碱失衡，抗生素预防感染。48 小时仍不缓解，应尽快手术。解除肠梗阻和进行适宜的产科处理。绞窄性肠梗阻发生在妊娠的任何时期，均应尽早手术。

肠梗阻发生于妊娠早期，经保守治疗缓解者可继续妊娠。对须手术治疗者，应先行人工流产，部分患者流产后梗阻可自行缓解。肠梗阻发生于妊娠中期，如无产科指征不必终止妊娠，术后适当应用保胎药。在妊娠晚期可先行剖宫产术再行肠梗阻矫治术。

假性肠梗阻是结肠功能紊乱所致的非器质性肠梗阻，多发生在妊娠晚期和分娩期。可给予胃肠减压，肛管排气，纠正电解质紊乱及酸、碱失衡。如保守治疗 72 小时无好转，或 X 线片检查提示结肠扩张已为 9～12 cm，则应手术治疗。

第十八章 异常分娩

第一节 概 论

分娩过程是产力、产道及胎儿等因素相互适应的动态进展过程。任何一种或两种及两种以上因素发生异常,均可导致分娩异常。及时、准确发现产程进展的异常情况,给予适时、适当的处理,以保障母儿安全是处理异常分娩的关键。在判断异常分娩时,不应将上述因素分割考虑。例如,骨盆狭窄可导致胎位异常及宫缩乏力,宫缩乏力亦可引起胎位异常。而后两种异常通过人为调节,有望转化为正常而彼此适应。

一、原因

最常见的原因有产力、产道及胎儿单项因素或复合异常。

(一)产力异常

产力异常包括子宫收缩力异常、腹肌及膈肌收缩力异常和肛提肌收缩力异常,其中主要是子宫收缩力异常。子宫收缩力异常又分为子宫收缩乏力(协调性子宫收缩乏力和不协调性子宫收缩乏力)及子宫收缩过强(协调性子宫收缩过强和不协调性子宫收缩过强)。子宫收缩乏力可导致产程延长或停滞,子宫收缩过强可引起急产或严重的并发症。

(二)产道异常

产道异常有骨产道异常及软产道异常,临床上以骨产道狭窄多见。骨产道狭窄可导致产力异常或胎位异常。骨产道过度狭窄,即使正常大小的胎儿也难以通过(头盆不称),导致分娩异常。

(三)胎儿异常

胎儿异常包括胎位异常(头先露异常、臀先露异常等)及胎儿相对过大。

二、临床表现及诊断

(一)母体方面的变化

1.一般情况

产程延长可使产妇烦躁不安、乏力、进食减少。检查可见口干唇裂、齿垢、舌苔黄厚,甚至伴有体温升高;严重者可出现肠胀气或尿潴留。

2.产科情况

产力异常时,在宫缩高峰指压宫底部肌壁可出现凹陷或子宫收缩过强、过频;宫颈水肿或宫颈扩张缓慢、停滞;胎先露部下降延缓或于宫缩时胎先露部不下降;严重时,子宫下段极度拉长、出现病理缩复环并伴局部压痛。

(二)胎儿方面的变化

1.胎头水肿或血肿

产程进展缓慢或停滞可使胎头先露部位软组织长时间受到产道挤压,出现胎头水肿(又称

"产瘤"），或胎头在产道中被挤压、牵拉使骨膜下血管破裂，发生胎头血肿。

2.胎儿颅骨缝过度重叠

分娩过程中，通过颅骨缝轻度重叠使头颅变形，缩小头颅体积，有利于胎头娩出。但骨产道相对狭窄，产程延长时，胎儿颅骨缝可能过度重叠，表明存在明显头盆不称，不宜经阴道分娩，应选择剖宫产结束分娩。

3.胎儿窘迫

产程延长，特别是第二产程延长可出现胎儿窘迫。

(三)产程时间延长

常见以下 7 种情况，可以单独存在，也可以并存。

(1)潜伏期延长：潜伏期超过 16 小时。

(2)活跃期延长：活跃期超过 8 小时。当活跃期宫口扩张速度初产妇小于 1.2 cm/h、经产妇小于1.5 cm/h时，常提示活跃期延长。

(3)活跃期停滞：活跃期宫口停止扩张在 2 小时以上。

(4)第二产程延长：初产妇第二产程超过 2 小时（硬膜外麻醉无痛分娩时以超过 3 小时为标准）、经产妇第二产程超过 1 小时。

(5)胎头下降延缓：在宫颈扩张减速期及第二产程时，胎头下降最快。此阶段胎头下降速度初产妇小于 1.0 cm/h、经产妇小于 2.0 cm/h，称为胎头下降延缓。

(6)胎头下降停滞：指减速期后胎头下降停滞 1 小时以上。

(7)滞产：总产程超过 24 小时。

临产后应密切观察产程进展，认真绘制产程图。一旦产程图中出现上述产程进展异常情况，积极寻找导致产程异常的原因，根据原因做出相应的处理。

三、处理

异常分娩处理原则应以预防为主，尽可能做到产前预测充分，产时诊断准确、及时，针对原因适时处理。无论出现哪种产程异常，均需仔细评估子宫收缩力、胎儿大小与胎位、骨盆狭窄程度及头盆是否相称等，综合分析决定分娩方式。

(一)经阴道分娩的处理

若无明显的头盆不称，原则上应给予每个产妇阴道试产的机会。

1.潜伏期延长

因不易前瞻性地确定临产的精确时间而使潜伏期的处理较困难。疑有潜伏期延长时，首选治疗性休息，如用哌替啶 100 mg 或吗啡 10 mg，肌内注射。镇静治疗可使假临产者的宫缩消失。绝大多数潜伏期宫缩乏力产妇经充分休息后自然进入活跃期，仅有不足 5% 潜伏期宫缩乏力者需用缩宫素加强产力。

2.活跃期延长及停滞

在排除头盆不称的前提下，可行人工破膜，配合缩宫素静脉滴注等处理，试产 2～4 小时。在试产过程中应保持有效宫缩（如宫缩持续 30～50 秒，强度适中，间隙期 3 分钟）。若试产顺利，宫颈扩张速度应大于等于 1 cm/h。试产过程中需要严密观察胎心率及产程进展，若发现枕后位等胎位异常，可通过指导产妇改变体位促进胎头枕部向前旋转，必要时可手转胎头矫正胎位。若宫缩有效，经试产2～4小时宫颈扩张无进展，说明头盆不称，应及时行剖宫产术结束分娩。

3.第二产程延长

第二产程胎头下降延缓或胎头下降停滞时，要高度警惕头盆不称可能，应立即行阴道检查。在及时查清胎方位及有无骨盆狭窄的同时，应进一步检查胎头颅骨缝重叠程度、胎先露部位置、胎头是否衔接、有无产瘤及复合先露等。在充分判定头盆相称程度的基础上，应指导产妇配合宫缩加腹压用力缩短第二产程，也可静脉滴注缩宫素加强产力。若为持续性枕横位或枕后位，可徒手转至枕前位，S＞＋3、胎头双顶径已越过中骨盆横径时，可行胎头吸引术或产钳术助产。结合产力、胎位及胎心率等综合因素决定分娩方式，避免第二产程延长。

通过上述处理，有可能纠正头盆不称导致的继发性宫缩乏力，避免产程延长及停滞，并使胎儿经阴道自然娩出或手术助产娩出。

(二)难以经阴道分娩的处理

产程中一旦发现胎头呈高直后位、前不均倾位、颏后位及额先露，均应终止阴道试产，行剖宫产术结束分娩。骨盆绝对性狭窄或胎儿过大，明显头盆不称或肩先露及臀先露，尤其是足先露时，均应行择期行剖宫产术。产力异常发生病理缩复环时，无论胎儿是否存活，应立即制止宫缩并尽早行剖宫产术。

第二节　产力异常

子宫收缩力是分娩进程中最重要的产力，贯穿分娩全过程，具有节律性、对称性、极性及缩复作用等特点。无论何种原因使上述特点发生改变，如失去节律性、极性倒置、收缩过弱或过强，均称为“子宫收缩力异常”，简称“产力异常”。产力异常主要包括子宫收缩乏力及子宫收缩过强两种，每种又有协调性及不协调性之分(图18-1)。

- 子宫收缩力异常
  - 子宫收缩乏力
    - 协调性(低张性)
      - 原发性
      - 继发性
    - 不协调性(高张性)
  - 子宫收缩过强
    - 协调性(急产)
    - 不协调性
      - 子宫痉挛性狭窄环
      - 强直性子宫收缩

图18-1　子宫收缩力异常的分类

一、子宫收缩乏力

(一)原因

子宫收缩功能取决于子宫肌源性、精神源性及激素调节体系中的同步化程度，三者之中任何一方功能异常均可直接导致产力异常。

1.头盆不称或胎位异常

胎儿先露部下降受阻，不能紧贴子宫下段及宫颈内口，影响内源性缩宫素的释放及反射性子宫收缩,是继发性子宫收缩乏力最常见的病因。

2.精神源性因素

产妇对分娩有恐惧心理,精神过度紧张,或对妊娠及分娩生理认识不足,缺乏产前系统培训,过早兴奋与疲劳及对胎儿安危等过分担忧,均可导致原发性子宫收缩乏力。

3.子宫肌源性因素

子宫畸形(如单角子宫、双角子宫等)、子宫肌纤维过度伸展(如巨大胎儿、双胎妊娠、羊水过多等)、经产妇子宫肌纤维变性及结缔组织增生或子宫肌瘤等,均可影响子宫收缩的对称性及极性,引起子宫收缩乏力。

4.内分泌失调

临产后产妇体内缩宫素、前列腺素合成及释放不足,或雌激素不足使缩宫素受体量少,均可直接导致子宫收缩乏力。胎儿肾上腺系统发育未成熟时,使胎儿胎盘单位合成与分泌硫酸脱氢表雄酮量少,致宫颈成熟欠佳,亦可引起原发性宫缩乏力。

5.其他

在产程早期使用大剂量解痉、镇静、镇痛剂,如硫酸镁、哌替啶及前列腺素拮抗剂等,可直接抑制子宫收缩。行硬膜外麻醉无痛分娩或产妇衰竭时,亦影响子宫收缩力使产程延长。

(二)临床表现及诊断

1.协调性子宫收缩乏力

协调性子宫收缩乏力又称"低张性子宫收缩乏力"。其特点是子宫收缩具有正常的节律性、对称性及极性,仅收缩力弱。宫缩高峰时用手指按压宫底部肌壁仍可出现凹陷,而此时宫腔内压常低于 15 mmHg,致使宫颈不能如期扩张、胎先露部不能如期下降,使产程延长,甚至停滞。根据宫缩乏力发生时期分为两种。①原发性宫缩乏力:指产程一开始就出现宫缩乏力。因发生在潜伏期,应首先明确是否真正临产,排除假临产。②继发性宫缩乏力:指产程开始时子宫收缩力正常,产程进展到活跃期以后,宫缩强度转弱,使产程延长或停滞,多伴有胎位或骨盆等异常。

2.不协调性子宫收缩乏力

不协调性子宫收缩乏力又称"高张性子宫收缩乏力"。其特点是子宫两角的起搏点不同步或起搏信号来自多处,致使宫缩失去正常的对称性、节律性,尤其是极性,甚至宫缩强度下段强而上段弱,收缩波逆转,不能产生向下的合力。尽管宫内压随宫缩而升高,但胎先露部不降,宫口亦不能扩张,属无效宫缩。因宫缩间歇期子宫壁不完全放松,产妇可出现持续性腹痛及静息宫内压升高。

(三)对产程及母儿影响

1.对产程的影响

协调性与不协调性宫缩乏力均使产程进展缓慢或停滞。原发性宫缩乏力可致潜伏期延长,继发性宫缩乏力因其发生时限不同而分别导致第一及第二产程延长、停滞,甚至发生滞产。

2.对产妇的影响

产程延长直接影响产妇的休息及进食,加上体力消耗和过度换气,可致产妇精神疲惫、全身乏力,严重者可有脱水、酸中毒或低钾血症。第二产程延长可因产道受压过久而致产后排尿困难、尿潴留,甚至发生尿瘘或粪瘘。同时,亦可导致产后出血,并使产褥感染率增加。

3.对胎儿的影响

不协调性宫缩乏力不能使子宫壁完全放松,对子宫胎盘循环影响大,胎儿在宫内缺氧容易发生胎儿窘迫。产程延长使胎头及脐带等受压机会增加,手术助产机会增加,易发生新生儿产伤,使新生儿窒息、颅内出血及吸入性肺炎等发病率增加。

(四)处理

1.协调性子宫收缩乏力

无论是原发性还是继发性,应寻找原因,检查有无头盆不称与胎位异常,阴道检查了解宫颈扩张和胎先露部下降情况。发现有头盆不称(胎儿过大、骨盆狭小等),估计不能经阴道分娩者,或胎位异常(高直后位、前不均倾位、肩先露、完全臀先露、足先露等)者,应及时行剖宫产术。确认无头盆不称和胎位异常,估计能经阴道分娩者,应采取加强宫缩的措施。

(1)第一产程

一般处理:应从预防宫缩乏力着手,解除产妇对分娩的心理顾虑与紧张情绪,指导其休息、饮食及大小便等。对潜伏期出现的宫缩乏力,应与假临产相鉴别,必要时可用强镇静剂如哌替啶 100 mg 或吗啡 10 mg,肌内注射,镇静治疗后可使假临产者的宫缩消失,而绝大多数潜伏期宫缩乏力者经充分休息后自然转入活跃期。

加强宫缩。①物理方法:宫口扩张大于等于 3 cm、无头盆不称、胎头已衔接而产程延缓,可行人工破膜术,使胎头直接紧贴子宫下段及宫颈内口,引起反射性子宫收缩,加速产程进展,一旦破膜应同时观察羊水性状,但对潜伏期宫缩乏力者不主张行人工破膜术。宫颈 Bishop 评分大于等于 7 分者,成功率较高。此外,针刺合谷、三阴交、太冲、支沟等穴位,也可增强宫缩强度。②药物。缩宫素静脉滴注:从小剂量开始,通常用缩宫素 2.5 U 加入 5% 葡萄糖液 500 mL 中,每 1 mL 中含有 5 mU 缩宫素,开始滴速为 8 滴/分,每分钟滴入的缩宫素应控制在 2.5 mU,在确定无过敏后,剂量可逐渐增加,在 15 分钟内调整到有效剂量(宫缩间歇 2～3 分钟,每次宫缩持续 40 秒以上,宫腔压力不超过 60 mmHg)。通过调整给药浓度,在不引起子宫过强收缩及胎儿窘迫的情况下,使宫口扩张及胎先露部下降;缩宫素的血浆半衰期平均为 5 分钟,用药后 20～40 分钟可达血浆稳态浓度,因此加量间隔以 40 分钟、每次增加浓度以 1～3 mU/min 为宜,最大给药浓度不超过 7.5 mU/min。患者对缩宫素的反应与用药前子宫的收缩活性、敏感性、宫颈成熟度及孕周有关,因此用药时一定要有医师或助产士在床旁守护,密切观察宫缩、胎心率、血压及产程进展等变化,亦可用胎儿电子监护仪体外监测宫缩、胎心及胎动反应。若发现血压升高,应减慢滴注速度;一旦出现激惹性宫缩、宫缩持续时间超过 1 分钟或胎心率明显减少(包括胎心持续减速及晚期减速等),均应立即停用缩宫素。对有明显产道梗阻或伴瘢痕子宫者不宜应用。地西泮静脉注射:地西泮 10 mg,直接静脉缓慢推注,2～3 分钟注完。间隔 4～6 小时酌情再用。其机制为地西泮可选择性地使宫颈肌纤维松弛,而不影响宫体肌收缩,且降低母体交感神经系统兴奋性,使子宫血管张力下降,有助于改善子宫的血循环。同时,其镇静、催眠作用可缓解产妇的紧张情绪及疲惫状态,进而可减少产妇体内儿茶酚胺的分泌而有助于子宫收缩。此法安全、有效,国内比较常用。

(2)第二产程:若头盆相称出现宫缩乏力,可静脉滴注缩宫素加强产力,同时指导产妇配合宫缩屏气用力,争取经阴道自然分娩;若出现胎儿窘迫征象应尽早结束分娩,胎头双顶径已通过坐骨棘平面且无明显颅骨缝重叠者,可行低位/出口产钳术或胎头吸引术助产分娩;否则,应行剖宫产术。

(3)第三产程:胎肩娩出后可立即将缩宫素 10～20 U 加入 10% 葡萄糖液 100 mL 内,静脉滴注,预防产后出血。对产程长、胎膜早破及手术产者,应给予抗生素预防感染。

2.不协调性子宫收缩乏力

处理原则是调节子宫收缩,使其恢复正常节律性及极性。可给予哌替啶 100 mg 或吗啡 10 mg,肌内注射,产妇充分休息后多能恢复为协调性子宫收缩,但对伴有胎儿窘迫征象及伴有头盆不称者则禁用强镇静剂,应尽早行剖宫产术。在子宫收缩恢复为协调性之前,严禁应用缩宫药物,以免加重病情。

二、子宫收缩过强

(一)临床表现及诊断

1.协调性子宫收缩过强

特点是子宫收缩的节律性、对称性及极性均正常,仅收缩力过强。若无产道梗阻,常以产程短暂为特征。当宫口扩张速度大于等于 5 cm/h、宫口迅速开全后,分娩在短时间内结束,总产程小于 3 小时,称为"急产"。若存在产道梗阻或瘢痕子宫,可发生病理缩复环或子宫破裂。

2.不协调性子宫收缩过强

(1)子宫痉挛性狭窄环:特点是子宫局部平滑肌呈痉挛性不协调性收缩形成环形狭窄,持续不放松,称为"子宫痉挛性狭窄环"。狭窄环常见于子宫上、下段交界处及胎体狭窄部,如胎儿颈部。产妇出现持续性腹痛,烦躁不安,宫颈扩张缓慢,胎先露部下降停滞,胎心时快时慢,腹部检查很难发现此环,第三产程常造成胎盘嵌顿,手取胎盘时可在宫颈内口上方直接触到此环。此环与病理缩复环的区别是环的位置不随宫缩而上升,它不是子宫破裂的先兆。

(2)强直性子宫收缩:常见于缩宫药使用不当。其特点是子宫收缩失去节律性,呈持续性强直性收缩。产妇因持续性腹痛常有烦躁不安、腹部拒按,不易查清胎位,胎心听不清。若合并产道梗阻,亦可出现病理缩复环、血尿等先兆子宫破裂征象。

(二)对产程及母儿影响

1.对产程的影响

协调性子宫收缩过强可致急产,不协调性子宫收缩过强形成子宫痉挛性狭窄环或强直性子宫收缩,可导致产程延长及停滞。

2.对产妇的影响

无论急产还是强直性子宫收缩均易造成软产道裂伤。同时,宫缩过强使宫腔内压力增高,有发生羊水栓塞的危险。子宫痉挛性狭窄环可使产程停滞、胎盘嵌顿,增加产后出血、产褥感染及手术产的机会。

3.对胎儿的影响

急产及强直性子宫收缩使子宫胎盘血流减少,子宫痉挛性狭窄环使产程延长,均易发生胎儿窘迫及新生儿窒息,严重者直接导致死胎及死产。

（三）处理

应以预防为主,有急产史(包括家族有急产史)者应提前入院待产,临产后慎用缩宫药及其他可促进宫缩的产科处置,包括灌肠、人工破膜等。一旦发生强直性子宫收缩,给予产妇吸氧的同时应用宫缩抑制剂,如25％硫酸镁20 mL加入5％葡萄糖液20 mL,缓慢静脉注射,哌替啶100 mg,肌内注射(适用于4小时内胎儿不会娩出者),在抑制宫缩的同时密切观察胎儿安危。若宫缩缓解、胎心正常,可等待自然分娩或经阴道手术助产;若宫缩不缓解,已出现胎儿窘迫征象或病理缩复环者,应尽早行剖宫产术;若胎死宫内,应先缓解宫缩,随后阴道助产处理死胎,以不损害母体为原则。

第三节　产道异常

产道异常包括骨产道异常及软产道异常,以骨产道异常多见。骨产道异常又包括骨盆形态异常及骨盆径线过短。

一、骨产道异常

骨盆径线过短或骨盆形态异常,使骨盆腔容积小于胎先露部能够通过的限度,阻碍胎先露部下降,影响产程顺利进展,称为"狭窄骨盆"。狭窄骨盆可以是一个径线过短或多个径线同时过短,也可以是一个平面狭窄或多个平面同时狭窄。无论哪种类型的狭窄骨盆均可减小骨盆腔容积,影响产道通畅。造成狭窄骨盆的原因有先天发育异常、疾病及外伤等。

（一）狭窄骨盆的分类

1.骨盆上口平面狭窄

扁平型骨盆最常见,以骨盆上口平面前后径狭窄为主。根据骨盆上口平面狭窄程度,分为三级:Ⅰ级为临界性狭窄,骶耻外径为18 cm,对角径为11.5 cm,骨盆上口前后径为10.0 cm,绝大多数可经阴道自然分娩;Ⅱ级为相对性狭窄,骶耻外径为16.5～17.5 cm,对角径为10.0～11.0 cm,骨盆上口前后径为8.5～9.5 cm,经试产后才能决定是否可以经阴道分娩;Ⅲ级为绝对性狭窄,骶耻外径小于等于16.0 cm,对角径小于等于9.5 cm,骨盆上口前后径小于等于8.0 cm,必须以剖宫产结束分娩。根据形态变异可将扁平骨盆分为两种。

(1)单纯扁平骨盆:骨盆上口呈横扁圆形,骶岬向前下突出,使骨盆上口前后径缩短而横径正常,骶凹存在,髂棘间径与髂嵴间径比例正常。

(2)佝偻病性扁平骨盆:骨盆上口呈横的肾形,骶岬向前突出,骨盆上口前后径明显缩短,骶凹消失,骶骨下段变直后移,尾骨前翘,髂骨外展使髂棘间径大于等于髂嵴间径,坐骨结节外翻使耻骨弓角度及坐骨结节间径增大(图18-2)。

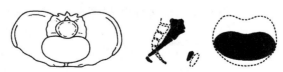

图18-2　佝偻病性扁平骨盆

2.中骨盆平面狭窄

其主要见于男型骨盆及类人猿型骨盆,以坐骨棘间径及中骨盆后矢状径狭窄为主。中骨盆平面狭窄分为三级:Ⅰ级为临界性狭窄,坐骨棘间径为 10.0 cm,坐骨棘间径加后矢状径为13.5 cm;Ⅱ级为相对性狭窄,坐骨棘间径为 8.5～9.5 cm,坐骨棘间径加后矢状径为 12.0～13.0 cm;Ⅲ级为绝对性狭窄,坐骨棘间径小于等于 8.0 cm,坐骨棘间径加后矢状径小于等于 11.5 cm。

类人猿型骨盆,又称"横径狭窄骨盆",以骨盆各平面横径狭窄为主,入口平面呈纵椭圆形,常因中骨盆及出口平面横径狭窄影响分娩。

3.骨盆下口平面狭窄

其常与中骨盆平面狭窄相伴行,常见于男型骨盆,其入口呈前窄后宽的鸡心形,骨盆上口各径线值正常。由于骨盆侧壁内收及骶骨平直使坐骨切迹小于 2 横指、耻骨弓角度小于 90°,呈漏斗型骨盆(图 18-3)。根据坐骨结节间径及坐骨结节间径与骨盆下口后矢状径之和数值不同,将骨盆下口平面狭窄分三级:Ⅰ级为临界性狭窄,坐骨结节间径为 7.5 cm,坐骨结节间径与出口后矢状径之和为 15.0 cm;Ⅱ级为相对性狭窄,坐骨结节间径为 6.0～7.0 cm,坐骨结节间径与出口后矢状径之和为 12.0～14.0 cm;Ⅲ级为绝对性狭窄,坐骨结节间径小于等于 5.5 cm,坐骨结节间径与出口后矢状径之和小于等于 11.0 cm。

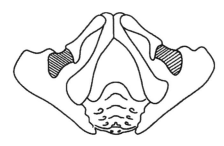

图 18-3　漏斗型骨盆

4.骨盆 3 个平面狭窄

骨盆外形属女型骨盆,骨盆 3 个平面各径线均比正常值小 2 cm 或更多且骨盆形态正常,称为"均小骨盆",常见于身材矮小、体形匀称的妇女(图 18-4)。

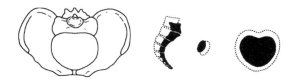

图 18-4　均小骨盆

5.畸形骨盆

畸形骨盆指骨盆丧失正常形态及对称性所致的狭窄,包括跛行及脊柱侧突所致的偏斜骨盆及骨盆骨折所致的畸形骨盆。偏斜骨盆的共性特征是骨盆两侧的侧斜径(一侧髂后上棘与对侧髂前上棘间径)或侧直径(同侧髂后上棘与髂前上棘间径)之差大于 1 cm(图 18-5)。骨盆骨折常见尾骨骨折使尾骨尖前翘或骶尾关节融合使骨盆下口前后径明显变短,导致骨盆下口平面狭窄而影响分娩。

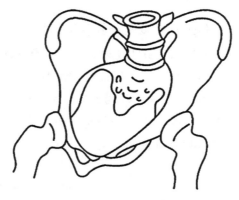

图 18-5　偏斜骨盆

(二)狭窄骨盆的临床表现

1.骨盆上口平面狭窄的临床表现

(1)胎先露及胎方位异常:骨盆上口平面狭窄时,初产妇腹形多呈尖腹,经产妇呈悬垂腹。狭窄骨盆孕产妇臀先露、肩先露等异常胎位发生率明显高于正常骨盆者,为后者的 3 倍以上。即使头先露,常见初产妇已临产,胎头迟迟不入盆。检查胎头跨耻征阳性;产程早期胎头常呈不均倾位或仰伸位入盆。若为临界性或相对性骨盆上口平面狭窄、胎儿不大且产力好,经充分试产,后不均倾位胎头后顶骨可紧贴骶凹后移下降,使前顶骨同步后移入盆成为均倾位衔接,可经阴道分娩;否则,胎头受阻于骨盆上口,衔接失败,属绝对性头盆不称,应剖宫产结束分娩。偶有胎头仍未衔接、胎头产瘤已抵达盆底的假象,此时在耻骨联合上方仍可触及胎头双顶径,多见于单纯型扁平骨盆且盆腔较浅时。

(2)产程进展异常:骨盆上口平面狭窄而致相对性头盆不称时,常见潜伏期及活跃期早期产程延长。经充分试产,一旦胎头衔接则后期产程进展相对顺利。绝对性头盆不称,常导致宫缩乏力及产程停滞。

(3)其他:因胎头对前羊膜囊压力不均或胎头高浮,胎膜早破及脐带脱垂等发病率增高。头盆不称产妇脐带脱垂风险为正常产妇的 4～6 倍。偶有狭窄骨盆伴有宫缩过强者,因产道梗阻出现腹痛拒按、排尿困难,甚至尿潴留等症状。检查可见产妇下腹压痛明显、耻骨联合分离、宫颈水肿,甚至出现病理缩复环、肉眼血尿等先兆子宫破裂征象。若未及时处理可发生子宫破裂。

2.中骨盆平面狭窄的临床表现

(1)胎方位异常:中骨盆平面狭窄多为男型骨盆及类人猿型骨盆。此两型骨盆上口平面呈前窄后宽形状,胎头虽能按时衔接,但易出现枕后位衔接。当胎头下降至中骨盆平面时,中骨盆横径狭窄致使胎头内旋转受阻,易出现持续性枕后(横)位。在第一产程,产妇常过早出现排便感,应及时行肛门检查或阴道检查,及时发现并纠正此种胎方位,并充分预测头盆相称程度。中骨盆平面狭窄同样可导致头盆不称,经阴道分娩受阻。

(2)产程进展异常:胎头多于宫口近开全时完成内旋转,因此持续性枕后(横)位可使减速期及第二产程延长,尤其多导致第二产程延长及胎头下降延缓与停滞。

（3）其他：中骨盆平面狭窄易致继发性宫缩乏力，使胎头滞留产道过久，压迫尿道与直肠，易发生产时、产后排尿困难，严重者可发生尿瘘或粪瘘。胎头强行通过中骨盆及手术助产矫正胎方位等均使胎头变形、颅骨缝重叠幅度增大，易发生胎儿颅内出血、头皮血肿等。中骨盆严重狭窄、宫缩又较强，同样可发生子宫破裂。强行阴道助产则可导致严重的会阴、阴道损伤。

3.骨盆下口平面狭窄的临床表现

骨盆下口平面狭窄常与中骨盆平面狭窄并存。若为单纯骨盆下口平面狭窄，第一产程进展顺利，而胎头达盆底后受阻，导致继发性宫缩乏力及第二产程停滞，胎头双顶径不能通过骨盆下口。

（三）狭窄骨盆的诊断

除X线检查能够精确测量外，至今尚无其他精确的临床检查方法。但X线检查对母儿双方均不利，现已弃用。骨产道异常并非决定分娩方式的唯一指标，尚需参考产力、胎位、胎儿大小等因素综合考虑，但准确评估骨产道是否异常，仍是决定分娩方式的重要前提。

1.病史

询问产妇既往是否患佝偻病、骨结核、脊髓灰质炎及骨外伤等，对经产妇更应详细询问既往分娩史，如有无难产及其原因等。

2.全身检查

注意身高、脊柱及下肢残疾情况及米氏菱形窝是否对称等。身高低于145 cm者易合并均小骨盆，脊柱侧突或跛行者可伴偏斜骨盆畸形。骨骼粗壮、颈部较短者易伴漏斗型骨盆。米氏菱形窝对称但过扁者易合并扁平骨盆、过窄者易合并中骨盆平面狭窄，两髂后上棘对称突出且狭窄者往往是类人猿型骨盆，米氏菱形窝不对称、一侧髂后上棘突出者则偏斜骨盆可能性大。

3.腹部检查

初产妇呈尖腹、经产妇呈悬垂腹者，往往提示可能有骨盆上口平面狭窄。对腹形正常者通过尺测子宫长度、腹围，B型超声波检查测量胎头双顶径等检查充分预测胎儿大小，并查清胎位，临产后还应充分估计头盆关系，需行胎头跨耻征检查。方法：产妇排尿后仰卧，两腿伸直，检查者一手放在耻骨联合上方，另一手向骨盆腔方向推压胎头，如胎头低于耻骨联合平面，称为"胎头跨耻征阴性"，表示头盆相称；若胎头与耻骨联合在同一平面，称为"胎头跨耻征可疑阳性"，表示头盆可能不称；若胎头高于耻骨联合平面，称为"胎头跨耻征阳性"，表示头盆不称。头盆不称提示有骨盆相对性或绝对性狭窄可能，但头盆是否相称还与骨盆倾斜度和胎方位相关，不能单凭一次检查轻易地做出临床诊断，必要时可动态观察并参考产程进展等做出最终诊断。

4.骨盆测量

除测量髂棘间径、髂嵴间径、骶耻外径和坐骨结节间径外，还应注意检查耻骨弓角度、对角径、坐骨切迹宽度、坐骨棘内突程度、骶凹曲度及骶尾关节活动度等，以便充分预测骨盆各平面的狭窄程度。如骨盆外测量各径线值小于正常值2 cm或以上，诊断为均小骨盆；骶耻外径小于18 cm、对角径小于11.5 cm时，诊断为扁平骨盆；坐骨切迹宽度间接反映中骨盆后矢状径大小、中骨盆平面狭窄往往伴有骨盆下口平面狭窄，通过测量坐骨结节间径、坐骨棘内突程度及坐骨切迹宽度,间接判断中骨盆平面狭窄程度;坐骨结节间径小于 8.0 cm、耻骨弓角度小于 90°、坐骨结节间径与出口后矢状径之和小于 15.0 cm、坐骨切迹宽度小于 2 横指时,诊断为漏斗型骨盆。

5.胎位及产程动态监测

初产妇临产后胎头尚未衔接或呈臀先露、肩先露等异常胎先露,或头先露呈不均倾位衔接,或胎头内旋转受阻及产力、胎位正常而产程进展缓慢时,均提示有狭窄骨盆可能,应及时行相应检查,做出准确的狭窄骨盆的定位诊断,并根据头盆相称程度选择分娩方式。

(四)狭窄骨盆对产程及母儿影响

1.对产程的影响

狭窄骨盆可使产程延长及停滞。骨盆上口平面狭窄可使潜伏期及活跃期均延长或停滞;中骨盆平面狭窄可使胎头下降延缓、胎头下降停滞、活跃期及第二产程延长;骨盆下口平面狭窄可使第二产程延长及胎头下降停滞。

2.对产妇的影响

骨盆上口平面狭窄使异常胎先露发生率增加;中骨盆平面狭窄易致胎方位异常;胎先露部下降受阻多导致继发性宫缩乏力,产程延长,使手术产及产后出血增多;产道受压过久,可形成尿瘘或粪瘘;个别情况下伴宫缩过强形成病理缩复环,可致子宫破裂;因滞产行阴道检查次数增多,产褥感染机会增加。

3.对胎儿的影响

骨盆上口平面狭窄使胎头高浮或胎膜早破,使脐带先露及脐带脱垂机会增多,容易发生胎儿窘迫及胎儿死亡;胎头内旋转及下降受阻,在产道受压过久,强行通过狭窄产道或手术助产,均能使胎头变形、颅骨缝重叠而致硬脑膜甚至大脑镰、小脑幕等撕裂,引起颅内出血及其他新生儿产伤、感染等疾病。

(五)狭窄骨盆分娩处理

近年,绝对性狭窄骨盆已少见,临床较多见的是相对性狭窄骨盆。必须根据狭窄骨盆的类型、程度,同时参考产力、胎儿大小、胎方位、胎头变形程度及胎心等因素,综合分析、判断,决定分娩方式。

1.骨盆上口平面狭窄的处理

(1)骶耻外径为 16.5～17.5 cm、骨盆上口前后径为 8.5～9.5 cm、胎头跨耻征可疑阳性时,属相对性骨盆上口平面狭窄。若产妇一般状况好,产力良好,足月胎儿小于 3 000 g,胎位、胎心正常,应给予阴道试产机会,试产时间以 2～4 小时为宜。试产充分与否的判定,除参考宫缩强度外,应以宫口扩张为衡量标准。骨盆上口平面狭窄的试产应使宫口扩张至 3 cm 以上。如宫口开大已两小时不再进展时,可行人工破膜加强产力,同时观察羊水性状。胎头未衔接时行人工破膜术有脐带脱垂的危险,故胎头高浮时应禁用。破膜宜在宫缩间歇期进行,破膜前后应常规听诊胎心,及时发现有无胎心减速。当出现胎心变异减速或持续减速时,应立即行阴道检查,以确诊有无脐带脱垂。若破膜后产程仍无明显进展或出现胎儿窘迫征象,应及时行剖宫产术结束分娩。

(2)骶耻外径小于等于 16.0 cm、骨盆上口前后径小于等于 8.0 cm、胎头跨耻征阳性时,属绝对性骨盆上口平面狭窄,足月活胎不能入盆经阴道分娩,应行剖宫产术。

骨盆上口平面狭窄产妇往往在第一产程就会出现宫缩乏力,而在第二产程又需要强有力的腹肌收缩配合方能完成分娩,这类产妇不宜行硬膜外麻醉无痛分娩。

2.中骨盆平面狭窄的处理

中骨盆平面狭窄主要影响胎头俯屈及内旋转,容易导致持续性枕后位或枕横位,产妇多表现为活跃期与第二产程延长及停滞、继发性宫缩乏力。若宫口开全,胎头双顶径已达坐骨棘水平或以下,多能转至枕前位自然分娩,个别情况需手转胎头阴道助产。若宫口开全已 1 小时以上,产力良好而胎头双顶径仍在坐骨棘水平以上,或伴有胎儿窘迫征象,应行剖宫产术。

3.骨盆下口平面狭窄的处理

不应阴道试产。当坐骨结节间径与出口后矢状径之和大于 15 cm 时,胎头可后移利用出口后三角空隙娩出。若两者之和小于 15 cm,足月胎儿不宜经阴道分娩,应行剖宫产术结束分娩。

4.骨盆 3 个平面狭窄的处理

在胎儿小、产力好、胎位及胎心正常的情况下可试产,通常可通过胎头变形和极度俯屈,以胎头最小径线通过骨盆腔;若胎儿较大,合并头盆不称及出现胎儿窘迫征象,应行剖宫产术。

5.畸形骨盆的处理

应根据畸形骨盆种类、狭窄程度、胎儿大小及产力等情况具体分析。对畸形严重、头盆明显不称者,应及时行剖宫产术。

二、软产道异常

软产道由子宫下段、宫颈、阴道及骨盆底软组织构成。软产道异常同样可致异常分娩,但少见。软产道异常可由先天发育异常及后天疾病因素引起,近年因软产道异常而施行剖宫产分娩的概率有升高趋势。

(一)先天发育异常

1.阴道横隔

阴道横隔多位于阴道上段,在横隔中央或稍偏一侧有一小孔,易被误认为宫颈外口,若仔细检查,在小孔上方可触及逐渐开大的宫口边缘,而该孔并不随产程进展而开大。若横隔厚,直接阻碍胎先露部下降使产程停滞,应剖宫产分娩;若横隔薄,随着胎先露部下降被进一步撑薄,通过该孔查及逐渐开大的宫口,在确认为横隔后,可在直视下以小孔为中心将横隔做"X"形切开,待胎盘娩出后用肠线间断或连续锁边缝合残端。

2.阴道纵隔

伴有双宫颈者,纵隔被推向对侧,分娩多无阻碍,胎儿能顺利娩出;发生于单宫颈者,可在分娩时切断挡在胎先露部前方的纵隔,产后用肠线间断或连续锁边缝合残端。若在孕前已确诊,可先行矫正术,手术切除或用高频电刀切除。

(二)软产道瘢痕

1.子宫下段瘢痕

近年,随着初产妇剖宫产率升高,子宫下段的手术瘢痕者增多。瘢痕子宫再孕分娩时有瘢痕破裂的危险,使重复剖宫产机会相应增加。但并非所有曾行剖宫产术的妇女再孕后均须剖宫产,应视前次剖宫产术式、指征、术后有无感染、术后再孕间隔时间、既往剖宫产次数及本次妊娠临产后产力、产道及胎儿相互适应情况等综合分析决定。若前次剖宫产切口为子宫下段横切口,再孕后阴道试产成功率高;但若前次术式为子宫上段纵切口则不宜试产,因子宫上段纵切口处于临产后为主动收缩部分,试产时易破裂。另外,瘢痕子宫破裂时多无子宫破裂先兆症状,仅约10%瘢痕破裂时伴有疼痛及出血,多为无症状破裂或仅在再次剖宫产时见前次瘢痕已分离。对前次剖宫产次数大于等于2次者亦不宜试产。若产前或试产过程中发现子宫破裂征象,应立即剖宫产同时修复子宫破口,必要时切除子宫止血或消除感染灶,术中必须探查膀胱有无损伤。

2.宫颈瘢痕

宫颈慢性炎症经冷冻、高频电刀、手术锥形切除治疗,或宫颈内口松弛经环扎手术治疗,均可使宫颈局部形成瘢痕、挛缩、狭窄或缺乏弹性,影响宫颈扩张。可静脉注射地西泮 10 mg 或宫旁两侧注入 0.5% 利多卡因 10 mL 软化宫颈治疗,如无效应剖宫产分娩。

3.阴道瘢痕

若瘢痕不严重且位置低,可行会阴后-侧切开术后阴道分娩;若瘢痕严重,曾行生殖道瘘修补术,或当瘢痕位置高时,均应行剖宫产术。

(三)盆腔肿瘤

1.子宫肌瘤

子宫下段及宫颈肌瘤阻碍胎先露部衔接和下降时,应行剖宫产术,并可同时行肌瘤切除术。子宫肌瘤在妊娠期生长迅速,有时可发生红色变性等急腹症,故应在妊娠早期行 B 型超声波检查,分娩前再检查定位肌瘤与胎先露部的关系。若不阻碍产道可经阴道分娩。产后肌瘤可变小,必要时手术切除。产后手术可避免产时手术失血过多等不利因素。

2.卵巢肿瘤

对卵巢肿瘤位于骨盆上口阻碍胎先露部衔接者,应行剖宫产术,同时切除肿瘤。妊娠合并卵巢肿瘤时,卵巢随子宫提升而容易发生蒂扭转、恶变、破裂等急腹症。一旦确诊应尽早剖腹探查,施术时间宜在妊娠12周后、20周前,以防将卵巢妊娠黄体误诊为肿瘤,同时可避开早孕胚胎器官发生期及胎儿快速生长期,也有利于腹壁切口愈合并使其对胚胎及胎儿的干扰降至最低。

3.宫颈癌

癌肿质硬而脆,经阴道分娩易致裂伤出血及癌肿扩散,应行剖宫产术。若为早期浸润癌可先行剖宫产术,随即行宫颈癌根治术,或术后放疗。

(四)其他

阴道尖锐湿疣,可因阴道分娩感染新生儿患喉乳头状瘤,若为女婴亦可患生殖道湿疣。另外,外阴及阴道的尖锐湿疣在妊娠期生长迅速,病灶易扩散,病变部位组织质脆,阴道分娩易致软产道裂伤及感染,以行剖宫产术为宜。

第四节 胎位异常

胎位异常包括头先露、臀先露及肩先露异常等。其中以头先露胎位异常最常见，以胎头为先露的难产，又称"头位难产"。

一、持续性枕后位、枕横位

正常分娩时，胎头双顶径抵达中骨盆平面时完成内旋转动作，胎头得以最小径线通过骨盆最窄平面从而顺利经阴道分娩。临产后凡胎头以枕后位或枕横位衔接，经充分试产，胎头枕部仍位于母体骨盆后方或侧方，不能转向前方致使分娩发生困难者，称为"持续性枕后位"或"持续性枕横位"，约占分娩总数的 5%。

(一)原因

1.骨盆异常

男型骨盆与类人猿型骨盆的入口平面前半部窄、后半部宽，常致胎头以枕后位或枕横位衔接。这类骨盆多伴有中骨盆平面狭窄，阻碍胎头内旋转，容易发生持续性枕后位或枕横位。扁平骨盆及均小骨盆容易使胎头以枕横位衔接，伴胎头俯屈不良时亦影响内旋转，使胎头枕横位嵌顿在中骨盆形成持续性枕横位。

2.其他

子宫收缩乏力、前置胎盘、胎儿过大或过小及胎儿发育异常等均可影响胎头俯屈及内旋转，造成持续性枕后位或枕横位。此外，胎盘在子宫前壁附着时也容易使胎头以枕后位衔接。

(二)诊断

1.临床表现

临产后胎头衔接较晚，以枕后位衔接使胎儿脊柱与母体脊柱相贴，影响胎头俯屈及下降，进而不能有效扩张宫颈及反射性刺激内源性缩宫素释放，易致低张性宫缩乏力。胎儿枕部持续位于骨盆后方压迫直肠，产妇自觉肛门坠胀及排便感，致使宫口尚未开全时过早屏气，在第一产程即加腹压用力而消耗体力，致第二产程腹肌收缩乏力使胎头下降延缓或停滞，致使第二产程延长。若在阴道口见到胎发，经过多次宫缩，屏气不见胎头继续下降，应考虑持续性枕后位可能。

2.腹部检查

胎背偏向母体后方或侧方，前腹壁容易触及胎儿肢体，且在胎儿肢体侧容易听及胎心。

3.肛门检查及阴道检查

枕后位时盆腔后部空虚。枕左后位时，胎头矢状缝位于骨盆斜径上，前囟在右前方，后囟在左后方。持续性枕横位时矢状缝与骨盆横径一致，前、后囟分别位于骨盆两侧方，因胎头俯屈差，前囟常低于后囟（图 18-6）。若宫口开全，因胎头产瘤触不清颅缝及囟门时，可借助胎儿耳郭及耳屏位置判定胎方位。若耳郭朝向骨盆后方诊断为枕后位，耳郭朝向骨盆侧方诊断为枕横位。

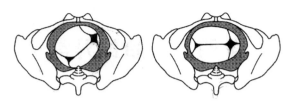

图 18-6　持续性枕后位、枕横位

4. B型超声波检查

通过B型超声波检查探测胎头枕部及眼眶方位即可明确诊断。

(三)分娩机制

在无头盆不称的情况下,多数枕后位及枕横位在强有力的宫缩作用下,可使胎头枕部向前旋转90°～135°成为枕前位。在分娩过程中,若不能自然转为枕前位,其分娩机制如下。

1.枕后位

枕左(右)后位内旋转时向后旋转45°,使矢状缝与骨盆前后径相一致,胎儿枕部朝向骶骨成正枕后位,其分娩方式有以下两种类型。

(1)胎头俯屈较好:胎头继续下降至前囟抵达耻骨联合下时,以前囟为支点,胎头继续俯屈,自会阴前缘先娩出顶部及枕部,随后胎头仰伸再自耻骨联合下相继娩出额、鼻、口、颏。此种分娩方式为枕后位经阴道助产最常见的方式。

(2)胎头俯屈不良:往往胎头额部先拨露,当鼻根抵达耻骨联合下时,以鼻根为支点,胎头先俯屈,使前囟、顶部及枕部相继从会阴前缘娩出,随后胎头仰伸自耻骨联合下方相继娩出额、鼻、口及颏。因胎头以较大的枕额周径旋转,这种分娩方式较前者困难,除少数产力好、胎儿小能以正枕后位自然娩出外,多数需产钳或胎头吸引器助娩。

2.枕横位

部分枕横位于下降过程中内旋转受阻,或枕后位仅向前旋转45°成为持续性枕横位,虽能经阴道分娩,多用手或胎头吸引器(或产钳)将胎头转成枕前位娩出。

(四)对产程及母儿影响

1.对产程的影响

持续性枕后(横)位容易导致第二产程胎头下降延缓及胎头下降停滞。若未及时处理可导致第二产程延长,甚至滞产。

2.对母体的影响

持续性枕后(横)位容易导致继发性宫缩乏力及产程延长。产道受压过久时因膀胱麻痹可致尿潴留,甚至发生生殖道瘘。阴道助产增多,增加产道裂伤、产后出血及产褥感染机会。

3.对胎儿的影响

产程延长及手术助产机会增多,易致胎儿窘迫、新生儿窒息及产伤等,使围生儿病死率增高。

(五)处理

若骨盆无异常、胎儿不大,可试产。

1.第一产程

临产后经腹部四步触诊或B型超声波检查发现胎儿枕后位衔接时,应进一步详细检查骨盆情况,尤其应排除中骨盆平面狭窄的可能。产程中除密切观察产程进展及胎心变化外,应防止产妇过早屏气用力,以防宫颈前唇水肿及体力消耗;产妇取胎背对侧方向侧卧,促进胎头俯屈、下降及向前旋转,给予其充分试产机会。宫缩乏力时,可静脉滴注缩宫素加强产力;宫口开大3 cm以上,亦可行人工破膜加强产力,破膜时观察羊水性状。若试产过程中出现胎儿窘迫征象,应及时给予吸氧等处理,必要时行剖宫产术结束分娩。

2.第二产程

发现胎头下降延缓及停滞时,应及时行阴道检查确定胎方位。发现胎头呈枕后位或枕横位时,应指导产妇配合宫缩、屈髋加腹压用力,以此方式减小骨盆倾斜度、增加胎轴压,使胎先露部充分借助肛提肌收缩力转至枕前位。亦可在宫缩时上推胎头前囟侧助其充分俯屈,解除枕额径嵌顿,使其以枕下前囟径顺利完成内旋转后,通过产道自然分娩。若经上述处置仍无进展或进展缓慢,或第二产程初产妇近2小时,经产妇近1小时,应行阴道检查。若S≥+3(双顶径已达坐骨棘及以下)时,用手转胎头或用胎头吸引器(或产钳)辅助将胎头转至枕前位后阴道助娩。若转至枕前位困难,亦可转至正枕后位产钳助娩。枕后位时胎头俯屈差,往往以枕额径娩出,宜行较大的会阴后-侧切开术娩出胎儿,以防产道裂伤。若第二产程延长,而胎头双顶径仍在坐骨棘以上,或第二产程时,S＜+3伴胎儿窘迫,均宜剖宫产分娩。

3.第三产程

应做好新生儿复苏抢救准备,同时防治产后出血。对有软产道裂伤者,应及时修补,并给予抗生素预防感染。

二、胎头高直位

胎头以不屈不仰姿势衔接于骨盆上口,其矢状缝与骨盆上口前后径相一致时,称为"胎头高直位"。胎头高直位包括:①高直前位,指胎头枕骨向前靠近耻骨联合者,又称"枕耻位";②高直后位,指胎头枕骨向后靠近骶岬者,又称"枕骶位"。约占分娩总数的1.08%。

(一)诊断

1.临床表现

由于临产后胎头未俯屈,进入骨盆上口的胎头径线增大,胎头下降受阻,迟迟不衔接,使胎头不下降或下降缓慢,宫口扩张也缓慢,致使产程延长。高直前位时,胎头入盆困难,活跃期早期宫口扩张延缓或停滞。高直后位时,胎头不能通过骨盆上口,胎头不下降,先露部高浮,活跃期早期延缓或停滞,即使宫口能够开全,胎头高浮易发生滞产、先兆子宫破裂,甚至子宫破裂。

2.腹部检查

胎头高直前位时,腹前壁被胎背占据,触不到胎儿肢体,胎心位置稍高,在近腹中线;高直后位时,腹前壁被胎儿肢体占据,有时可能在耻骨联合上方触及胎儿下颏。

3.阴道检查

胎头矢状缝在骨盆上口的前后径上,其偏斜度不应超过15°。高直前位时后囟在前、前囟在后,反之则为高直后位。因胎头嵌顿于骨盆上口,宫口很难开全,常停滞在3～5 cm。

4.B型超声波检查

高直后位时可在耻骨联合上方探及眼眶反射;高直前位时可在母腹壁正中探及胎儿脊柱反射。高直前位及高直后位胎头双顶径均与骨盆上口横径一致。

(二)分娩机制

胎头高直前位临产后,胎头极度俯屈,以枕骨下部支撑在耻骨联合处,额、顶、颏转向骶岬。前囟滑过骶岬,然后额沿骶骨下滑入盆,待胎头极度俯屈姿势纠正后,胎头不需要内旋转,可按枕前位分娩。相反,高直后位时胎儿脊柱与母体脊柱相贴,胎头枕部嵌顿在骶岬上方,妨碍胎头俯屈及下降,使胎头高浮无法入盆,因而很难经阴道分娩。

(三)处理

高直前位时,应给予阴道试产机会。加强产力同时指导其侧卧或半卧位,促进胎头衔接、下降。若试产失败或伴明显骨盆狭窄,应剖宫产分娩。高直后位一经诊断,应剖宫产分娩。

三、前不均倾位

枕横位入盆的胎头侧屈以其前顶骨先入盆,称为"前不均倾位"。前不均倾位是导致异常分娩的异常胎位,发生率为 $0.50\%\sim0.81\%$。

(一)诊断

1.临床表现

因后顶骨不能入盆,胎头下降停滞,产程延长。若膀胱颈受压于前顶骨与耻骨联合之间,使产妇过早出现排尿困难及尿潴留。

2.腹部检查

临产早期,于耻骨联合上方可扪及胎头顶部。随前顶骨入盆胎头折叠于胎肩之后,使在耻骨联合上方不易触及胎头,形成胎头已衔接入盆的假象。

3.阴道检查

胎头矢状缝在骨盆上口横径上,矢状缝向后移靠近骶岬侧,因后顶骨的大部分尚在骶岬之上,盆腔后半部空虚;同时,前顶骨紧嵌于耻骨联合后方,宫颈前唇因受压常出现水肿,尿道亦因受压而不易插入导尿管。

(二)分娩机制

前不均倾位时,因耻骨联合后面直而无凹陷,前顶骨紧紧嵌顿于耻骨联合后,使后顶骨无法越过骶岬而入盆,故须剖宫产结束分娩。

(三)处理

临产后在产程早期,产妇宜取坐位或半卧位,以减小骨盆倾斜度,尽量避免胎头以前不均倾位衔接。一旦确诊为前不均倾位,除对个别胎儿小、宫缩强、骨盆宽大者给予短时间试产外,应尽快以剖宫产结束分娩。

四、额先露

胎头持续以额部为先露入盆并以枕颏径通过产道,称为"额先露"。因胎头呈半仰伸状态,其属于暂时性的胎位,或进一步仰伸为面先露、俯屈为枕先露。持续性额先露仅占分娩总数的 $0.03\%\sim0.1\%$。

（一）原因

1.子宫因素

双子宫或鞍状子宫及宫腔内有纵隔时，均易使子宫体斜向一侧，胎背易向枕骨方向后倾使胎头呈仰伸状态。

2.骨盆因素

骨盆上口平面狭窄往往使孕妇腹壁松弛（如经产妇）呈悬垂腹，胎背向前或两侧方下垂，易致胎头仰伸。

3.胎儿因素

巨大胎儿、脐带绕颈及其他少见的长颅畸形、无脑儿畸形时，容易发生额先露。

（二）诊断

1.临床表现

持续性额先露时以胎头最大径线（枕颏径）入盆，使胎头衔接受阻。枕颏径通常为13.3 cm，大于骨盆上口平面任何径线，除非胎儿畸形如无脑儿或胎儿过小，一般情况下胎头枕颏径很难通过骨盆上口，导致继发性宫缩乏力及产程停滞。

2.腹部检查

额先露时可在耻骨联合上方触及胎儿下颏或胎儿枕骨隆突。偶尔可在耻骨联合上方两侧同时触及胎儿下颏及枕骨隆突。

3.阴道检查

可触及额缝（额缝一端为前囟，另一端为鼻根及鼻根内侧的眼眶）。

（三）分娩机制

一般情况下，持续性额先露因枕颏径受阻于骨盆上口无法衔接而不能经阴道分娩。但当胎儿很小而骨盆宽大，或胎头明显变形使枕颏径明显缩小时，可经阴道分娩。额先露自然转位俯屈为枕先露或仰伸为面先露中的颏前位时，可经阴道分娩。

（四）处理

产前检查发现为悬垂腹型或子宫体偏斜一侧疑有子宫畸形时，应警惕额先露可能。在做详细的腹部检查的同时进一步做B型超声波检查。在确诊胎方位的同时，应排除胎儿异常可能。若产前发现为额先露，应建议孕妇取胎背对侧卧位，促进胎头俯屈自然转为枕先露。若临产后额先露未能自然转位且产程停滞，应剖宫产结束分娩。

五、面先露

胎头以颜面为先露，称为"面先露"。常由额先露继续仰伸形成，发生率为0.08%～0.27%。原因同额先露，以颏骨为指示点，面先露有6种胎方位。

（一）诊断

1.腹部检查

腹部检查颏后位时，在胎背侧触及极度仰伸的枕骨隆突是面先露的特征。由于胎头的极度仰伸使其枕骨隆突与胎背间有明显凹陷，并因胎背远离孕妇腹壁而使胎心听诊遥远。相反，颏前位时，因胎体伸直使胎儿胸部更贴近孕妇腹前壁，使胎儿肢体侧的下腹部胎心听诊更清晰。

2.肛门检查及阴道检查

触不到圆而硬的颅骨,在宫口开大后仅能触及胎儿颜面的一些特征,如眼、鼻、口等。但面先露低垂部位如口唇等出现水肿时不易与臀先露时肛门相区别,在此种情况下有可能将面先露误诊为臀先露。二者的主要鉴别点:面先露时口与两颧骨突出点呈倒三角形排列,而臀先露时肛门与两个坐骨结节呈直线排列。另外,手指入肛门后可有括约感,并可带出胎粪,而口腔无上述特点。通过触诊胎儿口腔及下颏的位置可确诊胎方位。

3.B型超声波检查

可明确区分面先露与臀先露,并能探清胎方位。

(二)分娩机制

面先露很少发生在骨盆上口上方,往往是额先露下降受阻时,胎头极度仰伸通过产道时发生面先露。因此,面先露的分娩机制为胎头仰伸、下降、内旋转、俯屈、复位及外旋转。

以颏右前位为例:胎头以前囟颏径衔接于母体骨盆上口左斜径上,下降至中骨盆平面遇到盆壁阻力,使胎头后仰枕骨进一步贴近胎背,颏部成为下降的先露。当颏部抵达盆底遇到盆底阻力时,向左旋转45°成颏前位,并使前囟颏径与中骨盆及骨盆下口前后径保持一致,有利于胎头继续下降;当颏部抵达耻骨弓下时胎头大部在骶凹的缓冲区,借骶凹及骶尾关节能向后移动,以颏为支点可将胎头逐渐俯屈,自会阴前缘相继娩出胎儿鼻、眼、额、顶、枕,使仰伸的胎头复位娩出阴道外口,随后的胎体娩出同枕先露。颏右横及颏右后的分娩机制基本同颏右前,只是内旋转的角度大,为90°~135°。

前囟颏径较枕下前囟径大,同时颜面颅骨变形能力不如颅顶骨,使面先露在产道内完成内旋转的阻力较大,不易转成颏前位。沿颏后位继续下降时,已极度仰伸的胎头大部嵌顿在耻骨联合后上方,不能再继续仰伸适应骨盆轴下降,更不能俯屈,故颏后位不能经阴道分娩。

(三)处理

面先露均在临产后发生。如出现产程延长及停滞,应及时行阴道检查,尽早确诊。颏前位时,如无头盆不称、胎心正常,应给予阴道试产机会。因产程长且常伴宫缩乏力,可静脉滴注缩宫素加强产力。如第二产程延长,可产钳助产分娩,但宜行较长的会阴后-侧切开。颏前位伴头盆不称或出现胎儿窘迫征象,或颏后位,均需剖宫产分娩。个别情况下,如颏后位胎儿过小或胎死宫内,欲阴道分娩时也必须转成颏前位,否则将危及母儿双方。

六、臀先露

臀先露是产前最常见且最容易诊断的一种异常胎位,占足月分娩总数的3%~4%。臀先露以骶骨为指示点,有骶左前、骶左横、骶左后、骶右前、骶右横及骶右后6种胎方位。

(一)原因

1.胎儿发育因素

胎龄越小臀先露发生率越高,如晚期流产儿及早产儿臀先露高于足月产儿。

臀先露于妊娠28~32周转为头先露,并相对固定胎位,可能与此期为胎儿大脑发育的第二个高峰有关。另外,无论是早产还是足月产臀先露时,先天畸形如无脑儿、脑积水等及低出生体重的发生率均明显高于头先露,约为后者的2.5倍。

2.胎儿活动空间因素

胎儿活动空间过大或过小均可导致臀先露。

(1)双胎及多胎妊娠时,臀先露发生率远较单胎妊娠时高。

(2)羊水过多及羊水过少时,亦因胎儿活动范围过大或过小而使臀先露发生率增高。此两种情况也可能与胎儿发育异常有关。

(3)经产妇腹壁过于松弛或子宫畸形如单角子宫、纵隔子宫使胎儿活动受限,均易导致臀先露。

(4)脐带过短尤其合并胎盘附着宫底,或胎盘植入一侧宫角及前置胎盘时易合并臀先露。

(5)骨盆狭窄、盆腔肿瘤(如子宫下段或宫颈肌瘤等)阻碍产道时,也可导致臀先露。

(二)分类

根据胎儿双下肢所取的姿势分为三类:单臀先露、完全臀先露及不完全臀先露。

1.单臀先露

胎儿双髋关节屈曲、双膝关节伸直,先露为胎儿臀部,称为"单臀先露",又称"腿直臀先露"。最多见。

2.完全臀先露

胎儿双髋关节及双膝关节均屈曲,先露为胎儿臀部及双足,称为"完全臀先露",又称"混合臀先露"。较多见。

3.不完全臀先露

不完全臀先露指胎儿以一足或双足、一膝或双膝、一足一膝为先露。膝先露是暂时的,产程开始后常转为足先露。较少见。

(三)诊断

1.临床表现

妊娠晚期胎动时孕妇常有季肋部受顶胀痛感,临产后因胎足及胎臀不能充分扩张宫颈及刺激宫旁、盆底神经丛,容易宫缩乏力及产程延长。足先露时容易发生胎膜早破及脐带脱垂。

2.腹部检查

四步触诊在宫底部可触及圆而硬、按压时有浮球感的胎头。在腹部一侧可触及宽而平坦的胎背、腹部对侧可触及小肢体。若未衔接,在耻骨联合上方可触及上下可移动的不规则、宽而软的胎臀;若胎儿粗隆间径已入盆则胎臀相对固定不动。通常在脐左(或右)上方胎背侧胎心听诊响亮。

3.阴道检查

宫颈扩张 2 cm 以上且胎膜已破时,可触及胎臀的一些特征,如肛门、坐骨结节及骶骨等。触及肛门与坐骨结节时应与面先露相鉴别,准确触诊骶骨对确诊胎方位很重要。在完全臀先露时可触及胎足,通过拇趾的方位可帮助判断是左足还是右足;触及胎足时需与胎手相鉴别。胎臀进一步下降后尚可触及外生殖器,当不完全臀先露触及胎儿下肢时应注意有无脐带同时脱出。

4.B 型超声波检查

除可确诊臀先露外,还能明确臀先露的种类,如单臀先露时 B 型超声波检查可探及双膝关节呈伸直状态。同时,臀先露时胎儿畸形率高于头先露,应尽可能探查胎儿有无异常及胎盘、子宫等有无异常。

(四)分娩机制

以骶右前位为例,分述如下。

1.胎臀娩出

临产后,胎臀以粗隆间径衔接于骨盆上口右斜径上。前臀下降较快,当其遇到盆底阻力时,向母体的右侧前方旋转 45°,使前臀转向耻骨联合后方,此时粗隆间径与母体骨盆下口前后径一致。胎臀继续下降,胎体适应产道侧屈,后臀先自会阴前缘娩出,胎体稍伸直,使前臀在耻骨弓下娩出。胎腿及胎足随胎臀自然娩出或在医师协助下娩出。

2.胎肩娩出

胎臀娩出后,轻度向左外旋转。随着胎背转向前方,胎儿双肩径衔接在骨盆上口右斜径上,胎肩快速下降同时前肩向右旋转 45°,使双肩径与骨盆下口前后径相一致、前肩转至耻骨弓下,胎体顺产道侧屈,使后肩及后上肢先自会阴前缘娩出,再侧伸使前肩及前上肢从耻骨弓下娩出。

3.胎头娩出

当胎肩通过会阴时,胎头矢状缝衔接于骨盆上口的左斜径或横径上;当胎头枕骨达骨盆底时向左前方行内旋转,使枕骨朝向耻骨联合;当枕骨下凹抵达耻骨弓下时,以此处为支点,胎头继续俯屈使颏、面及额部相继自会阴前缘娩出,随后枕骨自耻骨弓下娩出。

(五)对产程及母儿影响

1.对产程的影响

因胎臀周径小于胎头,臀先露主要影响宫颈扩张进程,容易发生活跃期延长及停滞。

2.对母体的影响

臀先露时因胎臀形状不规则,对前羊膜囊压力不均匀,易致胎膜早破,增加产褥感染机会。胎先露部扩张宫颈及刺激宫旁神经丛的张力不如头先露,易导致继发性宫缩乏力及产后出血。无论是阴道助产还是剖宫产,均使产妇手术产率增多。

3.对胎儿及新生儿的影响

臀先露后出胎头时,胎头需变形方可通过骨盆,因此时脐带受压于胎头与宫颈、盆壁间,导致胎儿低氧血症及酸中毒的发生,严重者延续为新生儿窒息。臀先露新生儿出生后 1 分钟低 Apgar 评分率常高于头先露。另外,胎体娩出时宫口未必开全,而此时强行娩出胎头易直接损伤胎头及头颈部神经肌肉,导致颅内出血、臂丛神经麻痹、胸锁乳突肌血肿及死产。同时,胎膜早破易致早产及脐带脱垂。臀先露时围生儿病死率明显高于头先露,约为后者的 10 倍,可能与胎儿先天畸形、低出生体重、早产及低 Apgar 评分等均高发相关。

(六)处理

1.妊娠期

妊娠 30 周前,臀先露多能自行转为头先露,不需处理。若妊娠 30 周后仍为臀先露应予矫正。矫正方法如下。

(1)胸膝卧位:孕妇排空膀胱,松解裤带,胸膝卧位,每天 2～3 次,每次 15 分钟,连做一周后复查。该体位可使胎臀退出盆腔,以利胎儿借助重心改变自然完成头先露的转位。亦可取胎背对侧侧卧,通过促进胎儿俯屈转位。

(2)激光照射或艾灸至阴穴(足小趾外侧趾甲角旁 0.1 寸),每天 1 次,每次 15～30 分钟,5～7 次为一疗程。

(3)外转胎位术:适用于上述方法无效、腹壁松弛的孕妇,宜在妊娠 32～34 周后进行。外转胎位术有诱发胎膜早破、胎盘早剥及早产等危险,应慎用。

主要禁忌证包括胎儿异常(发育异常及胎心异常等)、瘢痕子宫、胎膜已破、产程活跃期、前置胎盘及前壁附着胎盘,以及羊水过少或过多等。施术必须在可行紧急剖宫产术的条件下进行。行外转胎位术前半小时口服沙丁胺醇 4.8 mg,施术时最好在 B 型超声波及胎心电子监测下进行。孕妇平卧,露出腹壁,查清胎位,听胎心率,操作步骤包括松动胎先露部和转胎。

2.分娩期

临产初期应根据产妇年龄、胎产次、骨盆类型、胎儿大小、胎儿是否存活及发育是否正常、臀先露类型及有无并发症等,对分娩方式做出正确判断与选择。

(1)剖宫产:对狭窄骨盆、软产道异常、预测胎儿体重大于 3 500 g 或胎头双顶径大于 9.5 cm、胎头仰伸位、足先露、高龄初产、既往有难产史及新生儿产伤史、胎儿窘迫的患者,均应行剖宫产术。

(2)经阴道分娩:一旦决定经阴道分娩,应做如下处理。

第一产程:尽可能防止胎膜过早破裂,产妇取侧卧位,不灌肠、少做肛门检查及阴道检查,不用缩宫素引产。一旦破膜,立即听胎心,检查有无脐带脱垂。如发现有脐带脱垂,宫口未开全,胎心好,应立即行剖宫产抢救胎儿;如无脐带脱垂,继续严密观察胎心及产程进展。当宫缩时,在阴道外口见胎足,不应误认为宫口已开全,此时宫颈口往往仅扩张 4～5 cm。应消毒外阴后用无菌巾以手掌在宫缩时堵住阴道口,使胎儿屈膝屈髋促其臀部下降,起到充分扩张宫颈和阴道的作用,有利于胎儿娩出。在“堵”的过程中,应每隔 10～15 分钟听胎心一次,并注意宫颈口是否开全。

第二产程:接产前应导尿,初产妇应行会阴后-侧切开术。有 3 种分娩方式。

①自然分娩:胎儿自然娩出,极少见,仅见于经产妇、胎儿小、宫缩强、骨产道宽大者。

②臀助产术:胎臀自然娩出至脐部后,由接产者协助胎肩及胎头娩出,即术者右手握持上提胎儿双足,使胎体向上侧屈后肩显露于会阴前缘,术者左手示指、中指伸入阴道顺胎儿后肩及上臂滑行屈其肘关节,使上举胎手按洗脸样动作顺胸前滑出阴道。同时后肩娩出,再向下侧伸胎体使前肩自然由耻骨弓下娩出,此为滑脱法助娩胎肩。也可用双手握持胎臀,逆时针方向旋转胎体同时稍向下牵拉,先将前肩娩出于耻骨弓下,再顺时针方向旋转娩出后肩,此为旋转胎体法助娩胎肩。胎肩及上肢全部娩出后,将胎背转向前方,胎体骑跨在术者左前臂上,同时术者左手中指伸入胎儿口中,示指及无名指扶于两侧上颌骨,术者右手中指压低胎头枕骨助其俯屈,示指和无名指置于胎儿两侧锁骨上(避开锁骨上窝),先向下方牵拉至胎儿枕骨结节抵于耻骨弓下时,再将胎体上举,以枕部为支点,使胎儿下颏、口、鼻、眼及额相继娩出。上述方式助娩胎头困难时,可用后出胎头产钳术助产分娩。产钳助娩可避免用手强力牵拉所致的胎儿颈椎脱臼、锁骨骨折及胸锁乳突肌血肿等损伤,但须将产钳头弯扣在枕颏径上,并使胎头充分俯

屈后娩出。

③臀牵引术:胎儿全部由接产者牵拉娩出,一般情况下因胎儿损伤大应禁用。

臀位分娩时应注意:脐部娩出后一般应于8分钟内结束分娩,以免因脐带受压而致死产;胎头娩出时不应猛力牵拉,以防胎儿颈部过度牵拉造成臂丛神经麻痹,以及颅骨剧烈变形引起大脑镰及小脑幕等硬脑膜撕裂而致颅内出血。

第三产程:应积极抢救新生儿窒息及预防产后出血。行手术操作及有软产道损伤时,应及时检查并缝合,给予抗生素预防感染。

七、肩先露

胎先露部为肩,称为"肩先露"。此时胎体纵轴与母体纵轴相垂直,胎体横卧于骨盆上口之上。占妊娠足月分娩总数的0.25%。以肩胛骨为指示点,有肩左前、肩左后、肩右前、肩右后4种胎方位。

(一)原因

原因与臀先露相类似,但不完全相同。

(1)产妇腹壁过度松弛,如悬垂腹时子宫前倾使胎体纵轴偏离骨产道,斜向一侧或呈横产式。

(2)未足月胎儿,尚未转至头先露时。

(3)胎盘前置,阻碍胎体纵轴衔接。

(4)子宫畸形或肿瘤,阻碍胎头衔接。

(5)羊水过多。

(6)骨盆狭窄。

(二)诊断

1.腹部检查

子宫呈横椭圆形,子宫底高度低于妊娠周数,宫底部触不到胎头或胎臀,耻骨联合上方空虚;宫体横径增宽,一侧触到胎头,另一侧触到胎臀。肩前位时,胎背朝向母体腹壁,触之平坦;肩后位时,胎儿肢体朝向母体腹壁,触及不规则的小肢体。在脐周两侧胎心听诊最清晰。

2.肛门检查及阴道检查

肩先露时肛门检查很难查清胎先露内容,确切的判断应在胎膜已破、宫口开大的情况下行阴道检查方能得出。阴道检查可触及胎儿肩胛骨、肋骨及腋窝等,腋窝尖端指向胎儿头端,据此可决定胎头在母体左或右侧。肩胛骨朝向后方为肩后位,朝向前方为肩前位。若胎手已脱出于阴道口外,可用握手法鉴别是胎儿左手或右手,也可判断胎方位。可运用前反后同原则:肩左前位时脱出的是右手,只能与检查者的右手相握;肩左后位时脱出的是左手,检查者只能用左手与之相握;同样,肩右前位时握左手,肩右后位时握右手,即肩前位时握的是与胎方位相反方向的手,肩后位时握的是与胎方位相同方向的手。

3.B型超声波检查

通过胎头、脊柱、胎心等检测,能准确诊断肩先露,并能确定具体胎方位。

(三)对产程及母儿的影响

1.对产程的影响

肩先露时胎体嵌顿于骨盆上方,使宫颈不能开全,产程常停滞于活跃期早期。若双胎妊娠第一儿娩出后,第二儿发生肩先露(如未及时处理),可致第二产程延长及胎先露部下降停滞。

2.对母体的影响

肩先露很难有效扩张子宫下段及宫颈内口,易致宫缩乏力;对前羊膜囊压力不均又易导致胎膜早破,破膜后宫腔容积缩小,胎体易被宫壁包裹、折叠;随着产程进展胎肩被挤入骨盆上口,胎儿颈部进一步侧屈使胎头折向胎体腹侧,嵌顿在一侧髂窝,胎臀则嵌顿在对侧髂窝或折叠在宫腔上部,胎儿先露侧上肢脱垂入阴道,形成忽略性(嵌顿性)肩先露,直接阻碍产程进展,导致产程停滞。此时若宫缩过强,可形成病理缩复环,有子宫破裂的危险。嵌顿性肩先露时,妊娠足月无论是活胎还是死胎均无法经阴道自然娩出,因此增加母体手术产及术中、术后出血、感染等机会,其是对母体最不利的胎位。

3.对胎儿的影响

胎先露部不能有效衔接,若胎膜早破可致脐带及上肢脱垂,直接增加胎儿窘迫甚至死产机会。妊娠足月活胎均需手术助产,若处理不及时,形成嵌顿性肩先露,增加手术助产难度,使分娩损伤机会增加。肩先露也是对胎儿最不利的胎位。

(四)处理

1.妊娠期

定期产前检查,发现肩先露应纠正,纠正方法同臀先露。若纠正未果,应提前住院待产。

2.分娩期

应根据胎产次、胎儿大小、胎儿是否存活、宫颈扩张程度、胎膜是否破裂及有无并发症等,综合判断决定分娩方式。

(1)初产妇足月活胎:无论宫口扩张程度及胎膜是否破裂,均应行剖宫产术。

(2)经产妇足月活胎:一般情况下首选剖宫产分娩;若胎膜已破,羊水未流尽,宫口开大5 cm以上,胎儿不大,亦可在全身麻醉下行内转胎位术,以臀先露分娩。

(3)双胎妊娠足月活胎:双胎妊娠阴道分娩时,第一胎儿娩出后未及时固定第二胎儿胎位,宫腔容积骤减使第二胎儿变成肩先露时,应立即行内转胎位术,使第二胎儿转成臀先露娩出。

(4)出现先兆子宫破裂或子宫破裂征象:无论胎儿死活,为抢救产妇生命,均应行剖宫产术;子宫已破裂时,若破口小、无感染,可保留子宫行破口修补术,否则应切除子宫。

(5)胎儿已死、无先兆子宫破裂:可在全麻下行断头术或除脏术。术后常规检查宫颈等软产道有无裂伤,及时给予修补,并预防产后出血及产褥感染。

八、复合先露

胎头、胎臀伴有上肢或下肢作为先露部同时进入骨盆上口,称为"复合先露"。以胎头与一手或一前臂的复合先露多见,常发生于早产者。发生率为0.08%~0.1%。

(一)原因

胎先露部与骨盆上口未能完全嵌合留有空间,使小肢体滑入骨盆而形成复合先露。常见原因有胎头高浮、骨盆狭窄、胎位异常、早产、羊水过多及双胎妊娠等。

（二）诊断

常因产程进展缓慢行阴道检查时发现。以头、手复合先露最常见，应注意与臀先露及肩先露相鉴别。

（三）处理

发现复合先露时，首先应排除头盆不称。确认无头盆不称，让产妇向脱出肢体的对侧侧卧，肢体常可自然回缩。若复合先露均已入盆，也可待宫口近开全或开全后，上推还纳脱出肢体，然后经腹部加压宫底助胎头下降经阴道分娩；若还纳失败，阻碍胎头下降，宜行剖宫产术。若胎臀并手复合先露，一般不影响分娩，无须特殊处理。若头盆不称或伴有胎儿窘迫征象，应尽早行剖宫产术。

第十九章　分娩期并发症

第一节　子宫破裂

子宫破裂是指在妊娠晚期或分娩过程中,子宫体部或子宫下段发生的破裂,是直接威胁产妇及胎儿生命的分娩期并发症。子宫破裂的发生率在不同国家、不同地区是不同的,为(1:18 500)~(1:3 000),加强产前检查与提高产科质量可使子宫破裂的发病率明显下降,故子宫破裂的发生率是衡量产科质量的标准之一。

一、病因

(一)子宫手术史(瘢痕子宫)

子宫手术史是较常见的原因,如剖宫产史、穿过或达到子宫内膜的肌瘤挖出术、输卵管间质部及宫角切除术、子宫成形术。妊娠晚期或者临产后,子宫腔内压力增大,可使肌纤维拉长,发生断裂,造成子宫破裂,尤其术后瘢痕愈合不良者,更易发生。

(二)胎先露部下降受阻

骨盆狭窄,头盆不称,软产道阻塞(如阴道横隔、宫颈瘢痕等),胎位异常,胎儿异常(如脑积水、联体儿),均可发生胎先露部下降受阻,为克服阻力引起强烈宫缩,可导致子宫破裂。

(三)缩宫素使用不当

缩宫素使用指征及剂量掌握不当,或者子宫对缩宫素过于敏感,均可造成子宫收缩过强,加之子宫瘢痕或者胎先露部下降受阻,可发生子宫破裂。

(四)产科手术损伤

若宫口未开全行产钳术、胎头吸引术、臀牵引术或臀助产术,极可能造成宫颈撕裂,严重时甚至发生子宫下段破裂。内转胎位术操作不慎或植入胎盘强行剥离也可造成子宫破裂。有时行毁胎术或者穿颅术,器械损伤子宫也可造成子宫破裂。

二、分类

根据发生原因分为自发性破裂和损伤性破裂;根据发生部位分为子宫体部破裂和子宫下段破裂;根据破裂程度分为完全性破裂和不完全性破裂。

三、临床表现

子宫破裂可发生在妊娠晚期和分娩期,多见于分娩过程中。通常子宫破裂是一个渐进的过程,多数可分为先兆子宫破裂和子宫破裂两个阶段。典型的临床表现为病理性缩复环、子宫压痛及血尿。

(一)先兆子宫破裂

临产后,当胎先露部下降受阻时,强有力的子宫收缩使子宫下段逐渐变薄,而子宫上段增厚变短,在子宫体部和子宫下段之间形成明显的环状凹陷,称为病理缩复环。随着产程进展,此凹陷可逐渐上升达脐平甚或脐上(图 19-1)。这一特点,有别于子宫痉挛性狭窄环。先兆子宫破裂时子宫下段膨隆、压痛明显,可见病理缩复环。产妇表现为烦躁不安,呼吸、心率加快,下腹剧痛难忍,膀胱受压充血,出现排尿困难、血尿。若不尽快处理,子宫将在病理缩复环处或其下方发生破裂。由于宫缩过频、过强,胎儿供血受阻,胎心率改变或听不清。

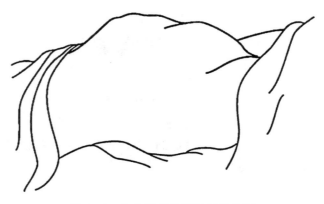

图 19-1　先兆子宫破裂时腹部外观

(二)子宫破裂

1.完全性子宫破裂

子宫肌壁全层破裂,宫腔与腹腔相通,称为完全性子宫破裂。子宫破裂常发生于瞬间,产妇突感腹部撕裂样剧烈疼痛,子宫收缩骤然停止,腹痛可暂时缓解。随着血液、羊水进入腹腔,腹痛又呈持续性加重。同时,产妇可出现呼吸急迫、面色苍白、脉搏细数、血压下降等休克征象。

体检:全腹有压痛和反跳痛,可在腹壁下清楚地扪及胎体,在胎儿侧方可扪及缩小的宫体,胎动和胎心消失。

阴道检查:可能有鲜血流出,原来扩张的宫口较前缩小,胎先露部较前有所上升。若破口位置较低,可自阴道扪及子宫前壁裂口。子宫体部瘢痕破裂,多为完全破裂,其先兆子宫破裂征象不明显。由于瘢痕裂口逐渐扩大,疼痛等症状逐渐加重,但产妇不一定出现典型的撕裂样剧痛。

2.不完全性子宫破裂

子宫肌层部分或全部断裂,浆膜层尚未穿破,宫腔与腹腔未相通,胎儿及其附属物仍在宫腔内,称为不完全性子宫破裂。多见于子宫下段剖宫产切口瘢痕裂开,这种瘢痕裂开多为不完全性。腹痛等症状和体征不明显,仅在破裂处有明显压痛。破裂累及子宫动脉,可导致急性大出血。破裂发生在子宫侧壁阔韧带两叶间,可形成阔韧带内血肿,此时在宫体一侧扪及逐渐增大且有压痛的包块,胎心多不规则。

四、诊断和鉴别诊断

(一)诊断

典型的子宫破裂伴有下腹疼痛和压痛,胎儿窘迫,母体低血容量,根据病史较易诊断。不完全性子宫破裂,由于症状、体征不明显,诊断有一定困难。此时行阴道检查发现宫口可较前缩小,已下降的胎先露部又上升,有时甚至可触及子宫下段的破裂口。B 型超声波检查可显示胎儿与子宫的关系,确定子宫破裂的部位。

（二）鉴别诊断

1.重型胎盘早剥

重型胎盘早剥患者多有妊娠期高血压疾病或外伤史,剧烈腹痛,阴道流血量与贫血程度不成正比,子宫有压痛,B 型超声波检查可见胎盘后血肿,胎儿在宫腔内。

2.宫腔内感染

宫腔内感染多见于胎膜早破、产程长、多次阴道检查,可出现腹痛和子宫压痛等症状及体征,易与子宫破裂相混淆。腹部检查:胎儿在宫腔内,有宫腔内感染,多出现体温升高,血白细胞及中性粒细胞数、C 反应蛋白升高。

五、处理

（一）先兆子宫破裂

立即采取措施抑制子宫收缩,可给予吸入或静脉全身麻醉,肌内注射哌替啶 100 mg 等缓解宫缩。给产妇吸氧,在备血的同时尽快行剖宫产术,防止子宫破裂。

（二）子宫破裂

一旦确诊,无论胎儿是否存活,均应在积极抢救休克的同时,尽快手术治疗。根据产妇状态、子宫破裂的程度、破裂时间及感染的程度决定手术方式。若破裂边缘整齐,无明显感染征象,可做破裂口修补术;若破裂口大且边缘不整齐或感染明显者,多行子宫次全切除术;若破裂口累及宫颈,应做全子宫切除术。术中应仔细检查宫颈、阴道,在直视下钳夹出血的血管,避免盲目钳夹而损伤邻近的脏器(如输尿管、膀胱),若有损伤应做相应修补手术。也可行双侧髂内动脉结扎法或动脉造影栓塞法来控制出血。手术前后应给予大量广谱抗生素预防感染。

尽可能就地抢救子宫破裂伴休克患者。若必须转院,应在大量输血、输液、抗休克条件下及腹部包扎后再行转运。

六、预后

随着子宫破裂,胎儿排出至宫腔外,存活率很小,病死率为 50%～70%。如果胎儿在破裂时仍存活,应即刻行开腹手术。孕妇如出现低血容量性休克,未及时治疗,大多数死于出血和继发感染。随着医疗水平的提高,子宫破裂的预后已得到较大改善。

七、预防

子宫破裂是极严重的分娩期并发症。随着孕产期系统保健的三级管理体系的完善,以及围生期保健预防工作的深入,子宫破裂的发病率已明显降低,表明子宫破裂是可避免和预防的。

(1)建立完善的孕产妇系统保健手册,加强围生期保健。

(2)有子宫破裂高危因素者,应在预产期前 1～2 周入院待产。

(3)提高产科医师及助产士观察产程的能力,及时发现产程异常,尤其出现病理缩复环及血尿等先兆子宫破裂征象时,应及时行剖宫产术。

(4)严格掌握剖宫产、各种阴道手术指征,严格按操作常规进行手术。阴道手术后必须仔细探查宫颈和宫腔,及时发现手术损伤。

(5)严格掌握缩宫剂的应用指征,对于有剖宫产史和多产史的妇女,不用缩宫素引产和加速产程。应用缩宫素引产,需将缩宫素稀释后小剂量静脉缓慢滴注,根据宫缩、产程进展和胎儿情况逐步调整滴速,以免子宫收缩过强,导致子宫破裂。

第二节　下生殖道损伤

胎儿经阴道分娩时可发生阴道、宫颈、会阴及其深部的裂伤和血肿,多发生在协助胎儿娩出所采用的各种阴道助产手术的过程中,如产钳术、胎头吸引术、胎臀牵引术及内倒转术、会阴切开术等。实施者未能正确掌握各种手术的指征及操作方法是根本原因。

一、分类及临床表现

(一)会阴裂伤

除浅表的Ⅰ度裂伤外,往往发生累及盆底组织的深Ⅱ度裂伤,有时还发生肛门括约肌撕裂的会阴Ⅲ度裂伤,最严重的是肛门括约肌撕裂后,撕裂继续向上延伸使直肠发生裂伤,此种裂伤也有人称为“会阴Ⅳ度裂伤”。会阴裂伤常与阴道裂伤共存。会阴裂伤的发生与接生时保护会阴的技术有关,也和阴道助产时会阴切开过小,或错误地选择会阴正中切开有关。当然,也和助产技术如产钳牵引时未按产道轴的方向而行暴力牵引、产钳牵引速度过快等有关。

(二)阴道裂伤

阴道裂伤包括表浅的黏膜裂伤至深而累及大面积的阴道壁或盆底组织裂伤。常见的有会阴侧切部位的顶点向上纵形裂伤,甚至可以延伸至阴道顶端,其深度亦各有不同,个别深度裂伤可达耻骨下支,有时可有数个裂口直到穹隆。阴道裂伤亦可以向外阴延伸,甚至累及小阴唇或尿道旁组织。形成阴道裂伤的主要原因与前者相仿,如胎儿过大、急产,但产钳使用不当是重要原因。胎头旋转不完全而产钳勉强交合,牵引时又未按产道轴方向,以致未以最小的径线通过产道;中、高位的产钳则可能造成更大伤害。

(三)宫颈裂伤

一般是纵形裂伤,撕裂常在顺时针方向三点或九点,有时可深达穹隆部。宫颈环形撕裂较少见,环形撕裂是指宫颈的上唇或下唇的内面因暴力而发生环形撕裂和翻出。宫颈裂伤常发生在胎儿过大、急产、宫口未开全而强行做产钳,或对胎臀牵引术的后出头处理用暴力牵拉时,如撕裂过大、过深或累及血管可导致大量出血。

(四)血肿

当胎儿整个身体中径线最大而可变性较小的胎头通过阴道时,阴道的周径明显增加,尽管妊娠期产妇阴道充血、柔软,但在难产而需助产时产程往往延长,有时产妇还伴有高血压,以致阴道黏膜下组织过分牵引而撕裂、出血,形成外阴及阴道血肿。有时因阴道或会阴撕裂的缝合不当,可有无效腔及腔内出血而形成血肿,其范围可不断扩大,在阴道深部形成的大血肿,在处理上是十分棘手的。另外,需要注意的是在妊娠高血压疾病的情况下,外阴、阴道甚至阔韧带内可以有自发性血肿,有时血肿巨大,除腹部可隐约扪及血肿外,子宫可被推向一侧;产后的自发性腹膜后血肿较为罕见,患者在产后出血不多的情况下,红细胞及血红蛋白计数下降明显,下腹部有深压痛而无反跳痛。患者可发热高达39 ℃,但常在38 ℃上下徘徊,B型超声波检查可见腹膜后有液性暗区。

(五)膀胱破裂

阴道壁及相邻的膀胱弹性均较大,如在术前常规导尿,则在阴道的一般助产术时不易发生破裂,但如行断头术,胎儿颈部锐利的骨片或术者手持的器械位置不当均可刺破阴道前壁及膀胱而发生破裂。

以上各种损伤都可导致出血,特别是妊娠期盆底组织血供丰富,静脉丛众多,如损伤严重,可发生大量出血。

二、预防

(一)熟悉适应证及禁忌证

熟悉阴道分娩及各种阴道助产术的适应证及禁忌证是防止各种下生殖道裂伤及血肿的首要条件。例如,宫颈口未开全,禁止用产钳术;使用目前产钳术中已摒弃不用的高位产钳术。如胎头位置明显高于坐骨棘而产程延长仍使用高位产钳术助产是一种冒险行为,是错误的。

(二)了解产妇的全身及产科情况

在手术前熟悉并了解产妇的全身及产科情况。

(1)产妇有无妊娠合并症及并发症及严重程度,以便做出分娩方式的选择及术前准备。

(2)应了解产妇的骨盆外测量、宫底高度、胎儿大小(估计)等有关数据,并了解阴道检查、胎位、胎先露高低等有关情况,对巨大胎儿应考虑发生肩难产的可能性。如有明显的头盆不称,则应以剖宫产终止妊娠。

(3)对产妇阴道助产的麻醉做出最佳选择。

(4)根据产妇情况,做好输血、输液准备。

(5)阴道助产在术前均应导尿使膀胱排空,避免术时损伤膀胱。

(6)阴道分娩,特别是手术助产后常规检查宫颈、阴道、外阴及会阴部情况,了解有无撕裂、血肿等,检查应仔细、完全,阴道损伤常是复合性的,不应遗漏。

三、治疗

阴道、宫颈、会阴及其深部的损伤部往往较深。首先,当行手术修补时要有良好的照明;其次,应根据手术范围,采用恰当的麻醉,在达到满意的镇痛后才能有良好的暴露;最后,由有经验的助手协助暴露损伤部位。修补时应注意周围解剖结构,术时尽量恢复其原有的结构解剖,不留无效腔,但缝合不可过紧,以免组织坏死。

(一)会阴裂伤处理

会阴裂伤按其严重程度分为三度。对新鲜的裂伤应注意消毒、止血、正确辨认其解剖组织并及时、正确修补缝合,即使会阴Ⅲ度裂伤的修补成功率亦达99%。修补前凡是有明显出血点先予以缝扎止血,然后局部以生理盐水冲洗干净后,浅表裂伤可以用丝线对合缝合,以后拆线,亦可用肠线皮内缝合。对Ⅱ度裂伤,特别是深Ⅱ度裂伤,应对损伤的组织按其解剖关系对端缝合,因会阴裂伤有时与阴道裂伤并存,在缝合时要注意不留无效腔。

对会阴Ⅲ度裂伤的缝合,最好先用含甲硝唑的溶液将会阴部冲洗干净。如伴有阴道裂伤,先分离直肠阴道壁,用鼠齿钳提拉撕裂顶端上缘 0.5 cm 处,用有齿钳提起阴道壁.以剪刀分离阴道壁及直肠。侧缘以能暴露两侧的直肠壁 0.5~0.8 cm 为度,以肠线间断缝合直肠壁,缝合时最好不穿过直肠黏膜,缝合至肛门,然后以两把鼠齿钳分别在肛门括约肌断裂处夹住括约肌断端,并向中间牵引,如可以合并并呈环形,令产妇做缩肛时,可见到或感到其收缩,即证实位置无误。然后以粗丝线对两侧括约肌断端做 8 字缝合两针,再将会阴后联合下两侧撕裂组织对端缝合,最后以 0 号肠线间断缝合阴道壁,并缝合会阴部皮肤。

术后给予无渣半流质饮食 3 天,并服鸦片酊以抑制排便,外阴部每天用 1∶1 000 苯扎溴铵溶液轻轻拭洗,术后第 4 天开始每天口服 30 mL 麻油,以利排便。

(二)阴道裂伤的处理

浅层的阴道裂伤处理较容易,即对损伤处予以止血修补。但严重的阴道裂伤处理比较复杂。如裂伤部位较深、出血多,往往难以辨认动脉或静脉的出血,故一般在恰当的暴露下迅速做大的 8 字缝合结扎以达到迅速止血的目的。止血后仔细寻找并辨明阴道撕裂部的顶端,对裂伤缝合的高度应超过裂伤顶端 0.5 cm,以免漏缝较高部位的血管而发生血肿;对裂伤阴道表层缝合以间断法较好,对裂伤面积大、出血多的部位缝合后应留置橡皮片以利引流,避免再次发生血肿。对此类较大的裂伤在缝合后局部衬以纱布再用手指加压 10～20 分钟,亦有助于避免再次发生出血或血肿。

对裂伤范围大而且有较多的弥漫性出血难以缝合者,则局部以大纱布填塞加压止血,在裂伤部位相对应的一侧可令助手向下加压,在两个合力作用下,可达到止血效果,纱条可在 24～48 小时后取出。这种方法虽然少用,但在紧急状况下还是行之有效的方法。纱条取出后一般不再出血,如无感染,裂伤部生长迅速,一般 2～3 周即可愈合。

(三)宫颈裂伤的处理

纵形宫颈裂伤一般采用缝合方法修补。在阴道充分暴露后,将撕裂整齐的两侧撕裂面的下端用卵圆钳夹住,轻轻向下并列牵引,缝合自最下端开始,缝合第一针后,以缝合线轻轻向下牵引并撤去卵圆钳,每隔 0.8 cm 左右向下缝合数针直至完全缝合为止,再剪去多余缝线。

横形宫颈裂伤少见,但处理比较困难,因裂伤的组织外翻,裂伤部的上端无法窥见,所以无法缝合,必须用纱条填塞法,即将翻出的裂伤组织回纳后,迅速将纱条填塞阴道顶端及中端,同时用手在阴道内加压。助手则在腹部将产后的子宫向下推压,在两者的合力下达到止血的目的,术时注意应用子宫收缩剂,并及时排空膀胱。腹部及阴道压迫 20 分钟后,可以用沙袋加压于子宫底部并以腹带固定以代替手加压,纱条可在 48 小时后轻轻抽出,如无感染,一般止血可以成功,裂伤部可以迅速愈合,但应注意在短期内不可做阴道检查。

(四)产科血肿的处理

外阴小血肿可以局部加压,如血肿不长大,会逐渐被吸收。对迅速增大的血肿应切开血肿,取出血块及积血,如能找到出血点,予以结扎止血,可将血肿腔缝合,短时间内不出血亦无渗血,可不置皮片引流,然后缝合外阴皮肤,仍用纱布加压于术部以防止再出血。切开血肿找不到明确出血点者缝合后留置皮片引流为宜。

一般而言,阴道血肿处理比较困难,因阴道侧壁组织松弛,血肿不长到一定体积而发生压迫症状是难以被发现的,特别是位于阴道中、上端的血肿。有些血肿可以继发于阴道裂伤的顶端,由修补关闭的阴道顶端有小的血管未被缝扎所致。因此,处理阴道血肿,特别是深部阴道血肿时应冷静考虑对策。对大的血肿显然不可能用压迫止血的方法来解决,而必须在满意的麻醉下(如硬膜外)切开血肿,取出血块及积血,以良好的照明看清出血部位,大针 8 字缝合,余同阴道裂伤缝合法,但必须自血肿腔向外置引流片,以免再次发生血肿。引流片一般在48小时内取出。对巨大的血肿,清除血肿和积血后,无法找到出血点,试行缝合后仍有出血、渗血者,不得已时亦可用纱条填塞,该法已在前文中介绍,此处不赘述。如盲目缝合,发生继发性血肿的可能性很大。自发性阔韧带血肿虽然少见,但较为危险,因患者有时可因子痫前期而伴发凝血功能障碍,而阔韧带血肿不断扩大。可以手术探查,从血肿侧根据血肿位置做平行于腹股沟斜行切口,自腹膜进入血肿区,取出血块,寻找出血点止血。但往往难以找到出血部位,而常为渗血,故可以用纱布压迫止血,并留置引流,于术后24小时至48小时取出,一般均能达到止血的目的。如在产后发现自发性腹膜后血肿,往往已在产后一两天,如无进行性贫血并发继发性感染,可以保守治疗,如输血以抗生素预防感染,待血肿自行吸收,不必手术,其体温可逐渐下降至正常,一般情况亦日益改善。

(五)膀胱破裂的处理

在行断头术时,胎体、胎头及胎盘娩出后应检查阴道壁有无损伤,如有阴道前壁损伤,直通膀胱,一般为骨片划伤,此种穿透伤切缘整齐,故立即修补后预后良好,但须留置导尿管10天,导尿管应保持通畅。

以上的阴道助产术并发症均可伴发多量出血,应根据产妇具体情况予以补液、输血,术后常规予以抗生素。

第三节　产后出血

产后出血是指胎儿娩出后24小时内阴道流血量超过500 mL。产后出血是分娩期严重的并发症,是产妇四大死亡原因之首。产后出血的发病率占分娩总数的2%～3%,测量和收集血量的主观因素较大,通常估计失血量仅为实际失血量的一半,故实际发病率更高。

一、病因

产后出血的原因依次为子宫收缩乏力、胎盘因素、软产道裂伤及凝血功能障碍。这些因素可互为因果,相互影响。

(一)子宫收缩乏力

子宫收缩乏力是产后出血最常见的原因。胎儿娩出后,子宫肌收缩和缩复对肌束间的血管能起到有效的压迫作用。影响子宫肌收缩和缩复功能的因素,均可引起子宫收缩乏力性产后出血。常见因素有以下几方面。

1.全身因素

产妇精神极度紧张,对分娩过度恐惧,尤其对阴道分娩缺乏足够信心;临产后过多使用镇静剂、麻醉剂或子宫收缩抑制剂;合并慢性全身性疾病;体质虚弱。这些均可引起子宫收缩乏力。

2.产科因素

产程延长、产妇体力消耗过多,或产程过快,可引起子宫收缩乏力;前置胎盘、胎盘早剥、妊娠期高血压疾病、严重贫血、宫腔感染等产科并发症及合并症可使子宫肌层水肿或渗血,引起子宫收缩乏力;缩宫素引产或加强宫缩的分娩可能继发分娩后宫缩乏力性出血。

3.子宫因素

子宫肌纤维发育不良,如子宫畸形或子宫肌瘤;子宫纤维过度伸展,如巨大胎儿、多胎妊娠、羊水过多;子宫肌壁受损,如有剖宫产、肌瘤剔出、子宫穿孔等子宫手术史;产次过多、过频可造成子宫肌纤维受损。

(二)胎盘因素

根据胎盘剥离情况,胎盘因素所致产后出血类型有以下 4 种。

1.胎盘滞留

胎儿娩出后,胎盘应在 15 分钟内排出体外。若 30 分钟仍不排出,影响胎盘剥离面血窦的关闭,导致产后出血。常见的情况如下。

(1)胎盘剥离后,由于宫缩乏力、膀胱膨胀等,胎盘滞留在宫腔内,影响子宫收缩。

(2)胎盘剥离不全:多因在第三产程胎盘完全剥离前过早牵拉脐带或按压子宫,已剥离的部分血窦开放出血不止。

(3)胎盘嵌顿:胎儿娩出后子宫发生局限性环形缩窄及增厚,将已剥离的胎盘嵌顿于宫腔内,多为隐性出血。

2.胎盘粘连

胎盘粘连指胎盘全部或部分粘连于宫壁不能自行剥离。多次人工流产、子宫内膜炎或蜕膜发育不良等是常见原因。若完全粘连,一般不出血;若部分粘连,则部分胎盘剥离面血窦开放而胎盘滞留影响宫缩造成产后出血。

3.胎盘植入

胎盘植入指胎盘绒毛植入子宫肌层。部分植入血窦开放,出血不易止住。

4.胎盘胎膜残留

胎盘胎膜残留多为部分胎盘小叶或副胎盘残留在宫腔内,有时部分胎膜留在宫腔内也可影响子宫收缩,导致产后出血。

(三)软产道裂伤

分娩过程中软产道裂伤,常与下述因素有关。

(1)外阴组织弹性差。

(2)急产、产力过强、巨大儿。

(3)阴道手术助产操作不规范。

(4)会阴切开缝合时,止血不彻底,宫颈或阴道穹隆的裂伤未能及时发现。

(四)凝血功能障碍

(1)羊水栓塞、妊娠期高血压疾病、胎盘早剥及死胎均可并发 DIC。

(2)产妇合并血液系统疾病,如原发性血小板减少、再生障碍性贫血等。凝血功能障碍,可造成产后切口及子宫血窦难以控制地流血不止,特征为血液不凝。

二、临床表现

产后出血主要表现为阴道流血或伴有失血过多引起的并发症,如休克、贫血等。

（一）阴道流血

不同原因的产后出血临床表现不同。胎儿娩出后立即出现阴道流血，色鲜红，应先考虑软产道裂伤；胎儿娩出几分钟后开始流血，色较暗，应考虑为胎盘因素；胎盘娩出后出现流血，其主要原因为子宫收缩乏力或胎盘、胎膜残留；若阴道出血呈持续性，且血液不凝，应考虑凝血功能障碍引起的产后出血；如果子宫动脉阴道支断裂可形成阴道血肿，产后阴道流血虽不多，但产妇有严重失血的症状和体征，尤其产妇主诉会阴部疼痛时，应考虑为隐匿性软产道裂伤。

（二）休克症状

出血的影响很大程度上取决于非妊娠期血容量、妊娠期血容量增加的量及分娩时的贫血程度。如果阴道流血量多或量虽少但时间长，产妇可出现休克症状，如头晕、脸色苍白、脉搏细数、血压下降等。

三、诊断

产后出血容易诊断，但临床上目测阴道流血量的估计往往偏少。较客观检测出血量的方法有以下 4 种。

（1）称重法：将分娩后所用敷料称重减去分娩前敷料重量，为失血量（血液比重为 1.05 g＝1 mL）。

（2）容积法：用专用的产后接血容器，将所收集的血用量杯测量。

（3）面积法：将血液浸湿的面积按 10 cm×10 cm 为 10 mL 计算。

（4）休克指数法：休克指数＝心率/收缩压（mmHg），0.5 为正常；若为 1，则为轻度休克；1.0～1.5，提示有休克，出血量为 20%～30%；1.5～2，为严重休克，出血量为 30%～50%；≥2.0，为重度休克，出血量为 50% 以上。上述方法的检测可因不同的检测人员而有一定的误差。

根据阴道流血的时间、数量和胎儿、胎盘娩出的关系，可初步判断产后出血的原因。有时产后出血的几个原因可互为因果关系。

（一）子宫收缩乏力

胎盘娩出后，子宫缩小至脐平或脐下一横指。子宫呈圆球状，质硬。血窦关闭，出血停止。若子宫收缩乏力，宫底升高，子宫质软，呈水袋状。子宫收缩乏力有原发性和继发性，有直接原因和间接原因，对于间接原因造成的子宫收缩乏力，应及时去除原因。按摩子宫或用缩宫剂后，子宫变硬，阴道流血量减少，是子宫收缩乏力与其他原因出血的重要鉴别方法。

（二）胎盘因素

胎盘在胎儿娩出后 10 分钟内未娩出，并有大量阴道流血，应考虑胎盘因素，如胎盘部分剥离、胎盘粘连、胎盘嵌顿等。胎盘残留是产后出血的常见原因，故胎盘娩出后应仔细检查胎盘、胎膜是否完整。尤其应注意胎盘胎儿面有无断裂血管，警惕副胎盘残留的可能。

（三）软产道裂伤

在第三产程及其后发生的大量出血，尤其是子宫收缩良好的情况下，应考虑软产道裂伤，仔细检查软产道。

1.宫颈裂伤

产后应仔细检查宫颈，胎盘娩出后，用两把卵圆钳钳夹宫颈并向下牵拉，从宫颈 12 点处起顺时针检查一周。初产妇宫颈两侧(3、9点处)较易出现裂伤。如裂口不超过1 cm,通常无明显活动性出血。有时破裂深至穹隆伤及动脉分支,可有活动性出血,隐性或显性。有时宫颈裂口可向上延伸至宫体,向两侧延至阴道穹隆及阴道旁组织。

2.阴道裂伤

检查者用中指、示指压迫会阴切口两侧,仔细查看会阴切口顶端及两侧有无损伤及损伤程度和有无活动性出血。阴道下段前壁裂伤出血活跃。

3.阴道壁血肿

有严重的会阴疼痛及突然出现的张力大、有波动感、可触及不同大小的肿物,表面皮肤颜色有改变。

4.会阴裂伤

按损伤程度分为三度。Ⅰ度指会阴部皮肤及阴道入口黏膜撕裂,未达肌层,一般出血不多;Ⅱ度指裂伤已达会阴体肌层、累及阴道后壁黏膜,甚至阴道后壁两侧沟向上撕裂使原解剖结构不易辨认,出血较多;Ⅲ度指肛门外括约肌已断裂,甚至阴道直肠隔及部分直肠前壁有裂伤,此种情况出血量不一定多,但组织损伤严重(图19-2)。

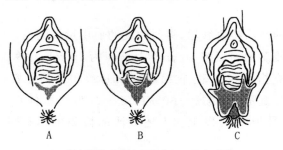

A.Ⅰ度裂伤;B.Ⅱ度裂伤;C.Ⅲ度裂伤

图19-2　会阴裂伤

(四)凝血功能障碍

若产妇有血液系统疾病或由分娩引起DIC,表现为持续性阴道流血、血液不凝、止血困难,同时可出现全身部位出血灶。根据病史、出血特点及血小板计数、凝血酶原时间、纤维蛋白原等凝血功能检查,可做出诊断。

四、处理

产后出血的处理原则为针对原因,迅速止血,补充血容量,纠正休克,防治感染。

(一)子宫收缩乏力

加强宫缩是最迅速、有效的止血方法。

1.去除引起宫缩乏力的原因

若为全身因素,则改善全身状态;若为膀胱过度充盈,应导尿。

2.按摩子宫

助产者一手在腹部按摩宫底(拇指在前,其余四指在后),同时压迫宫底,将宫内积血压出,按摩必须均匀而有节律。如果无效,可用腹部-阴道双手按摩子宫法,即一手握拳置于阴道前穹隆顶住子宫前壁,另一手在腹部按压子宫后壁使宫体前屈,双手相对紧压子宫并做节律性按摩,按压至子宫恢复正常收缩为止,按摩时注意无菌操作。

3.应用宫缩剂

(1)缩宫素 10 U 加于 0.9% 生理盐水液 500 mL 中,静脉滴注,100 滴/分。

(2)麦角新碱 0.2～0.4 mg,肌内注射或宫体直接注射或加于 25% 葡萄糖液 20 mL 中,静脉慢推,对心脏病、妊娠期高血压疾病及高血压者慎用。

(3)米索前列醇 200 μg,舌下含服。

(4)卡前列甲酯 1 mg,置于阴道后穹隆,止血效果好。

(5)地诺前列酮 0.5～1 mg,经腹或直接注入子宫肌层。

4.B-Lynch 子宫缝合术

将子宫从腹壁切口托出,用两手托住并挤压子宫体,缩小子宫体,观察出血情况,判断B-Lynch 缝合术成功的概率:加压后出血基本停止,成功的可能性大。准备一根 1 号薇乔可吸收线,在距子宫切口右侧顶点下缘的左下方约 3 cm 处进针,缝线穿过宫腔至切口上缘距右侧顶点左上方约 3 cm 处出针,将缝线拉至宫底,在与前壁相对的部位进针至宫腔内;横向拉至左侧,在左侧宫体后壁(与右侧进针点相同部位)出针,将缝线垂直绕过宫底至子宫前壁,进出针的部位与右侧相同,助手双手加压子宫体,将两条缝线同时收紧后,打结位于下段切口的下方,检查无出血,这时子宫表面前、后壁均可见两条薇乔缝线,位于子宫体的两侧。迅速连续缝合子宫切口,恢复子宫的闭合性,观察子宫收缩。此法具有止血快、易于操作、疗效确切、手术时间短、安全性大且保留了子宫的优点,适用于子宫收缩乏力、前置胎盘、胎盘粘连、凝血功能障碍引起的产后出血及晚期产后出血。术后子宫复旧、恶露排出正常,并不增加产褥感染和产褥病率,产后月经恢复正常。缝合术后宫腔镜检查可见宫腔形态正常、无宫腔粘连。1997 年报道以来,全世界各地都有成功实施 B-Lynch 子宫缝合术的报道。

5.宫腔纱布填塞

用特制的长 1.5～2 m,宽 7～8 cm 的 4～6 层无菌不脱脂棉纱布塞入宫腔止血。操作时助手在腹部固定子宫,术者用卵圆钳将纱布条送入宫腔内,自宫底由内向外填紧,留有空隙可造成隐性出血。24 小时取出纱布条,警惕感染,取出纱布前,应先静脉滴注缩宫素 10 U。

6.结扎盆腔血管

经上述积极处理,出血仍不止,为抢救产妇生命,可经阴道结扎子宫动脉上行支,如无效可经腹做子宫动脉上行支结扎术,必要时行髂内动脉结扎及卵巢动脉子宫支结扎术。

7.髂内动脉栓塞术

在放射科医师协助下,行股动脉穿刺插入导管至髂内动脉或子宫动脉,注入吸收性明胶海绵颗粒栓塞动脉,栓塞剂 2～3 周被吸收,血管复通。髂内动脉栓塞术仅适用于生命体征稳定的产妇。

8.切除子宫

经积极治疗仍无效,出血可能危及产妇生命时,应行子宫切除术,以挽救产妇生命。

(二)胎盘因素

怀疑有胎盘滞留,应立即做阴道检查及宫腔检查。若胎盘已剥离,则迅速将剥离胎盘取出;若胎盘粘连,可一手按压子宫底,另一手轻轻伸入宫腔,触到胎盘后,从边缘部位,用手尺侧潜入其与宫壁之间,手背与子宫接触,通过移动手,使胎盘与子宫分离,徒手剥离胎盘。要注意植入性胎盘,若剥离胎盘困难,切忌强行剥离,一般以手术切除子宫。对残留胎盘或胎膜者可行钳刮术或刮宫术。

(三)软产道裂伤

一方面彻底止血,另一方面按解剖层次缝合。宫颈裂伤小于 1 cm,若无活动性出血,则不需缝合;若有活动性出血或裂伤大于 1 cm,则应缝合。若裂伤累及子宫下段,缝合应注意避免损伤膀胱及输尿管,必要时经腹修补。修补阴道裂伤和会阴裂伤,应注意解剖层次的对合,第一针要超过裂伤顶端 0.5 cm,缝合时不能留有无效腔,避免缝线穿过直肠黏膜。外阴、阴蒂的损伤,应用细丝线缝合。软产道血肿:小的血肿可以保守治疗,如果疼痛加重或者继续增大,应切开并清除血肿,彻底止血、缝合,必要时可放置引流条;软产道血肿的失血量总是远远大于临床估计量,可通过适当的输血防止低血容量和严重贫血。

(四)凝血功能障碍

首先应排除子宫收缩乏力、胎盘因素、软产道裂伤引起的出血,明确诊断后积极输新鲜全血、血小板、纤维蛋白原或凝血酶原复合物、凝血因子等。若已并发 DIC,则按 DIC 处理。

五、预防

加强围生期保健,严密观察及正确处理产程可降低产后出血的发生率。

(一)重视产前保健

(1)加强孕前及孕期妇女保健工作,有凝血功能障碍的患者,应积极治疗后再受孕,必要时应于早孕时终止妊娠。

(2)对具有产后出血危险因素的孕妇,如多胎妊娠、巨大胎儿、羊水过多、子宫手术史、子宫畸形、妊娠期高血压疾病、妊娠合并血液系统疾病及肝病等,要加强产前检查,嘱其提前入院。

(3)宣传计划生育,减少人工流产次数。

(二)提高分娩质量

严密观察及正确处理产程。第一产程:合理使用子宫收缩药物和镇静剂,注意产妇饮食,防止产妇疲劳和产程延长。第二产程:根据胎儿大小掌握会阴后-侧切开时机,认真保护会阴;阴道检查及阴道手术应规范、轻柔,正确指导产妇屏气及使用腹压,避免胎儿娩出过快。第三产程:预防产后出血的关键,胎儿娩出后,预防性应用缩宫素;及时钳夹并剪断脐带,有控制牵拉脐带协助胎盘娩出;胎儿娩出后,若流血量不多,可等待 15 分钟,若阴道流血量多应立即查明原因,及时处理;胎盘娩出后要仔细检查胎盘、胎膜,并认真检查软产道有无撕裂及血肿。

(三)加强产后观察

产后两小时是产后出血发生的高峰。产妇应在产房中观察两小时:注意观察会阴后-侧切开缝合处有无血肿;仔细观察产妇的生命体征、宫缩情况及阴道流血情况,发现异常及时处理;离开产房前要鼓励产妇排空膀胱,鼓励母亲与新生儿早接触,能反射性引起子宫收缩,减少产后出血。

第四节　羊水栓塞

羊水栓塞是指在分娩过程中羊水进入母体血循环后引起的肺栓塞、休克、弥散性血管内凝血、肾衰竭等一系列病理改变，是极严重的分娩期并发症。1941 年，斯坦纳（Steiner）和卢什鲍赫（Luschbaugh）等首先提出，在患者血循环中找到羊水有形成分，故名羊水栓塞。羊水栓塞可发生在足月分娩者及妊娠 10～14 周行钳刮术时。估计发病率为 1：20 000，病死率在 60% 以上。因此，羊水栓塞是孕产妇死亡的重要原因之一。

一、病因

病因不十分清楚，可能与下列因素有关。

（一）羊膜腔内压力过高

临产后，特别是第二产程子宫收缩时，羊膜腔内压力升高为 100～175 mmHg，明显超过静脉压，羊水有可能被挤入破损的微血管而进入母体血循环。

（二）血窦开放

分娩过程中各种原因引起的宫颈裂伤可使羊水通过损伤的血管进入母体血循环。前置胎盘、胎盘早剥、胎盘边缘血窦破裂时羊水也可通过破损血管或胎盘后血窦进入母体血循环。剖宫产或钳刮术时，羊水也可从胎盘附着处血窦进入母体血循环，发生羊水栓塞。

（三）胎膜破裂

大部分羊水栓塞发生在胎膜破裂以后，羊水可从子宫蜕膜或子宫颈管破损的小血管进入母体血循环。剖宫产或羊膜腔穿刺时，羊水可从手术切口或穿刺处进入母体血循环。

综上所述，高龄初产妇、经产妇、子宫收缩过强、急产、胎膜早破、前置胎盘、子宫破裂、剖宫产等是羊水栓塞的诱发因素。

二、病理生理

羊水进入母体血循环是羊水栓塞发生的必要条件。羊水进入母体血循环后，羊水中的有形成分如毳毛、胎脂、角化上皮细胞及胎粪、黏液如何引起母体一系列病理生理改变目前尚不十分清楚，可能的发病机制有以下 4 种。

（一）肺动脉高压

羊水中的有形物质形成小栓子，经母体肺动脉进入肺循环，直接造成肺小血管机械性阻塞，引起肺动脉高压。这些有形物质又刺激肺组织产生和释放 $PGF_{2\alpha}$、5-羟色胺、白三烯等血管活性物质，使肺血管反射性痉挛，加重肺动脉高压。同时，血小板凝集、破坏后游离血清素被释放，又可引起肺动脉痉挛。肺动脉高压直接使右心负荷加重，导致急性右心扩张，并出现充血性右心衰竭。肺动脉高压又使左心房回心血量减少，则左心输出量明显减少，引起周围血循环衰竭，使血压下降产生一系列休克症状，产妇可因重要脏器缺血而突然死亡。

（二）过敏性休克

羊水中的抗原成分可引起 I 型变态反应。在此反应中，肥大细胞脱颗粒、异常的花生四烯酸代谢产物产生，包括白三烯、前列腺素、血栓素等进入母体血循环，表现出一系列变态反应，亦可使支气管黏膜分泌亢进,使肺的交换功能降低,反射性地引起肺血管痉挛。

(三)弥散性血管内凝血

一般认为羊水中含的促凝物质类似于组织凝血活酶(Ⅲ因子),可激活外源性凝血系统,导致DIC。除此之外,羊水中还含有第 X 因子激活物质、肺表面活性物质及胎粪中的胰蛋白酶样物质,这些促凝物质促使血小板聚积,使凝血酶原转化为凝血酶,同样通过血液的外凝系统激活了血凝而发生急性 DIC,血中纤维蛋白原被消耗而下降,纤溶系统被激活造成高纤溶症及凝血障碍。此外,纤维蛋白裂解产物蓄积,羊水本身又抑制子宫收缩,使子宫张力下降,致使子宫血不凝而出血不止。

(四)多脏器损伤

DIC 等病理变化常使母体多脏器受累,以休克肾、急性肾小管坏死、广泛出血性肝坏死、脾出血等最为常见。临床表现为急性肝、肾衰竭。两个以上重要器官同时或相继发生功能衰竭,称为"多系统脏器衰竭"。

三、临床表现

羊水栓塞发病特点是起病急骤、来势凶险。多发生在分娩过程中,尤其是胎儿娩出前后的短时间内。患者在极短时间内可因心肺功能衰竭、休克而死亡。典型的临床表现可分为 3 个渐进阶段。

(一)心肺功能衰竭和休克

在分娩过程中,尤其是刚刚破膜不久,产妇突然出现寒战、呛咳、气急、烦躁不安等症状,随后出现发绀、呼吸困难、心率加快、抽搐、昏迷、血压下降,出现循环衰竭和休克。肺部听诊可闻及湿啰音,若有肺水肿,患者可咯血性泡沫状痰。有的产妇突然惊叫一声或打一次哈欠后血压迅即下降甚至消失,并在几分钟内死亡。

(二)DIC 引起的出血

患者渡过心肺功能衰竭和休克阶段,则进入凝血功能障碍阶段,表现为大量阴道流血、血液不凝固,切口及针眼大量渗血,全身皮肤黏膜出血,有时可有消化道或泌尿道大量出血,出现呕血、便血及血尿等。

(三)急性肾衰竭

由于全身循环衰竭,肾脏血流量减少,出现肾脏微血管栓塞,肾脏缺血引起肾组织损害,表现为尿少、无尿和尿毒症征象。一旦肾实质受损,可致肾衰竭。

羊水栓塞临床表现的 3 个阶段基本上按顺序出现,但有时亦可不全出现或出现的症状不典型。

四、诊断

(一)临床表现及病史

凡在病史中存在羊水栓塞各种诱发因素及条件,如胎膜早破、子宫收缩过强、产程短及高年初产,在胎膜破裂后、胎儿娩出后或手术中产妇突然出现寒战、烦躁不安、气急、尖叫、呛咳、呼吸困难、大出血、凝血障碍、循环衰竭及不明原因休克,首先应考虑为羊水栓塞。应边抢救边做辅助检查以确诊。

(二)辅助检查

(1)血涂片找羊水中有形物质:抽取下腔静脉血 5 mL,放置沉淀为 3 层,取上层物做涂片,用 Wright-Giemsa 染色镜检。见到鳞状上皮细胞、毳毛、黏液或脂肪球等羊水有形物质,可确诊为羊水栓塞。

（2）胸部 X 线检查：双肺出现弥散性点片状浸润影，并向肺门周围融合，伴有轻度肺不张和右心扩大。

（3）心功能检查：心电图、彩色多普勒超声检查提示右心房、右心室扩大，心输出量减少及心肌劳损。

（4）尸检：①肺水肿、肺泡出血，在主要脏器如肺、胃、心、脑等血管及组织中找到羊水有形物质；②心脏内血液不凝固，离心后镜检找到羊水有形成分。

五、处理

羊水栓塞一旦确诊，应立即抢救产妇。主要原则：改善低氧血症；抗过敏和抗休克；防治 DIC 和肾衰竭；预防感染。

（一）改善低氧血症

1.保持呼吸道通畅

对出现呼吸困难、发绀者，立即面罩给氧，必要时行气管插管正压给氧，如症状严重，应行气管切开。保证氧气的有效供给，是改善肺泡毛细血管缺氧、预防肺水肿的关键。同时，也可改善心、脑、肾等重要脏器的缺氧。

2.解除肺动脉高压

应选用解痉药物缓解肺动脉高压及改善肺血流灌注，其是预防右心衰竭、呼吸衰竭及末梢循环衰竭的有效措施。

（1）罂粟碱：直接松弛血管平滑肌，使冠状动脉、肺血管、脑血管扩张，降低其阻力，为解除肺动脉高压的首选药物。30～90 mg 加于 50％葡萄糖液 20～40 mL 中，缓慢静脉推注。罂粟碱与阿托品合用，扩张肺小动脉效果更好。

（2）阿托品：1 mg 加于 5％葡萄糖液 10 mL 中，每隔 15～30 分钟静脉注射一次，直至患者面部潮红、症状好转为止。阿托品既可阻断迷走神经反射引起的肺血管痉挛及支气管痉挛，解除迷走神经对心脏的抑制，又可改善微循环，兴奋呼吸中枢，但心率大于 120 次/分者应慎用。

（3）氨茶碱：可扩张冠状动脉及支气管平滑肌。250～500 mg 加于 25％葡萄糖溶液10 mL中，缓慢推注，必要时重复应用。

（4）酚妥拉明：可解除肺血管痉挛，降低肺动脉阻力，改善肺动脉高压，同时具有抗休克作用。5～10 mg加于 5％～10％葡萄糖液 250～500 mL 中，静脉滴注，以 0.3 mg/min 滴速为佳。

（二）抗过敏

在改善缺氧的同时，应迅速抗过敏。肾上腺皮质激素可改善、稳定溶酶体，保护细胞以对抗变态反应。首选氢化可的松：剂量 500～1 000 mg，先以 200 mg，静脉缓注，随后 300～800 mg加入 5％葡萄糖液500 mL，静脉滴注。

（三）抗休克

（1）补充血容量：在抢救过程中，应尽快输新鲜血和血浆以补充血容量。扩容可选用右旋糖酐 40 葡萄糖注射液 250～500 mL，静脉滴注。抗休克时滴速为 20～40 mL/min，每天不超过 20 mL/kg。在抢救过程中应测定中心静脉压，既可了解心脏负荷情况，又可抽取血液寻找羊水有形成分，并做相关 DIC 实验室检查。

（2）升压药：多巴胺，10～20 mg 加于 5％～10％葡萄糖液 250 mL 中，静脉滴注。开始滴速为 20 滴/分(每分钟滴入 75~100 μg),根据血压情况调整滴速。间羟胺,20~80 mg 加于5%~10%葡萄糖液250~500 mL 中,静脉滴注,滴速为 20~30 滴/分。

(3)纠正心衰:常选用毛花苷丙 0.2~0.4 mg 加于 25%葡萄糖液 20 mL 中,静脉推注,必要时4~6 小时可重复使用一次,同时可用营养心肌细胞药物如辅酶 A、三磷酸腺苷和细胞色素 C 等。

(4)纠正酸中毒:在抢救过程中,应及时做动脉血气分析及血清电解质测定。若有酸中毒,首次可用 5%碳酸氢钠 250 mL,静脉滴注;若有电解质紊乱,应及时纠正。

(四)防治 DIC

1.肝素钠

肝素钠用于治疗羊水栓塞早期的高凝状态,尤其在发病后 10 分钟内使用效果更佳。肝素钠25~50 mg(3 125~6 250 U)加于 0.9%氯化钠溶液 100 mL 中,静脉滴注 1 小时,以后再以25~50 mg肝素钠加于 5%葡萄糖液 200 mL 中,静脉缓滴,并以试管法测定凝血时间,控制在15 分钟左右。24 小时肝素钠总量应控制在 100 mg(12 500 U)以内。肝素钠一次用量为0.5~1 mg(62.5~125 U)/kg。

2.抗纤溶药物

羊水栓塞由高凝状态向纤溶亢进发展时,可在肝素化的基础上使用抗纤溶药物。例如:氨基己酸 4~6 g 加于 5%葡萄糖液 100 mL 中,15~30 分钟内滴完,维持量每小时 1 g;氨甲苯酸0.1~0.3 g加于 5%葡萄糖液或 0.9%氯化钠注射液 20 mL,稀释后缓慢静脉注射;氨甲环酸每次 0.5~1.0 g,加于 5%葡萄糖液 100 mL,静脉滴注。

最安全的措施是在给肝素的基础上输新鲜血,并补充纤维蛋白原、血小板悬液及鲜冻干血浆、凝血因子等。

(五)预防肾衰竭

羊水栓塞的第三阶段为肾衰竭期,在抢救过程中应注意尿量。当血容量补足后仍少尿,应给予 20%甘露醇 250 mL,静脉滴注(滴速 10 mL/min),以扩张肾小球前小动脉。对有心衰者慎用。尿量仍少,可给予呋塞米 20~40 mg,定时检测电解质。

(六)预防感染

在抢救羊水栓塞过程中,应选用对肾脏毒性小的广谱抗生素预防感染。

(七)产科处理

羊水栓塞发生后应立即积极抢救产妇生命。胎儿娩出前发病者应待产妇病情稳定后行剖宫产术终止妊娠。若第二产程期间发病,在条件允许的情况下阴道助产结束分娩。若有产后大出血,应积极采取措施,短时间内无法止血可行子宫切除术,以减少胎盘剥离大面积血窦开放出血,对争取抢救时机有利。

六、预防

人工破膜时不兼行剥膜,以减少子宫颈管的小血管破损;不在宫缩时行人工破膜;掌握剖宫产指征,术中刺破羊膜前保护好子宫切口上的开放性血管;掌握缩宫素应用指征;对死胎、胎盘早期剥离等情况,严密观察出、凝血等情况;避免产伤、子宫破裂、宫颈裂伤等。

第二十章　产褥期并发症

第一节　产褥感染

产褥感染是指产褥期内生殖道受病原体侵袭而引起局部或全身的感染。产褥病率是指分娩结束 24 小时以后的 10 天内,每天用口表测 4 次体温,每次间隔 4 小时,其中有 2 次体温达到或超过 38 ℃。产褥病率多由产褥感染引起,亦可由泌尿系统感染、呼吸系统感染及乳腺炎等引起。产褥感染是常见的产褥期并发症,发病率为 6% 左右。至今,产褥感染对产妇仍构成严重威胁。产褥感染、产后出血、妊娠合并心脏病及严重的妊娠期高血压疾病仍是孕产妇死亡的四大原因。

一、病因

女性生殖道对细菌的侵入有一定的防御功能,其对入侵病原体的反应与病原体的种类、数量、毒力及机体的免疫力有关。妇女阴道有自净作用,羊水中含有抗菌物质。妊娠和正常分娩通常不会给产妇增加感染机会。只有机体免疫力、细菌毒力和细菌数量三者之间的平衡失调,才会增加产褥感染的机会,导致感染发生。其发病可能和孕期卫生不良、胎膜早破、严重贫血、产科手术操作失误、产后出血等因素有关。

二、病原体

正常妇女阴道可寄生大量细菌,包括需氧菌、厌氧菌、真菌及支原体、衣原体。细菌可分为致病菌和非致病菌。有些非致病菌在一定条件下可以致病,称为"条件致病菌"。在致病菌达到一定数量或当机体免疫力下降时,即可致病。

(一)需氧菌

1.链球菌

以 β-溶血性链球菌致病性最强,其能产生多种外毒素和溶组织酶,使病变迅速扩散,引起严重感染。其对青霉素极其敏感。需氧链球菌可以寄生在正常妇女阴道中,也可通过医护人员或产妇其他部位感染而进入生殖道。

2.杆菌

以大肠埃希菌、克雷伯菌属、变性杆菌属多见,这些细菌平时可寄生在阴道内,能产生内毒素,引起菌血症或感染性休克。因此,产褥感染若出现菌血症或感染性休克,则多考虑杆菌感染。

3.葡萄球菌

葡萄球菌主要为金黄色葡萄球菌和表皮葡萄球菌,多为外源性感染。金黄色葡萄球菌引起的感染一般比较严重,且可产生青霉素酶,对青霉素产生耐药性,常引起会阴伤口或剖宫产腹壁伤口感染致伤口裂开。表皮葡萄球菌不产生凝固酶,致病力弱,多见于混合感染。

(二)厌氧菌

厌氧菌感染通常为内源性,来源于宿主全身的菌群,厌氧菌感染的主要特征为化脓,有明显的脓肿形成及组织破坏。厌氧菌感染一般始于皮肤黏膜屏障的损害。

1.球菌

以消化球菌和消化链球菌最常见。当有产道损伤、胎盘胎膜残留、局部组织坏死时,消化球菌和消化链球菌可迅速繁殖而致病,厌氧性链球菌多与需氧菌混合感染。厌氧菌感染时,阴道分泌物可出现恶臭味。

2.杆菌属

常见的厌氧性杆菌有脆弱类杆菌。这类杆菌多与需氧菌和厌氧性球菌混合感染,形成局部脓肿,产生大量脓液,有恶臭味。其可产生肝素酶,溶解肝素,促进凝血,引起化脓性血栓静脉炎,形成感染血栓,脱落后随血液循环到达全身各器官形成迁徙性脓肿。它的特征之一是能产生破坏青霉素的 β-内酰胺酶,对青霉素耐药。

3.梭状芽孢杆菌

产气荚膜杆菌可释放出糖溶解酶,分解肌糖原产气,也可形成大量 α-外毒素,破坏红细胞,引起溶血。因此,产气荚膜杆菌感染,轻者可致子宫内膜炎、腹膜炎、败血症,重者可引起溶血、黄疸、血红蛋白尿、急性肾衰竭、循环衰竭、气性坏疽而死亡。

(三)支原体与衣原体

二者均可在女性生殖道内寄生,引起生殖道的感染。有致病作用的支原体是解脲支原体和人型支原体。衣原体主要为沙眼衣原体,其感染多无明显症状。

三、感染途径

(一)内源性感染

在一定的条件下,寄生于产妇阴道内的细菌繁殖能力增加或机体抵抗力下降,使原本不致病的细菌转化为致病菌引起感染。

(二)外源性感染

外源性感染指外界的病原菌进入产道所引起的感染。细菌通过医护人员、消毒不严或被污染的医疗器械及产妇临产前性生活等途径侵入机体。

四、临床表现及病理

(一)急性外阴、阴道、宫颈、剖宫产伤口感染

会阴裂伤及后-侧切开部位是会阴感染的最常见部位,会阴部可出现疼痛,局部伤口充血、水肿,并有触痛和波动感,严重者伤口边缘可裂开,产妇活动受限。阴道裂伤处感染多继发于经阴道手术助产或产程延长,可出现阴道部疼痛,严重者可有畏寒、发热,阴道黏膜充血、水肿,甚至出现溃疡、坏死。阴道裂伤处缝线脱落若累及血管,可导致晚期产后出血。感染严重者可波及阴道旁结缔组织。宫颈裂伤引起炎症者,症状多不明显,若深部达穹隆部及阔韧带底部,又未及时缝合,则病原体可直接上行或通过淋巴播散引起盆腔结缔组织炎。剖宫产腹部伤口感染一般发生于手术后 4~7 天,体温往往仍持续不退,伤口局部红肿或有炎症浸润硬结,伤口疼痛且触痛明显,伤口敷料常被渗液浸湿。严重者组织坏死,伤口全层裂开。

（二）子宫感染

产后子宫感染包括急性子宫内膜炎、子宫肌炎。产褥期感染时子宫内膜是最常受累的部位。细菌经胎盘剥离面侵入，先扩散到蜕膜层引起急性子宫内膜炎，之后可继续侵犯浅肌层、深肌层乃至浆膜层，导致子宫肌炎。由于子宫内膜充血、坏死，阴道内有大量脓性分泌物且有臭味。若为子宫肌炎，则子宫复旧不良。体检腹部尤其宫底部有压痛，还可伴有高热、头痛、白细胞增多等感染征象。

（三）急性盆腔结缔组织炎和急性附件炎

感染沿淋巴管播散引起盆腔结缔组织炎和腹膜炎，可波及输卵管、卵巢，形成附件炎。如未能有效控制炎症，炎症可继续沿阔韧带扩散，直达侧盆壁、髂窝、直肠阴道隔。患者可出现持续高热、寒战、腹痛、腹胀、肛门坠胀及里急后重感。检查下腹部有明显压痛、反跳痛及腹肌紧张，宫旁组织增厚，有时可触及肿块，肠鸣音减弱甚至消失；患者白细胞计数持续升高，中性粒细胞计数明显增加。

（四）急性盆腔腹膜炎及弥漫性腹膜炎

炎症扩散至子宫浆膜层，形成急性盆腔腹膜炎，继而发展为弥漫性腹膜炎，后者是产褥期感染中引起死亡的主要原因。弥漫性腹膜炎全身中毒症状明显，全腹持续性疼痛且伴有呕吐，体温稽留于 40 ℃，呼吸急促，脉搏细弱，腹部膨隆，有压痛及反跳痛，肠蠕动减弱甚至消失，病情危重。

（五）血栓静脉炎

血栓静脉炎多由厌氧性链球菌引起。炎症向上蔓延可引起盆腔内血栓静脉炎，可累及子宫静脉、卵巢静脉、髂内静脉、髂总静脉。盆腔静脉炎向下扩散可形成下肢深静脉炎，早期表现为下腹痛，向腹股沟放射，当影响静脉回流时，可出现肢体疼痛、肿胀，局部皮肤温度上升，皮肤发白，习称"股白肿"。若小腿深静脉有栓塞，可有腓肠肌和足底部压痛。小腿浅静脉炎症时，可出现水肿和压痛。若患侧踝部、腓肠肌部和大腿中部的周径大于健侧2 cm，则可做出诊断。血栓静脉炎可表现为反复高热、寒战、下肢持续性疼痛。

（六）脓毒血症和败血症

感染血栓脱落进入血液循环，可引起脓毒血症。若细菌大量进入血液循环并繁殖形成败血症，可危及生命。

五、诊断及鉴别诊断

（一）病史

详细询问病史及分娩经过，对产后发热者，应首先考虑为产褥感染。

（二）全身及局部检查

仔细检查腹部、盆腔及会阴伤口，可基本确定感染部位及严重程度。辅助检查如 B 型超声波检查、CT、磁共振成像等，能够了解由感染形成的炎性包块、脓肿的位置及性状。

（三）实验室检查

将宫腔分泌物、脓肿穿刺物、阴道后穹隆穿刺物做细菌培养和药敏试验，确定病原体。必要时，做血培养和厌氧菌培养。

（四）鉴别诊断

该病主要应与上呼吸道感染、急性乳腺炎、泌尿系统感染相鉴别。

六、治疗

（一）一般治疗

加强营养，给予足够的维生素，若有严重贫血或患者虚弱可输血治疗，以增强抵抗力。产妇宜取半卧位，有利于恶露引流和使炎症局限于盆腔内。保持外阴清洁，每天给予 2 ‰苯扎溴铵溶液或1/5 000高锰酸钾溶液擦洗外阴或坐浴 2 次。

（二）抗生素治疗

开始根据临床表现及临床经验选用抗生素，待细菌培养和药敏试验结果再做调整。抗生素应用原则：应选用广谱抗生素，能同时作用于革兰阳性菌和阴性菌、需氧菌和厌氧菌；给药时间和途径要恰当；给药剂量充足，要保持血药有效浓度。中毒症状严重者，同时短期给予肾上腺皮质激素，提高机体应激能力。

（三）局部病灶处理

局部热敷可促进炎症吸收。外阴或腹部伤口局部中药热敷或红外线照射，可使早期炎症消散。若伤口已化脓，应及时拆除伤口缝线，扩创引流。每天至少坐浴 2 次。若经抗生素治疗48～72 小时，体温仍持续不退，腹部症状、体征无改善，应考虑感染扩散或脓肿形成。如疑腹盆腔脓肿，应做妇科检查和 B 型超声波检查明确诊断。常见脓肿包括膈下脓肿、肠曲间脓肿及子宫直肠窝脓肿，以子宫直肠窝脓肿多见。根据脓肿部位高低可经腹或阴道后穹隆切开引流。

（四）血栓静脉炎的治疗

(1)肝素 1 mg/（kg·d）加入 5% 葡萄糖液 500 mL，静脉滴注，每 6 小时一次，连用 4～7 天。

(2)尿激酶 40 万 U 加入 0.9% 氯化钠液或 5% 葡萄糖液 500 mL，静脉滴注 10 天。用药期间监测凝血功能。

(3)手术仅适用于少数患者，包括下腔静脉结扎术和双侧卵巢静脉结扎术。适应证：①药物治疗无效；②脓毒性血栓继续扩散；③禁止使用抗凝治疗。

七、预防

（一）加强孕期保健及卫生宣传工作

临产前两个月内避免盆浴和性生活，积极治疗贫血等内科合并症。

（二）待产室、产房及各种器械均应定期消毒

严格无菌操作，减少不必要的阴道检查及手术操作，认真观察并处理好产程，避免产程过长及产后出血。产后仔细检查软产道，及时发现和处理异常情况。产褥期应保持会阴清洁，每天擦洗 2 次。加强对孕产妇的管理，避免交叉感染。

（三）预防性应用抗生素

对于阴道助产及剖宫产者，产后预防性应用抗生素。对于产程长、阴道操作次数多及胎膜

早破、贫血者,也应预防性应用抗生素。

八、临床特殊情况的思考和建议

(一)产后发热是否系感染引起的思考

产后发热往往是首先引起注意的临床症状。很多因素可导致产后发热。正常产妇在产后24 小时内可有轻度体温升高,一般不超过 38 ℃,可能与产妇失水或恶露积滞有关。产后 3~4天又可因乳房充血、淋巴管肿胀引起发热,体温突然升高,维持数小时至十余小时后恢复正常。如果产后 24 小时内体温达到/超过 38 ℃或持续不恢复正常,多系感染引起。据 Filker 和莫利(Molif)报道,产后 24 小时内体温达到或超过 38 ℃者,出现临床感染的概率为 93%。特别强调的是,产后 24 小时内高热(体温≥39 ℃)可能与严重的盆腔 A 族或 B 族链球菌感染有关。因此,发热是最有实用意义的临床指标,再结合详细询问病史和全身体格检查,对典型的病例不难做出诊断。

(二)感染病灶部位的思考

产褥期最常见的感染是生殖道感染,但泌尿道、乳腺及呼吸道感染也是产褥期常见的并发症,应予以排除。尿路感染时出现高热、肋脊角叩痛、脓尿和菌尿,一般不难做出诊断。乳腺内乳汁淤积引起的发热,一般不超过 24 小时,如有炎症并发,则体温持续升高,局部出现炎症或脓肿体征,诊断多不困难。呼吸道感染时,也可根据症状、体征做出诊断,胸部 X 线检查亦有助诊断。如果未能证实发热由其他原因引起,均应诊断为产褥感染。炎症局限在子宫内膜和(或)肌层时,以下腹痛为主。炎症扩散至子宫及其附件(输卵管、卵巢),以及其周围组织,形成盆腔腹膜炎时,除下腹痛外,还出现压痛和反跳痛。有盆腔脓肿形成时,更能触到有压痛的肿块。但是,有 1/3~1/2 的产褥感染首先出现的症状并不是发热。因此,全面的体格检查包括盆腔检查是必要的,心动过速,下腹、子宫、附件压痛,恶露混浊、有臭味或呈脓性,以及盆腔包块等都是产褥感染常见的体征,往往是临床诊断的依据。

(三)产褥感染的病原菌的思考

病原菌的鉴定是产褥感染重要的诊断手段之一,并为选用最恰当的抗菌治疗提供依据。主要是做宫腔分泌物培养并做药敏试验。体温超过 39 ℃时,应做血培养除外菌血症。当产褥感染出现下列临床表现时应多考虑厌氧菌感染。

(1)恶露或脓液具有特殊的腐败臭味。
(2)感染病灶有坏死组织和假膜形成。
(3)深部脓肿。
(4)病变组织及渗出物中有气体形成。
(5)血栓性静脉炎或多发性迁徙性脓肿。

(四)产褥感染抗菌药物治疗的建议

最好是根据细菌培养结果和药敏试验选择适当抗生素,然而治疗往往在得到细菌培养结果之前即开始,因此必须根据经验选用抗菌药物。阴道分娩后的产褥感染无须广谱抗生素治疗,青霉素和氨基糖苷类抗生素联合治疗对 90% 的感染有效。青霉素对革兰阳性细菌和除脆弱类杆菌以外的厌氧菌有效。氨基糖苷类抗生素对大多数革兰阴性杆菌有效。如果经大剂量青霉素和氨基糖苷类抗生素治疗 24~48 小时,体温仍持续不降,则须考虑致病菌大多为对青霉素耐药的脆弱类杆菌,应加用对厌氧菌感染包括脆弱类杆菌最有效的林可霉素或甲硝唑。相反,剖宫产后的产褥感染须加用针对厌氧菌的抗生素,因为采用氨苄西林加庆大霉素只对60%～70%的妇女有效。β-内酰胺类抗生素的抗菌谱包括许多厌氧菌属,一些头孢菌素(头孢噻吩、头替呋坦、头孢噻肟等)及广谱的青霉素类如哌拉西林、替卡西林及美洛西林十分有效。β-内酰胺类抗生素除变态反应外无其他毒性作用,且可单药使用,安全、经济、有效。

(五)产褥感染易感因素的思考及其预防的建议

分娩方式是产褥期子宫感染的最重要的危险因素。其他易感因素考虑贫血、下生殖道的病原菌如 B 族链球菌、沙眼支原体、人型支原体和阴道加德纳菌感染。相对于剖宫产,阴道分娩的子宫感染并不常见,发病率仅为 1.3%。合并高危因素的产妇如胎膜早破时间长、产程延长、多次的阴道检查和胎儿内监护的发病率为 6%,如产时有绒毛膜羊膜炎,则产褥期子宫感染率上升至 13%。因此,对于有以上产褥感染高危因素的产妇,应预防性应用抗生素。由于剖宫产率的不断上升,而剖宫产后感染率又高,因此剖宫产围手术期抗生素应用预防感染的问题引起人们的关注。切莫(Chelmow)等报道,预防性应用抗生素可减少选择性剖宫产及非选择性剖宫产患者产后子宫内膜炎患病率的 70%～80%,并减少剖宫产切口感染风险。2003年,ACOG 推荐围手术期单剂使用氨苄西林或第一代头孢菌素,应用广谱抗生素或多次使用并无益处,应于剖宫产术前半小时或切皮时应用。也有人主张在断脐时开始用药,以减少药物对新生儿的影响。

第二节　产褥期抑郁症

产褥期妇女精神疾病的发病率明显高于妇女的其他时期,尤其以产褥期抑郁症较常见。1968 年,皮特(Pitt)首次将产妇在产褥期内出现抑郁症状称为"产褥期抑郁症"(puerperal depression, PPD)。国外报道发病率为 30%左右。各国报道 PPD 的发病率为 8%～51%,在妊娠的早、中、晚期其发病率分别为 7.4%、12.8%和 12.0%。PPD 的发病率国外报道为3.5%～33.0%,国内为 3.8%～16.7%。需要重视的是有 50%的妇女不被发现患有产褥期抑郁症。

一、病因

病因不明,可能与神经内分泌因素、遗传因素、心理因素、妊娠因素、分娩因素和社会因素等有关。

二、临床表现

产褥期抑郁症的主要表现是抑郁,多在产后两周内发病,产后 4～6 周症状明显。产妇多表现为心情压抑、沮丧、感情淡漠、不愿与人交流,甚至与丈夫也会产生隔阂。有的产妇还可表现为对生活、对家庭缺乏信心,主动性下降,流露出对生活的厌倦,平时对事物反应迟钝、注意力不易集中,食欲、性欲均明显减退。产褥期抑郁症患者亦可伴有头晕、头痛、胃部不适、心率加快、呼吸增加、便秘等症状,有的产妇有思维障碍、被害妄想,甚至出现伤婴或自杀行为。

三、诊断

本病至今尚无统一的诊断标准。以下 3 种方法可供参考。

(一)"产褥期抑郁症的诊断标准"

美国《精神疾病诊断与统计手册》(第四版)中列出了"产褥期抑郁症的诊断标准"。该诊断标准中许多指标具有一定的主观性,可能影响正确诊断。

(二)爱丁堡(Edinburgh)产后抑郁量表

爱丁堡产后抑郁量表是目前多采用的诊断标准。该表包括 10 项内容,于产后 6 周进行调查。每项内容分 4 级评分(0~3 分),总分相加大于等于 13 分者可诊断为产褥期抑郁症。

(三)产后抑郁筛查量表(postpartum depression screening scale, PDSS)

PDSS 由斯托尔(Storrs)大学的护理学教授贝克(Beck)和心理学教授盖布尔(Gable)共同编定,PDSS 是目前比较新的诊断标准,PDSS 对产后抑郁的诊断更倾向于产妇这一特定人群。贝克等研究表明:PDSS 用于产后抑郁的筛查具有高灵敏度(94%)及特异度(98%),并且在对抑郁程度的判定方面优于爱丁堡产后抑郁量表。PPD 不同于典型的抑郁症,抑郁并不一定是 PPD 患者最初或者最重要的症状。焦虑、失眠、激动、易激惹及意识错乱是患者最早期的主要症状,而抑郁则位居其后。PDSS 是这 3 种量表中唯一将这 5 项症状全部包括在内的。

PDSS 是一种自评量表,共有 7 个因素,每个因素由 5 个条目组成,共有 35 个条目,5~10 分钟可完成填写。这 7 个因素为睡眠/饮食失调、焦虑/担心、情绪不稳定、精神错乱、丢失自我、内疚/羞耻和自杀的想法。产妇选择对每个条目不同意或同意的强烈程度分为 5 级:1 级(强烈不同意)、2 级(不同意)、3 级(中立)、4 级(同意)、5 级(强烈同意)。评分范围为 35~175 分。PDSS 是专门用于筛查产妇的一种量表,其测量要求是通过对产妇过去两周的感受来填写各条目。一般以总分大于等于 60 分作为筛查 PPD 患者的临界值,总分大于等于 80 分作为筛查严重 PPD 患者的临界值。

四、治疗

通常需要治疗,包括心理治疗和药物治疗。

(一)心理治疗

心理治疗对产褥期抑郁症非常重要。心理治疗的关键:①增强患者的自信心,提高患者的自我价值意识;②根据患者的个性特征、心理状态、发病原因给予个体化的心理辅导,解除致病的心理因素。

(二)药物治疗

选用抗抑郁症的药物,以不进入乳汁的药物为佳。目前常用的药物如下。

(1)氟西汀:选择性地抑制中枢神经系统 5-羟色胺的再摄取,延长和增加 5-羟色胺的作用,从而产生抗抑郁作用,每天 20 mg,分 1~2 次口服,根据病情可增加至每天 80 mg。

(2)帕罗西汀:阻止 5-羟色胺的再吸收而提高神经突触间隙内 5-羟色胺的浓度,从而产生抗抑郁作用。每天 20 mg,1 次口服,连续用药 3 周后,根据病情增减剂量,1 次增减 10 mg,间隔不得少于 1 周。

(3)舍曲林:作用机制同帕罗西汀,每天 50 mg,1 次口服,数周后可增加至每天 100~200 mg。

(4)阿米替林:常用的三环类抗抑郁药,每天 50 mg,分 2 次口服,渐增至每天 150~300 mg ,分 2~3 次口服。维持量为每天 50~150 mg。

五、预防

产褥期抑郁症的发生,受到许多社会因素、心理因素及妊娠因素的影响。因此,加强对孕妇的精神关怀,了解孕妇的生理特点和性格特点,运用医学心理学、社会学知识,及时接触致病的心理因素、社会因素,在孕期和分娩过程中,多给一点关心、爱护,对于预防产褥期抑郁症具有积极意义。

(1)加强围生期保健,利用孕妇学校等多种渠道普及有关妊娠、分娩的常识,减轻孕妇对妊娠、分娩的紧张、恐惧心情,完善自我保健。

(2)对有精神疾患家族史的孕妇,应定期密切观察,避免一切不良刺激,给予更多的关爱、指导。

(3)在分娩过程中,医护人员要充满爱心和耐心,尤其对产程长、精神压力大的产妇,更需要耐心解释分娩过程。

(4)尽量减少无指征的剖宫产术,从而减少产后抑郁症的发生。

(5)对于有不良分娩史、死胎、畸形胎儿的产妇,应向她们说明产生的原因,用友善、亲切、温和的语言,给予她们更多的关心,鼓励她们增加自信心。

六、预后

本病预后良好,约 70% 的患者于 1 年内治愈,但再次妊娠有 50% 复发率。其下一代的认知能力可能受到一定影响。

第三节　晚期产后出血

晚期产后出血是指分娩结束 24 小时后,在产褥期内发生的子宫大量出血。多见于产后 1~2 周,亦可迟至产后 2 月左右发病。临床表现为持续或间断阴道流血,有时是突然阴道大量流血,可引起失血性休克。晚期产后出血多伴有寒战、低热。

一、病因

(一)胎盘、胎膜残留

胎盘、胎膜残留是最常见的病因,多发生于产后 10 天左右。黏附在子宫腔内的小块胎盘组织发生变性、坏死、机化,可形成胎盘息肉。当坏死组织脱落时,基底部血管开放,引起大量出血。

(二)蜕膜残留

产后一周内正常蜕膜脱落并随恶露排出,若蜕膜剥离不全或剥离后长时间残留在宫腔内诱发子宫内膜炎症,影响子宫复旧,可引起晚期产后出血。

(三)子宫胎盘附着部位复旧不全

胎盘娩出后,子宫胎盘附着部位即刻缩小,可有血栓形成,随着血栓机化,可出现玻璃样变,血管上皮增厚,管腔变窄、堵塞,胎盘附着部位边缘有内膜向内生长,内膜逐渐修复,此过程需要6～8周。如果胎盘附着面复旧不全,可使血栓脱落,血窦重新开放,导致子宫大量出血。

(四)感染

以子宫内膜炎多见,炎症可引起胎盘附着面复旧不全及子宫收缩不佳,导致子宫大量出血。

(五)剖宫产术后子宫切口裂开

多见于子宫下段剖宫产横切口两侧端,其主要原因有感染与伤口愈合不良。

1.子宫切口感染

(1)子宫下段切口离阴道口较近,增加感染机会,细菌易感染宫腔。

(2)手术操作过多,尤其是阴道检查频繁,增加感染机会。

(3)产程过长。

(4)无菌操作不严格。

2.切口选择过低或过高

(1)过低,宫颈侧以结缔组织为主,血液供应较差,组织愈合能力差。

(2)过高,切口上缘宫体肌组织与切口下缘子宫下段肌组织厚薄相差大,缝合时不易对齐,影响愈合。

(3)缝合技术不当:出血血管结扎松弛,尤其是切口两侧角血管回缩,形成血肿;有时缝扎组织过多、过密,切口血循环供应不良,影响切口愈合。

(六)肿瘤

产后滋养细胞肿瘤或子宫黏膜下肌瘤等均可引起晚期产后出血。

二、诊断

(一)病史

产后恶露不净,有臭味,色由暗红变鲜红,反复或突然阴道流血。若为剖宫产术后,应注意剖宫产术前或术中特殊情况及术后恢复情况,尤其应注意术后有无发热等情况,同时应排除全身出血性疾病。

(二)症状和体征

除阴道流血外,一般可有腹痛和发热。双合诊检查应在严密消毒、输液、备血及有抢救条件下进行。检查可发现子宫增大、软,宫口松弛,可以示指轻触子宫下段剖宫产术切口部位,了解切口愈合情况。

(三)辅助检查

血、尿常规,了解感染与贫血情况;宫腔分泌物培养或涂片检查;B型超声波检查子宫大小,宫腔内有无残留物,剖宫产切口愈合情况。

三、治疗

(1)少量或中等量阴道流血,应给予足量广谱抗生素及子宫收缩剂。

(2)对疑有胎盘、胎膜、蜕膜残留或胎盘附着部位复旧不全者,应行刮宫术。刮宫前做好备血、建立静脉通路及开腹手术准备,刮出物送病理检查,以明确诊断。刮宫后应继续给予抗生素及子宫收缩剂。

(3)疑有剖宫产后子宫切口裂开,仅少量阴道流血可先住院给予广谱抗生素及支持疗法,密切观察病情变化;若阴道流血多量,可做剖腹探查;若切口周围组织坏死范围小,炎症反应轻微,可做清创缝合及髂内动脉、子宫动脉结扎止血或行髂内动脉栓塞术;若组织坏死范围大,酌情做子宫次全切除术或子宫全切术。

(4)若因肿瘤引起阴道流血,应做相应处理。

四、预防

(1)产后应仔细检查胎盘、胎膜,注意是否完整,若有残缺应及时取出。在不能排除胎盘残留时,应行宫腔探查。

(2)剖宫产时子宫下段横切口应注意切口位置的选择及缝合,避免子宫下段横切口两侧角部撕裂。

(3)严格按无菌操作要求做好每项操作,术后应用抗生素预防感染。

第四节　产褥期中暑

中暑是一组在高温环境中发生的急性疾病,包括热射病、热痉挛及热衰竭三型。其中以热射病最为常见。产妇在高温闷热环境下体内积热不能散发,引起中枢性体温调节功能障碍,表现为高热、水和电解质紊乱、循环衰竭和神经系统功能损害等。

一、病因及发病机理

产后,产妇在妊娠期内积存的大量液体需排出,部分通过尿液、部分通过汗腺排出。在产褥期,体内的代谢旺盛,必然产热,汗的排出及挥发也是一种散热方式,因此产妇在产后的数天内都有多尿、多汗的表现。夏日里产妇更是大汗淋漓,衣服常为汗液浸湿。所以在产褥期,对产妇的科学调养方式应该是将产妇安置在房间宽大,通风良好的环境中,衣着短而薄,以利汗液的挥发。当外界气温超过 35 ℃时,机体靠汗液蒸发散热。而汗液蒸发需要空气流通才能实现。但旧风俗习惯怕产妇"受风"而要求关门闭窗,妇女在分娩后,即将头部缠上白布,身着长衣长裤,并全身覆以棉被,门窗紧闭,俗称"避风寒",以免以后留下风湿疾病。如时值夏日,高温季节,湿度大,而住房狭小,室内气温极高,则产妇体表汗液无由散发,体温急骤升高,体温调节中枢失控,心功能减退,心输出量减少,中心静脉压升高,汗腺功能衰竭,水和电解质紊乱,体温更进一步升高,而成为恶性循环。当体液在 42 ℃以上时可使蛋白变性,时间一长病变常趋于不可逆性,即使经抢救存活,也常留有神经系统的后遗症。

二、临床表现

(一)先驱症状

全身软弱、疲乏、头昏、头痛、恶心、胸闷、心悸、出汗较多。

(二)典型症状

面色潮红、剧烈头痛、恶心、呕吐、胸闷加重、脉搏细数、血压下降。严重者体温继续上升,常在 40 ℃以上,有时高达 42 ℃,甚至超越常规体温表的最高水平。继而谵妄、昏迷、抽搐。皮肤温度极高,但干燥无汗。如不及时抢救,数小时即可因呼吸循环衰竭死亡。

(三)诊断

发病时间常在极端高温季节,患者家庭环境及衣着情况均有助于诊断,其高热、谵妄及昏迷、无汗为产褥期中暑的典型表现。本病应与产后子痫、产褥感染做鉴别诊断,而且产褥感染的产妇可以发生产褥期中暑,产褥期中暑的患者又可以并发产褥感染。

(四)预防及治疗

产前宣教时应告诉孕妇,产后的居室宜宽大、通风良好,有一定的降温设备,其衣着宜宽松,气温高时要多饮水,产褥期中暑是完全可以预防的。

三、治疗

产褥期中暑治疗原则是迅速降温,纠正电解质紊乱与酸、碱平衡失调,积极防治休克。

(一)先兆及轻症

如有头昏、头痛、口渴、多汗、疲乏、面色潮红、脉率快、出汗多、体温升高至 38 ℃,首先应迅速降温,置患者于室温 25 ℃或以下的房间中,同时采用物理降温,在额部、二侧颈、腋窝、腹股沟、腘窝部有浅表大血管经过处置冰袋,全身可用酒精擦浴、散风,同时注意水电解质平衡,适时补液及给予镇静剂。

(二)重症

(1)对体温 40 ℃或以上,出现痉挛、谵妄、昏迷、无汗的患者,为达到迅速降温的目的,可使患者躺在恒温毯上,按摩四肢皮肤、使皮肤血管扩张、加速血液循环以散热,降温过程中以肛表测体温,如肛温已降至38.5 ℃,即将患者置于室温 25 ℃的房间内,用冰袋置于颈、腋窝、腹股沟部继续降温。

(2)药物降温:氯丙嗪是首选的药物,它有调节体温中枢、扩张血管、加速散热、松弛肌肉、减少震颤、降低器官的代谢和氧消耗量的功能,防止身体产热过多。剂量为 25～50 mg,加入生理盐水 500 mL 中,静脉滴注 1～2 小时,用药时动态观察血压,情况紧急时可将氯丙嗪 25 mg 或异丙嗪 25 mg 溶于 5％生理盐水 100～200 mL 中,于 10～20 分钟滴入。若在两小时内体温并无下降趋势,可重复用药。降温过程中应加强护理,注意体温、血压、心脏情况,一待肛温降至 38 ℃时,应即停止降温。

(3)对症治疗:①积极纠正电解质紊乱,24 小时补液量控制在 2 000～3 000 mL,并注意补充钾、钠盐。②抽搐者可用地西泮。③血压下降者用升压药物,一般用多巴胺及间羟胺。④疑有脑水肿者,用甘露醇脱水。⑤有心力衰竭者,可用快速洋地黄类药物,如毛花苷丙。⑥有急性肾衰竭者,在适度时机用血透。⑦肾上腺皮质激素有助于治疗脑水肿及肺水肿,并可减轻热辐射对机体的应激和组织反应,但用量不宜过大。⑧预防感染。患者在产褥期易有产褥感染,同时易并发肺部其他感染,可用抗生素预防。⑨重症产褥期中暑抢救时间可以长达1～2 个月或更多,有时需用辅助呼吸,故需有长期抢救的思想准备。

(4)预后:有先兆症状及轻症者,预后良好,重症者则有可能死亡,特别是体温在 42 ℃以上伴有昏迷者,存活后亦可能伴有神经系统损害的后遗症。

参 考 文 献

[1]王学玉，李冀云，朱桂萍，等. 妇产科疾病诊断与治疗［M］. 北京：科学技术文献出版社，2019.

[2]朱明艳，刘玉清，赵学娟. 妇产科疾病诊疗学［M］. 南昌：江西科学技术出版社，2018.

[3]齐卫红. 妇产科诊疗精要及微创治疗技术［M］. 北京：科学技术文献出版社，2019.

[4]于晨芳，田瑞云，陈杨，等. 现代妇产科疾病诊断精要［M］. 长春：吉林科学技术出版社，2018.

[5]张小燕，马聪，林莉，等. 实用妇产科疾病诊断与治疗［M］. 北京：科学技术文献出版社，2019.

[6]张良，韩敏，张宗凤，等. 现代妇产科诊疗与生殖技术［M］. 长春：吉林科学技术出版社，2018.

[7]张应丽，苏君，孙涛，等. 实用妇产科疾病诊断与护理［M］. 长春：吉林科学技术出版社，2018.

[8]胡炳蕾. 实用临床妇产科诊疗学［M］. 长春：吉林科学技术出版社，2019.

[9]郭金凤. 临床妇产科诊疗实践［M］. 长春：吉林科学技术出版社，2019.

[10]王梦娜. 妇产科疾病基础与临床［M］. 长春：吉林科学技术出版社，2019.

[11]郑华恩. 妇产科临床实践［M］. 广州：暨南大学出版社，2018.

[12]闫懋莎. 妇产科临床诊治［M］. 武汉：湖北科学技术出版社，2017.

[13]吴尚青，刘利虹，彭鹏，等. 实用妇产科诊断与治疗［M］. 北京：科学技术文献出版社，2018.

[14]王玉梅. 临床妇产科诊疗技术［M］. 天津：天津科学技术出版社，2018.

[15]谢芳. 妇产科常见病诊疗与护理［M］. 昆明：云南科技出版社，2014.

[16]王生玲. 新编临床妇产科疾病诊疗学［M］. 西安：西安交通大学出版社，2018.

[17]韩晓云. 实用临床妇产科疾病诊疗学［M］. 上海：上海交通大学出版社，2018.

[18]马红英. 妇产科临床诊疗及护理实践［M］. 天津：天津科学技术出版社，2018.

[19]王磊，姜伟，杨海云，等. 实用临床妇产科理论与实践［M］. 北京：科学技术文献出版社，2018.

[20]黄会霞. 妇产科学［M］. 西安：世界图书出版西安有限公司，2017.

[21]李利娟，刘燕燕，史艳馨，等. 妇产科疾病临床诊疗［M］. 长春：吉林科学技术出版社，2017.

[22]潘洪国. 现代妇产科综合征临床治疗学［M］. 长春：吉林科学技术出版社，2017.

[23]张玉华. 临床妇产科诊疗技术［M］. 长春：吉林科学技术出版社，2018.

[24]张绍荣. 临床妇产科疾病诊疗学［M］. 天津：天津科学技术出版社，2018.

［25］康琼，王静，宋东玲，等. 实用妇产科多发病与妇女保健［M］. 北京：科学技术文献出版社，2018.

［26］陈辉. 现代妇产科诊断学［M］. 天津：天津科学技术出版社，2018.

［27］王艳萍，周立岩，李美杰，等. 现代妇产科临床新进展［M］. 北京：科学技术文献出版社，2018.

［28］崔成娜. 现代医院妇产诊疗与保健［M］. 长春：吉林科学技术出版社，2019.

［29］杨苹，韩秀芳，白彩霞，等. 常见妇产科疾病治疗与保健［M］. 北京：科学技术文献出版社，2016.

［30］马谭霞，田晓萍，谢玉格，等. 现代临床妇产科学精粹［M］. 武汉：湖北科学技术出版社，2017.